EDITION ANTIKE

EDITION ANTIKE

Herausgegeben von
Thomas Baier, Kai Brodersen
und Martin Hose

CASSIUS FELIX

MEDIZINISCHE PRAXIS (DE MEDICINA)

Lateinisch und deutsch

Zweisprachige Ausgabe
von Kai Brodersen

wbg Academic

Die in diesem Buch beschriebenen *antiken* Heilmittel und -verfahren werden *nicht* als Anweisung für *heutige* Behandlungen vorgestellt.

Die EDITION ANTIKE wird gefördert durch den
Wilhelm-Weischedel-Fonds der Wissenschaftlichen Buchgesellschaft

Die Deutsche Nationalbibliothek verzeichnet diese Publikation
in der Deutschen Nationalbibliografie;
detaillierte bibliografische Daten sind im Internet
über http:/dnb.db.de abrufbar.

wbg Academic ist ein Imprint der wbg.

Die Herausgabe des Werkes wurde
durch die Vereinsmitglieder der wbg ermöglicht.
Satz: Kai Brodersen
Gedruckt auf säurefreiem und alterungsbeständigem Papier.
Printed in Germany

Besuchen Sie uns im Internet: www.wbg-wissenverbindet.de

ISBN 978-3-534-27232-7

Elektronisch ist folgende Ausgabe erhältlich:
eBook (pdf): ISBN 978-3-534-74612-5

Inhaltsverzeichnis

EINFÜHRUNG

Ein berühmter Arzt

> Es gab eine karthagische Dame von edler Abstammung, noch edler in ihrem Glauben an Christus, genannt Megetia, reich an der Welt, noch reicher an Gott. Ihre christliche Mutter hieß Vitula; Heiden aber waren ihr Mann, ihr Schwiegervater und ihr Vater. Sie war schwanger, im vierten Monat nach der Empfängnis. Als sie aber von Übelkeit und Würgerei betroffen wurde, litt sie unter Magenschütteln, Munddehnung und Erbrechen, und dies so sehr, dass eine Lähmung des Munds zu Verderben und schwerer Krankheit führte.
>
> (*Miracula Sancti Stephani* 2.1, ed. Meyer 2006, 314)

Schwangerschaftsübelkeit, für die diese (gemeinsam mit Werken des Kirchenvaters Augustinus überlieferte) Legende aus dem 5. Jahrhundert n. Chr. einen sehr frühen Beleg bietet, ist kein üblicher Gegenstand der antiken Medizin, Lähmung aber durchaus. Von einer solchen ist Megetia betroffen und erkrankt schwer. Ihre Mutter holt heiliges Öl aus der Kirche des Stephanus in Karthago, in der Reliquien des Heiligen liegen; das Mittel lässt Megetia zwar überleben, heilt aber ihre Lähmung nicht.

> Schließlich wandte sich die treue Mutter Vitula an den *archiater* (Leitenden Arzt) in der Stadt Karthago, Felix mit Namen, der ihrem Haus besonders treu verbunden und sehr befreundet war.
>
> (*Miracula Sancti Stephani* 2.4; ed. Meyer 2006, 318)

Auch er kann die Patientin aber nicht heilen und verweist sie auf den christlichen Gott als Helfer. Als Megetia später wieder reisen kann, begeben sich Mutter und Tochter nach Karthago in die Stephanus-Kirche, wo Megetia einschläft. Sie träumt erst von einer (das Böse darstellenden) Schlange, die sie aber zu überwinden vermag, dann von einem geistlichen Arzt, der ihr sagt, sie müsse nicht ihren Mund, sondern ihre Augen heilen. Megetia erkennt, dass damit die Augen der Seele gemeint sind, bekennt eine (nicht näher genannte) Sünde, wird geheilt und gewinnt schließlich auch ihre übrige Familie für den christlichen Glauben. Nicht der berühmte Arzt Felix von Karthago, sondern der durch Reliquien in seiner Kirche in Karthago wirkende Heilige Stephanus kann also Megetia heilen.

Der *archiater*, also der Leitende Arzt in der Provinzhauptstadt Karthago (auf den lateinischen Titel *archiater* geht übrigens der deutsche Begriff »Arzt« zurück), war demnach seinerzeit – man hat seine Begegnung mit Megetia auf 426/427 n. Chr. datiert (Mandouze 1982, 429) – ein Mann namens Felix.

Cassius Felix

Es ist vielleicht kein Zufall, dass Felix auch der Name des Autors des im vorliegenden Band präsentierten Werks zur medizinischen Praxis ist. Ein Cassius Felix ist in Nordafrika durch eine ältere Grabinschrift aus Cirta (Constantine im heutigen Algerien) belegt, in der ein Quintus Cassius Felix an seine mit 80 Jahren (also für antike Verhältnisse hochbetagt) verstorbene Schwester erinnert (*Corpus Inscriptionum Latinarum* VIII 7566) und die vielleicht einem Vorfahren des Autors verdankt wird. Auf den Autor selbst bezieht sich eine Angabe, die sich in einer freilich erst aus dem 13. Jahrhundert n. Chr. stammenden Abschrift des Werks im *Codex Parisinus Latinus* 6114 (s. u. S. 18) als dessen Titel erhalten hat. Sie lautet:

> *cassii felicis artensis medicine loice secte de greco in latinum liber translatus sub ardebre et asclepio consulibus*

Korrigiert man die offenkundigen Schreibfehler, ergibt sich folgender Text:

> *Cassii Felicis Cirtensis medicinae logicae sectae de Graeco in Latinum liber translatus sub Artabure et Calepio consulibus.*
>
> Von Cassius Felix aus Cirta das Buch der Medizin der logischen Schule aus dem Griechischen ins Lateinische übertragen unter den Konsuln Artabures und Calepius.

Nach diesen Konsuln wurde, wie aus anderen Quellen hervorgeht, das Jahr 447 n. Chr. benannt. Damit passen sowohl die Region Nordafrika als auch der Zeitraum, das 5. Jahrhundert n. Chr., zu dem in der Legende Angegebenen; es kann also durchaus sein, dass Cassius Felix der in der eingangs zitierten Legende genannte *archiater* von Karthago war.

Dass Cassius Felix, für dessen Leben wir sonst nur sein eigenes Werk als Zeugnis haben, Christ war, zeigt seine *Praefatio*, und dass er in Nordafrika schrieb, ergibt sich aus manchem Detail, etwa wenn er über die Tätowierungen der einheimischen maurischen Frauen spricht (13.1) oder für verschiedene Pflanzen auch den nordafrikanischen, nämlich punischen (karthagischen) Namen angibt: für Hundskamille *aturbis* (20.9), für ein anderes Heilkraut *zaccario* (68.1) und für die Koloquinte *gelela* (73.3). Er tut dies wohl in der Absicht, dass seine Leserschaft gleich weiß, wovon er spricht. Bemerkenswert sind insbesondere drei Namen für Heilmittel und Geräte, die Cassius Felix sogar nur mit ihrem Namen in der nordafrikanischen Volkssprache (*vulgo*) nennt: *girba* für Mörser (31.1; 33.4; 72.5; 76.11), *sefra* für Schirmsaflor (9.4; 76.12) und *cerda* für ein Kraut, das breitere Blätter als die wilde Raute hat (68.2). Der Autor des im vorliegenden Band vorgestellten Werkes ist also ein in der Mitte des 5. Jahrhunderts in Nordafrika wirkender Arzt namens Cassius Felix.

Lateinische Bücher zur Medizin

Medizinische Texte wurden in der Antike überwiegend in der Wissenschaftssprache Griechisch geschrieben und überliefert. Auf Latein sind *vor* Cassius Felix nur wenige Werke erhalten. Nach einzelnen medizinischen Angaben in den Werken zum Ackerbau etwa des Marcus Porcius Cato d. Ä. aus dem 2. oder des Marcus Terentius Varro aus dem 1. Jahrhundert v. Chr. ist das erste umfangreichere Zeugnis für lateinischsprachige Medizinschriften das Werk des Aulus Cornelius Celsus aus dem frühen 1. Jahrhundert n. Chr. Sein enzyklopädisches Opus mit dem Titel *Artes* behandelte in (den einzig erhaltenen) acht Büchern die Medizin, in anderen (weitgehend verlorenen) Büchern außerdem Ackerbau, Rhetorik und wohl auch Philosophie und militärische Strategie. Etwa eine Generation später, unter Kaiser Claudius, schuf Scribonius Largus sein Werk *Compositiones*, das 271 Rezepte für aus mehreren Mitteln zusammengesetzte Medikamente umfasst.

Von großem Einfluss waren sodann die Angaben zu Heilmitteln in der 37 Bücher umfassenden Naturkunde (*naturalis historia*) des Gaius Plinius Secundus d. Ä., das dieser in den Jahren vor dem Ausbruch des Vesuvs 79 n. Chr. schuf (bei dem er umkam). Plinius' Angaben sind etwa die wichtigste Grundlage für das ein oder zwei Jahrhunderte jüngere, in lateinischen Versen abgefasste Werk des Quintus Serenus über die Medizin, aber auch für die nur in Fragmenten bewahrte Darstellung von pflanzlichen Heilmitteln des Quintus Gargilius Martialis. Sie sind ebenfalls eine

Vorlage für das Heilkräuterbuch, das unter dem Namen des kaiserzeitlichen Philosophen Apuleius tradiert wird, und für die sogenannte *Medicina Plinii*, eine im Blick auf Reisende erstellte systematische und aktualisierte Zusammenfassung von gut beschaffbaren Heilmitteln (*euporista*) nach den medizinischen Angaben bei Plinius. Apuleius und die *Medicina Plinii* waren ihrerseits dann Vorlagen für den um 400 n. Chr. wohl in Gallien wirkenden Kompilator eines Werkes über Heilmittel, Marcellus Empiricus.

Im späten 4. Jahrhundert n. Chr. wirkte in Nordafrika der römische Arzt Vindicianus; er war *archiater*, kannte den Kirchenvater Augustinus und schloss seine politische Karriere mit einem Prokonsulat in Africa ab, also als römischer Statthalter. Während seine Werke bis auf Fragmente verloren sind, liegt von seinem Schüler Theodorus Priscianus, der um 400 n. Chr. wohl ebenfalls in Nordafrika wirkte, neben Fragmenten ein Werk mit dem Titel *Euporista* vor, das eine Sammlung gut beschaffbarer Naturheilmittel bietet (und in einem mit *Fysica* überschriebenen, nur in Teilen erhaltenen Buch ein paar Wundermittel verzeichnet). Auf Vindicianus beziehen sich schließlich auch die lateinischen Medizinautoren Caelius Aurelianus am Anfang des 5. Jahrhunderts n. Chr. und Cassius Felix, dessen Werk (in dem Vindicianus dreimal zitiert wird: 32.4; 42.21; 69.1) im vorliegenden Band präsentiert wird.

De Medicina

Cassius Felix bezeichnet sein Werk in der *Praefatio* als *breviloquium Latinum*; er will »mit kurzen Worten in Latein« die »Lehren zu allen Krankheiten aus den griechischen Autoren der logischen Schule« darlegen. Die Darstellung sei dabei, so Cassius Felix, derart gestaltet, dass nichts hinzugefügt oder gestrichen werden dürfe.

Der Autor stellt Krankheiten und ihre Behandlung von Kopf bis Fuß (*a capite ad calcem*) vor. Die Angaben zu jeder der besprochenen Krankheiten erfolgt nach einem leicht nachvollziehbaren Schema:

Erklärung des Krankheitsnamens (Etymologie)
Ursachen der Krankheit
Diagnose, bei mehreren Krankheitsbildern je für sich
Entstehung der Krankheit
empfohlene Behandlung

Wie Peter Proff in seiner medizinischen Habilitationsschrift (1992, 189) gezeigt hat, sind, wenn man heutige Begriffe verwendet, Gegenstand der Abhandlungen verschiedene Leiden des Kopfes, Hautkrankheiten und -veränderungen, Abszesse, Empyeme, Karbunkel, Rheuma, Wundrose, Lymphdrüsenerkrankungen, Fettgewebstumore, Zahnkrankheiten, Husten, Hals-Nasen-Ohren-Krankheiten, Lungenkrankheiten, Tetanus, Magen-, Leber-, Nieren-, Blasen-, Darm- und Milzkrankheiten, Gicht, Arthritis, Lähmungen, Gelbsucht, Ischias, Fieber, Schlaganfall und Lähmungen, Herzleiden, Rippenfellentzündung, Tollwut, Epilepsie, Wurmbefall, Wassersucht, Elephantiasis, Lepra und Erkrankungen der Gebärmutter. Nicht behandelt werden orthopädische Krankheiten, Traumatologie, Geburtshilfe, operative Augenheilkunde und der Großteil der Chirurgie; zu letzterer beschränkt sich Cassius Felix auf einfache Eingriffe, beschreibt diese aber genau und nachvollziehbar, darunter die Eröffnung eines Parotis-Abszesses durch ovaläre Schnittführung, die Abzess-Eröffnung durch Spaltung, ovaläre und runde Schnittführung, die Freilegung eines Fistelgangs und die Lymphknotenexstirpation. Cassius Felix geht selbst damit weit über das sonst in der Tradition des Plinius Angegebene hinaus, das sich sogar bei Knochenbrüchen nur auf äußerliche Anwendungen wie Pflaster und Umschläge beschränkt.

Praktische Medizin steht also im Zentrum des Werkes. Die Leserschaft muss dabei das Griechische nicht beherrschen, da in der Regel griechische Fachbegriffe erklärt werden (s. u. S. 257–267 deren Zusammenstellung). Anders als die für Nichtfachleute geschriebenen lateinischen Werke wie das dem Apuleius zugeschriebene Heilkräuterbuch und die *Medicina Plinii* (s. o. S. 10) bietet Cassius Felix auch keine Generalkritik an der Ärzteschaft (einzig 29.12 kritisiert er einmal eine von ihm abgelehnte Heilmethode). Viel spricht deshalb insgesamt dafür, dass sich Cassius Felix an den medizinischen Nachwuchs wendet, dass also die Ansprache seines Sohnes in der *Praefatio* die nächste Generation von Ärzten mit einbezieht.

Theorie: Die Schule der Methodiker

Cassius Felix gibt an, sich nur auf die Traditionen der logischen Schule zu beziehen, also auf eine medizinische Denkrichtung, die meist als die der »Methodiker« bezeichnet wird und sich von derjenigen der sogenannten »Empiriker« absetzt. Er zitiert als Autoritäten (wohl aus zweiter Hand) wiederholt den großen griechischen Arzt Hippokrates von Kos (um 460–um 370 v. Chr.) mit seinen *Aphorismen* und *Prognostiken*, außerdem (wohl direkt) den berühmten griechischen Mediziner Galenos von Pergamon (zwischen 128 und 131–zwischen 199 und 216 n. Chr.) mit mehreren Werken zur Methodik der Medizin und zu Heilmitteln, ferner einen »Iatrosophisten« (gelehrten Arzt) namens Magnus (der vielleicht identisch ist mit dem im 3. Jahrhundert n. Chr. belegten Magnus von Nisibis) sowie die Ärzte Philagrius und den bereits oben (S. 10) genannten Vindicianus, die auch zur Schule der Methodiker gehörten.

Grundüberzeugung der allgemein tradierten antiken Medizin ist es, dass es im Menschen vier Körpersäfte gibt, deren richtiges Mischungsverhältnis (*temperamentum*) Voraussetzung für die Gesundheit ist, während ihr Ungleichgewicht, fehlerhafte Zusammensetzung oder gar Schädigung Krankheiten verursachen. Schon im 5. Jahrhundert v. Chr. hat man den vier Grundelementen Feuer, Erde, Wasser und Luft die Primärqualitäten warm, kalt, feucht und trocken zugeordnet. Als die vier Körpersäfte, die über das Blut und die Nerven im Körper verteilt würden, sieht die antike Medizin folgende an:

Gelbe Galle (*xanthe chole*)	(warm und trocken)
Schwarze Galle (*melas chole*)	(kalt und trocken)
Blut (*haima,* lat. *sanguis*)	(warm und feucht)
Schleim (*phlegma, flegma*)	(kalt und feucht)

Noch heute sind diese Säfte in den Beschreibungen der Temperamente (also der Mischungsverhältnisse dieser Säfte) bekannt: Choleriker, Melancholiker, Sanguiniker und Phlegmatiker sind durch ein Überwiegen des jeweiligen Saftes gekennzeichnet.

Die Ursachen der Krankheiten haben zum Teil Einfluss auf die Qualität und Quantität der Säfte. Schädlich sind etwa Hitze (*adustio*), Kälte (*perfrictio*), Trockenheit (*ariditas*), Aufblähung (*ventositas*), Erschütterung (*percussus*), Feuchtigkeit (*humectatio*), Vergiftung (*letali cibo sive potione*), Verdauungsstörung (*indigestio*), Trunkenheit (*vinolentia*) und sehr häufiger Geschlechtsverkehr (*concubitus; usus Venerius*). Ziel der Behandlung von Krankheiten ist nach antiker Überzeugung die Wiederherstellung des rechten Mischungsverhältnisses der vier Säfte. Überwiegen Gelbe Galle oder Schwarze Galle im Körper, muss man sie durch Purgiermittel (vor allem Abführmittel) entfernen. Gegen ein Übermaß an Blut helfen Blutegel, Schröpfen oder Aderlass (s. u. S. 14–15), gegen zu viel Schleim geeignete Auswurf- und Abführmittel.

Nach der Lehrmeinung speziell der Methodiker, also der von Cassius Felix für maßgeblich gehaltenen *logica secta* (*Praefatio* 1), die sich auf die im 1. Jahrhundert v. Chr. wirkenden Ärzte Asklepiades von Bithynien und seinen Schüler Themison von Laodikeia zurückführen, sind zudem alle Krankheiten auf drei jeweils gemeinsame Beschaffenheiten (griechisch *koinotetai*, von Cassius Felix 18.6 als *quinotetae* transkribiert; lateinisch sonst *communitates*) der Porenwände gegenüber dem Fließen der zirkulierenden Körperelemente zurückzuführen. Man unterscheidet einen Zustand abnormer Anspannung (*status strictus*), auf einen Zustand abnormer Erschlaffung (*status laxus*) oder auf einen Zustand, bei dem beide Eigenschaften vorliegen (*status mixtus*). Bei der Diagnose einer Krankheit muss man deshalb anhand von Symptomen die jeweilige gemeinsame Beschaffenheit ermitteln: Auf den *status strictus* weist eine Verminderung, auf den *status laxus* eine Vermehrung der Körperausscheidungen. Allerdings legt Cassius Felix diese theoretischen Grundlagen nicht genauer dar, sondern konzentriert sich auf die praktische Anwendung.

Auch auf die Stadien (*tempora*) einer Krankheit ist den Methodikern zufolge stets zu achten. Cassius Felix erwähnt die erste als *initium* (30.1; 48.1; 52.1), die Steigerungsperiode als Substantiv *augmentum* (29.3; 51.1), aber auch als Verb *increscere* und *peiorare* (51.2; 40.2; 66.2), und die Abnahmephase als Substanzverlust (38.4).

Nicht zuletzt nutzt Cassius Felix auch die von den Methodikern vertretene Klassifikation der Krankheiten nach den Eigenschaften »akut« (*oxites, celer, acuta:* 19.4; 30.1; 47.1; 49.1; 51.2) und »chronisch« (*chronites, inveteratum, chronia*: 1.1; 30.8; 33.4; 49.1; 81.2). Bei chronischen Krankheiten besteht eine so erhebliche Veränderung des jeweiligen *status*, dass sie durch gewöhnliche Behandlungsmethoden nicht beseitigt werden können, sondern mit einem Verfahren behandelt werden müssen, das als metasynkritisches – also die Zusammensetzung (*synkrisis*) der Körpergewebe veränderndes – Verfahren bezeichnet wird (8.4; 21.7; 46.17; 53.2). Dieses zielt auf die Erschütterung und Veränderung des ganzen Körpers durch zyklische Kuren, für die der Patient meist mehrere Tage lang erst durch angreifende Entziehungs- und Fastenkuren geschwächt (*cyclus metasyncriticus*) und dann mit stärkender Diät und entsprechenden Heilmitteln wieder gekräftigt wird (*cyclus recorporativus*).

Cassius Felix nimmt also Elemente der Lehre der Methodiker auf, vertieft sie aber nicht. Theoretische Aspekte sind ihm offenbar bekannt, der didaktische Zweck seiner Darstellung ist aber im Wesentlichen auch ohne Rückgriff auf die Theorien zu erreichen. Im Zentrum der Darstellung des

Cassius Felix steht eben vielmehr die praktische Medizin mit Diagnose und Therapie.

Praxis: Diagnose und Therapie

Für die eigentliche Diagnose benutzt Cassius Felix die Abtastung, die Untersuchung der Beschaffenheit von Blut, Auswurf, Urin und Stuhlgang, die Beobachtung der Farbe der Haut und der Zunge, ebenso Puls, Atmung und Atemgeräusch, Köpertemperatur und nicht zuletzt das Verhalten der Kranken. Ferner berücksichtigt er das Lebensalter, die Konstitution und das Geschlecht der Kranken, die Jahreszeit, die Gegend und die vorausgegangenen Krankheitsursachen und bewertet aufgrund seiner Erfahrung die Heilungsaussichten für eine Krankheit.

Das Grundprinzip der Therapie des Cassius Felix ist dabei die Behandlung durch Gegensätze: *omnia contraria contrariis sibi rebus curantur*, »alles Gegensätzliche wird durch Gegensätzliches behandelt« (29.5; vgl. 33.2 und 57.3). So müssen beim *status strictus* die Zusammenziehung, beim *status laxus* die Erschlaffung und beim *status mixtus* der vorherrschende Status durch entgegengesetzt wirkende Mittel beseitigt werden. Dazu nutzt der Arzt Blutentziehungen und Massage oder aber Wein, kaltes Wasser, Essig und narkotische Mittel. Cassius Felix unterscheidet dementsprechend kühlende, erhitzende, wärmende, anfeuchtende, trocknende, verdünnende, ätzende, zusammenziehende, zurücktreibende, erschlaffende und metasynkritische (s. o. S. 13) Mittel. Auch die äußeren Bedingungen der Behandlung, etwa das Krankenzimmer, seine Temperatur, Belüftung, Helligkeit, die Beschaffenheit des Betts und die Lagerung der Kranken werden genau beschrieben.

Wenn die Krankheit den ganzen Körper ergriffen hat, ist bei Cassius Felix eine allgemeine Behandlung notwendig; leidet nur ein Teil des Körpers, so genügt eine lokale (topische) Behandlung. Ist die Krankheit von der Quantität des Krankheitsstoffes verursacht, muss diese vermindert werden; hat die Qualität die Krankheit verursacht, muss diese geschwächt oder beseitigt werden. Der Verminderung des Krankheitsstoffs dienen Urin und Stuhlgang, Erbrechen und Schweiß, außerdem Niesen, dann warme oder kalte Wasser- oder Sand-Bäder, Erwärmungen, Einreibungen, Pflaster, Salben, Räucherungen, Klistiere, Analzäpfchen u. a., ferner Aussetzung der Kranken in Luft, Licht, Sonne oder aber Dunkelheit und auch körperliche Betätigung. Für die häufigen Blutentziehungen dienen der Ansatz von Blutegeln, die Ritzung (*scarificatio*) der Haut, der Einsatz von Schröpfköpfen (die außen erhitzt werden und so innen einen Unterdruck erzeugen, der Blut aus dem Körper zieht; s. 21.4) und vor allem Aderlass, der an den Venen der Ellenbeuge, der Knöchel und der Stirn durchgeführt wird (zu den dafür eingesetzten Werkzeugen s. u. S. 16).

Auch Diäten spielen für die Behandlung eine Rolle: Im Anfangsstadium der Krankheit (s. o. S. 13) wird völlige Abstinenz mit Ausnahme geringer Flüssigkeitsaufnahme verordnet, im Zustand des Anstiegs und Stillstands sind einfache, leicht verdauliche Speisen gestattet. Zur Zeit der Abnahme dürfen reichlichere und schwerer verdauliche Speisen gereicht werden. Bei den Bädern, Waschungen und Güssen wird Wasser je nach Krankheitsbild und Krankheitsstadium in verschiedener Temperatur, Qualität und Quantität angewendet.

Medikamente

Als eigentliche Heilmittel stehen bei Cassius Felix vor allem pflanzliche, tierische und mineralische Stoffe zur Verfügung. Hinzu kommen zusammengesetzte und offenbar fertig zubereitete Heilmittel, die entweder nach ihrem Urheber heißen – so etwa die Pille des Galen (2.2; 24.2; 31.8), die Pastille des Musa (22.5; Antonius Musa war Leibarzt des Kaisers Augustus gewesen) und die des Heras (28.9), das *statikon* des Hermolaos (29.9), das *collyrium* des Zoïlos (29.13) und die nach einem römischen Kaiser benannte *meline* des Vespasianus (21.6; 26.3) – oder aber mit einem griechischen Begriff bezeichnet werden, der stets mit *dia* (»durch«) beginnt (s. das Verzeichnis u. S. 267).

Heilmittel werden häufig auf die Haut aufgelegt oder eingerieben. Insbesondere gilt dies für Umschläge aus zerkleinerten Heilmitteln, die mit Flüssigkeit zu einem Brei eingedickt, auf ein Tuch geschichtet und meist warm aufgelegt werden (*cataplasma*) und für weitere Pflaster, also Auflagen (die heute »Pflaster« genannten Wundschnellverbände sind eine moderne Erfindung) aus Ölen, Fetten und mineralischer Substanz (*emplastrum*, *epithema*), mit Senfbestandteilen (*sinapismus*, Senfpflaster) und aus Pech (*dropax*). Dazu kommen Mittel wie ein feuchter Umschlag (*embroca*), ein schmerzlinderndes (*acopum*) und erwärmendes Mittel (*fomentum*), ein mit eingekochten Heilmitteln getränkter gefalteter, also doppelt liegender Umschlag (*ptygma*), ein Klebepflaster (*anacollema*), eine Wachssalbe (*cerotarium*) und eine Salbe aus Öl, Fett, Wachs und pulverisierten oder extrahierten Heilmitteln (*unguentum*) sowie ein Säckchen, das mit verschiedenen Bestandteilen gefüllt und aufgelegt wird (*sacculus*), häufig auch ein *collyrium*, eine länglich geformte feste Zubereitung (der Begriff beschreibt auch ein festes oder flüssiges Augenmittel).

Andere Heilmittel werden eingenommen, darunter die *apozima* genannte Abkochung von zerkleinerten oder pulverisierten Heilmitteln in Honigwasser und insbesondere Pillen (*catapotia*) sowie aus eingedicktem Heilmittelextrakt bestehende, zur Einnahme ganz geschluckte oder in Flüssigkeit aufgelöste Pastillen (*trochiscus*). In andere Körperöffnungen eingeführt werden durch Mund und Rachen Räuchermittel, die auf glühende Kohlen gestreut und so von den Kranken eingeatmet werden (*fumigatio*), außerdem Gurgelmittel (*gargarisma*), in die Nase eingeblasene Heil- (*insufflatio*) und Niesmittel (*sternuatoria*), durch den After eingeführte Klistiere (*clysma, clyster*) für einen Darm-Einlauf (*enema*) und Analzäpfchen (*suppositorium*) sowie in die Scheide als Pessar (*pessum*) bezeichnete Vaginalzäpfchen.

Die Konsistenz der jeweiligen Zubereitung (*confectio*) wird recht genau beschrieben: Eine Latwerge (*electuarium*) ist ein dickflüssiges, fast festes Mus, das man auch lecken kann, eine Creme (*inlinimentum*) besser streichbar. Als *magdaleon* wird eine halbfeste, stangenförmige Heilmittelmasse als Aufbewahrungsform zur weiteren Verarbeitung bezeichnet; genannt werden ferner Pulver (*sympasma*) und Tablette (*pastillus*).

Selten – viel seltener als andere lateinische medizinische Werke – verweist der Christ Cassius Felix auch auf magische Mittel, die er jeweils als *fysicum* bezeichnet und fast immer auf den berühmten Vindicianus zurückführt: Bei Zahnschmerz helfe laut Vindicianus das Lutschen von Salz vor Sonnenaufgang (32.4), bei einseitigem Wangenschmerz die Auflage eines Beutels auf die Ellenbeuge der anderen Seite (32.5). Bei Tertianfieber gebe man ohne Wissen des Patienten Korianderkörner vor Sonnenaufgang ein (57.4) und gegen einen Skorpionstich helfe laut Vindicianus ein griechisch beschrifteter Papyrus (69.1). Ferner nennt Cassius Felix einmal, freilich nur gleichsam als Nachtrag zur Behandlung der unheilbaren Epilepsie, ein Amulett (71.6). Allerdings ist die Grenze zwischen vermeintlich magischer Behandlung und dem Grundsatz der *contraria*-Methode (s. o. S. 14) fließend, wenn etwa die Asche von Wasserkrebsen gegen Wasserscheu empfohlen wird (67.5).

Spezielle technische Werkzeuge hingegen benötigt der Arzt vor allem für chirurgische Eingriffe. Genannt werden Skalpell (*scalpellum*), Aderlass-Messer (*flebotomum*), Sonde (*melotida*), feiner und gewöhnlicher Spatel (*leptospathium*, *spatha*), Pinzette (*forpex*) und Kanüle (*auliscus*). Dazu kommen mehrere spezielle Instrumente, deren Herstellung einiges Geschick erfordert. So empfiehlt Cassius Felix zur Injektion die Verwendung einer Kanüle aus Bronze und Knochen, die für Schweineblasen geeignet ist und so ein Medikament in einen Abszess einzuspritzen ermöglicht (19.2) oder eine noch dünnere aus Kupfer oder Silber, um in Öl verdünntes Hirschhirn in den Penis zu injizieren (46.13). Sicher die komplexeste Vorrichtung ist ein Blasebalg, der bei einer Darmtorsion eingesetzt wird und dessen Anfertigung Cassius Felix (51.13) – anders als andere medizinische Literatur aus der Antike – genau angibt.

Speisen und Getränke

Zur tatsächlichen Einnahme werden alltägliche Speisen und Getränke genutzt. Bei den Speisen werden Brot und Butter genannt, ebenso Öl und Käse. Bei Honig unterscheidet Cassius Felix verschiedene Qualitäten; am häufigsten empfiehlt er abgeschäumten (*despumatus*) Honig, bei dem der Schaum (*spuma*), der bei der Herstellung entsteht, abgeschöpft ist. Außerdem wird mehrfach *Polenta* erwähnt, ein Brei aus Gerstengraupen, ferner *Liquamen*, eine würzige Soße auf Fischbasis.

Zu den allen vertrauten Getränken gehört Wein, den man meist mit Wasser vermischt trinkt, außerdem *Mulsum*, ein aus Honig gemachter oder mit Honig versetzter Würzwein, der gelegentlich mit Wasser oder Essig vermischt wird, anders gewürzter (*conditum*) Wein, *Passum*, ein süßer Rosinenwein, ferner Essig selbst und *Posca*, ein einfaches Erfrischungsgetränk, das aus Wasser, ein wenig Essig und gelegentlich auch Gewürzen besteht.

An Alltagshilfsmitteln kennt Cassius Felix den simplen Lappen (*pannus*) und das Tuch aus Leinen (*linteolum*), das dünne Band (*lemniscum*), den geflochtenen Docht (*licinium*) und gezupfte Leinenfasern (griechisch *motos tiltos*, von Cassius Felix als *motus tiltus* transkribiert oder als *tiltarius* latinisiert). Das letztgenannte Hilfsmittel wurde übrigens bis in frühe 20. Jahrhundert n. Chr. – nämlich bis zur Verbreitung von steriler Watte – zum Verbinden von Wunden genutzt und als »Charpie« (von lateinisch *carpere*, »pflücken«, »zupfen«) bezeichnet.

Maße und Gewichte

Cassius Felix macht eine Reihe von Angaben zu Maßen und Gewichten. Bei den Hohlmaßen besteht 1 Krug (*sextarius*, knapp 5½ l; im Plural abgekürzt als *ss*) aus 2 Schoppen (*hemina* oder *cotyla*) zu je 6 Schöpfbechern (*cyathus*) oder 24 Esslöffeln (*cochlearius*); 1 Krug besteht also aus 12 Schöpfbechern oder 48 Esslöffeln.

Bei den Gewichten ist das Grundmaß 1 Pfund (*libra*, abgekürzt *lib.*; knapp ⅓ kg); es besteht aus 12 Unzen (*uncia*, abgekürzt *unc.*), 1 Unze wiederum aus 8 Drachmen (*drachma*, abgekürzt *dr.*) oder 144 Siliquen (*siliquae*); also besteht 1 Pfund aus 96 Drachmen. 1 Drachme besteht ihrerseits aus 3 Skripeln (*scripula*, abgekürzt *scrip.* oder *scr.*) oder 6 Obolen (*obolus*; zu diesem Verhältnis s. 38.3).

Das von Cassius Felix nur einmal genannte Längenmaß Elle (*cubitus*) entspricht 1½ Fuß, also knapp ½ m. Die gelegentlich verwendeten Begriffe Portion (*cibarium*), Handvoll (*manipulum*) und Kelch (*calix*) – bei letzterem unterscheidet der Autor unbestimmt größere und kleinere – sind anschaulich, aber nicht näher bestimmt. Dies gilt auch für so viel, wie »du mit zwei Fingern greifen kannst oder mit dreien« (*quod duobus digitis comprehendis, vel tribus*) oder »wie vier Finger fassen können« (*quantum tenuerint IIII digiti*). Ein kleines *s* steht stets für *semis*, ½.

Der lichte Tag wird in 12 Stunden eingeteilt, deren tatsächliche Länge mit der Länge des Tages im Jahreslauf variiert. Die 6. Stunde beginnt also am Mittag.

Textüberlieferung

Das Werk des Cassius Felix ist – wie alle antiken Werke – nicht im Autograph des Autors erhalten, sondern durch mittelalterliche Abschriften bewahrt worden, die heute in großen Bibliotheken liegen. Die älteste bisher identifizierte, freilich nur als Fragment erhaltene Abschrift findet sich in München im *Codex Monacensis clm* 29136 aus dem 7./8. Jahrhundert, es folgen der ebenfalls einen unvollständigen Text bietende *Codex Parisinus Latinus* 6882 A (9. Jahrhundert) in Paris. Vollständige Texte finden sich im *Codex Sangallensis* 105 (11. Jahrhundert) in St. Gallen, im *Codex Parisinus Latinus* 6114 (13. Jahrhundert), den wir oben (S. 8) bereits zitiert haben, im *Codex Vaticanus Latinus* 4461 (14. Jahrhundert) im Vatikan und im *Codex Cantabrigiensis* Gg III, 32 (15. Jahrhundert) in

Cambridge. Der praktische Nutzen des Werks zeigt sich ferner in vier erhaltenen Exzerpten, nämlich aus dem 9. Jahrhundert im *Codex Arundel* 166 in London, im *Codex Sangallensis* 752, im *Codex Phillipps* 1790 in Berlin sowie wie aus dem 11. Jahrhundert im *Codex B.M. Vend.* 175 in Vendôme.

Ferner gibt es einige Bezeugungen des Werks in mittelalterlichen Kompilationen, namentlich in einer als *Tereoperika* bekannten Tradition, und auch bei Isidor von Sevilla (um 560–636), der das Werk in seinen enzyklopädischen *Etymologiae* zitiert, bei Beda Venerabilis (672/673–735) und noch bei Simon von Genua (Simon Januensis), dem Leibarzt am Hof von Papst Nikolaus IV. (1288–1292).

Die erste gedruckte Edition des Werks wird dem Berliner Bibliothekar und Gelehrten Valentin Rose verdankt und erschien 1879. Während die weitergehende Ausgabe in der medizinischen Habilitationsschrift von Peter Proff 1992 unveröffentlicht blieb, hat Anne Fraïsse 2002 eine neue Edition publiziert, deren lateinischer Text seither maßgeblich und auch Grundlage dieser Ausgabe ist; auch die Einteilung der 82 Kapitel in Abschnitte geht auf diese Edition zurück.

Zu dieser Ausgabe

In der vorliegenden Ausgabe ist anders als bei Fraïsse zur Verbesserung der Lesbarkeit die für viele Lateinkundige vertraute Unterscheidung von *u* und *v* neu umgesetzt; auch sind ein paar Abweichungen von Fraïsses Text jeweils gekennzeichnet. Im lateinischen Text stehen nicht überlieferte Passagen, die aber offenkundig nur verloren gegangen sind und ergänzt werden können, in spitzen Klammern (und werden übersetzt); zu Tilgendes steht in eckigen Klammern (und bleibt unübersetzt). In der Übersetzung werden Verweise und Erläuterungen in (nur dafür verwendeten) runden Klammern präsentiert.

Die griechischen Begriffe, die Cassius Felix nach der zu seiner Zeit üblichen Aussprache des Griechischen transkribiert, sind im Anhang (S. 257–267) auch in griechischer Sprachform erfasst. Die plausiblen, wenn auch nicht immer sicheren Identifizierungen der genannten Pflanzen mit den in der Übersetzung verwendeten heutigen deutschen Namen folgen den Erkenntnissen von Jacques André 1985 in Verbindung mit der aktuellen Auflage des von Robert Zander begründeten Werks (2014; s. die Literaturangaben im Anhang).

Auch wenn der eingangs zitierten Legende nach der *archiater* Felix in Karthago keine Heilung wusste und auf den Heiligen Stephanus verwies, wurde das lateinische Werk des Cassius Felix aus dem 5. Jahrhundert bis ins 15. Jahrhundert immer wieder abgeschrieben und herangezogen: Ein Jahrtausend lang galt es eben als wichtiges lateinisches Handbuch für die medizinische Praxis. Die vorliegende Ausgabe möchte dieses faszinierende Zeugnis praktischer Medizin neu zugänglich machen.

Das Buch entstand als Beitrag zu meinen Arbeiten über antike angewandte Forschung, die ich als *Senior Fellow* am Wissenschaftskolleg Greifswald durchführen darf. Für die Berufung und für die idealen Arbeitsbedingungen bin ich der Alfried Krupp von Bohlen und Halbach-Stiftung sehr dankbar. Das Buch sei der Stiftung Alfried Krupp Kolleg Greifswald zum 20. Gründungsjubiläum am 20.6.2020 gewidmet.

Wie alle neueren Arbeiten zu Cassius Felix wäre auch dieses Buch ohne die Editionen, Übersetzungen und Studien insbesondere von Anne Fraïsse und Peter Proff nicht möglich gewesen; ihnen verdankt es sehr viel, ohne dass dies stets markiert ist. Für die Aufnahme des Bandes in die *Edition Antike* der Wissenschaftlichen Buchgesellschaft danke ich den Mitherausgebern, für die engagierte Betreuung im Verlag Daniel Zimmermann, für das Mitlesen der Korrekturen an meiner Heimatuniversität Erfurt Johanna Leithoff und Lucas Rischkau sowie meiner lieben Frau Christiane.

Greifswald, Stephanus-Tag 2019 Kai Brodersen

CASSIUS FELIX

DE MEDICINA

Inhaltsübersicht

praefatio

(1) cum diuturno tempore sedulus mecum volvendo, carissime fili, de medicina tractassem, omnipotentis dei nutu monitus placuit mihi ut ex Graecis logicae sectae auctoribus omnium causarum dogmata in breviloquio Latino sermone conscriberem.

quae cum perlegeris et usus fueris, ad curam omnium corporum humanorum cuncta experta reperies. unde admoneo, fili dulcissime, ne quid forte huic scripturae addendum vel minuendum existimes.

et ideo a principio passionis capitis inchoantes scripsimus, quoniam summa civitas corporis a veteribus dicitur caput, et honorabile et necessarium sensus hominis domicilium.

Vorwort

(1) Nachdem ich mich lange Zeit in eifrigem Studium mit der Medizin beschäftigt hatte, fasste ich, mein liebster Sohn, auf einen Wink des allmächtigen Gottes hin den Entschluss, die Lehren aller Krankheiten aus den griechischen Autoren der logischen Schule mit kurzen Worten auf Latein zusammenzuschreiben.

Wenn du diese genau gelesen und angewendet hast, wirst du sehen, dass alle zur Behandlung des menschlichen Körpers bewährt sind. Daher warne ich dich davor zu glauben, mein bester Sohn, es dürfe vielleicht dieser Schrift etwas hinzugefügt oder aus ihr etwas weggelassen werden.

Und wir haben unsere Schrift deshalb mit dem Leiden des Kopfs begonnen, weil der Kopf von den Alten als Hochstadt des Körpers und als ehrbare und notwendige Wohnstätte des menschlichen Geistes bezeichnet wird.

1. <ad capitis dolorem>

(1) ad tardum sive inveteratum capitis dolorem quem Graeci cephalaeam appellant, et ad eius medietatis partem quam emicranion vocant, et ad vertiginosos quos ilingiontas appellant, et ad tenebrosos quos scotomaticos dicunt.

(2) universa haec in capite efficiuntur. et est cephalaea ex omni parte capitis inveterata passio, quam Graeci chronias diathesis vocant, vel totius membranae quae ossa capitis desuper circumvestit superposita ossibus subposita cuti, et appellatur a Graecis pericranios, aut ipsius membranae partis, quam consuete emicranion dicunt. si vero cum consensu radicum oculorum bulborum ipsorum fuerit dolor, manifestius in cerebro fieri ostenditur.

(3) contingit frequentius ex perfrictione aut contrario adustione aut vinolentia aut percussu aut ventositatis causatione nervositatis membranae pericraniou supra dictae. solet etiam et Austrinus aer iniurias capitis nutrire, cum supra dictam membranam vel cerebrum aquoso et frigido flegmate infuderit. nam Hippocrates senior dogmatum princeps in Aforismis sic ait: Austri graves auditui, caliginosi, capiti gravabiles et dissoluti.

(4) curationis autem tempore oportet aegrotum ex brachio flebotomare, si tamen aetate iuvenis fuerit et secundum naturam corpus ostenderit sive multitudine suci plenum quod Graeci plethoricum vocant. et si venter abstinuerit, clystere deducendus erit ex decoctione coloquintidae et tenui centauria addito modico melle et oleo anetino. dandum etiam ieiunis tribus diebus inter diem antidotum Galeni quod picra appellatur.

(5) et si adiutoria localia, quae topica appellant, oportuerit adhibere, turgentes materias venarum media in fronte incides, aut certe si minime

1. Kopfschmerzen

(1) Bei chronischem oder aber lang anhaltendem Kopfschmerz, den die Griechen *cephalaea* nennen, und bei dem Schmerz einer Kopfhälfte, den sie *emicranion* (Migräne) nennen, und bei den an Schwindel Leidenden, die sie *ilingiontes* nennen, und bei denjenigen, denen es schwarz vor den Augen wird, die sie *scotomatici* nennen.
(2) All dies wird im Kopf verursacht. Und es gibt die *cephalaea* in jedem Teil des Kopfs, ein langwieriges Leiden, das die Griechen *chroniae diatheses* nennen, oder der gesamten Membran, welche die Schädeldecke von oben umgibt und auf den Knochen, aber unter der Haut liegt, was von den Griechen *pericranion* genannt wird, oder eines Teils der Kopfhaut selbst, die man üblicherweise *emicranion* nennt. Wenn der Schmerz aber zusammen mit Schmerzen der Wurzeln der Augäpfel auftritt, dann hat er recht offensichtlich seinen Ursprung im Gehirn.
(3) Recht häufig tritt aufgrund einer Erkältung oder im Gegenteil einer Verbrennung oder wegen Trunkenheit, Erschütterung oder Aufblähung die Erkrankung der sehnigen Haut auf, die eben als *pericranion* genannt worden ist. Auch die Luft des Südwinds fördert gewöhnlich Erkrankungen des Kopfs, da sie die eben genannte Haut oder auch das Gehirn mit feuchtem und kaltem Phlegma anfüllt. Der alte Hippokrates, der Begründer der medizinischen Lehrsätze, spricht nämlich so in den *Aphorismen*: »Südwinde sind schädlich für das Gehör, sie sind düster, beschwerlich für den Kopf und unberechenbar.«
(4) Zum Zeitpunkt der Behandlung aber muss man den Kranken am Arm zur Ader lassen, jedenfalls wenn er jung ist, eine gute Konstitution hat oder von einer Übermenge von Säften erfüllt ist, was die Griechen *plethoricus* nennen. Und wenn der Stuhlgang ausbleiben sollte, dann muss er durch ein Klistier aus dem Absud von Koloquinten, zartem Tausendgüldenkraut mit maßvoll viel Honig und Dillöl abgeführt werden. Im nüchternen Zustand ist ihm 3 Tage lang jeweils mit 1 Tag Abstand das Antidot des Galen zu verabreichen, das *picra* heißt.
(5) Und wenn lokale Heilmittel, die *topica* (topische) heißen, angeraten sein sollten, dann eröffne die strotzende Fülle der Blutadern durch Einschneiden der Mitte der Stirn, oder wenn die Adern nicht hervortreten, lege zumindest auf die ganze Stirn Blutegel auf oder hefte auf

apparuerint, sanguisugis totam operies frontem aut cucurbitam occipitio conglutinabis, addita scilicet scarifatione.
(6) et si forte ex plena habitudine totius corporis caput impleri senseris, quod quidem ex frequenti tinnitu aurium aut vertigine aut ante oculos subiecta tenebratione magis agnoscitur, Galeni carthartico dia tes aloes appellato humores per ventrem erogabis, si tamen senilis aetas minime impedierit. quod catharticum conficies sic: aloes dr. II, diagrydii dr. II, coloquintidae interioris carnis dr. II, absinthii Pontici dr. I. cum coliculi suco colliges et catapotia in modum ciceris informabis. ex quibus ad vesperam cubaturis dormitum euntibus in ova sorbilia competenter dabis, aut certe illud purgatorium quod conficitur ex diagrydio: obolos III cum aloes duplo conteres et cum mulsa calida ieiunis sereno aere dabis.

(7) transacto autem purgationis tempore si ex encauseos fuerit dolor id est ex ustione aeris, maxime tempore aestatis, oxyrodino id est aceto et rosaceo frigido caput embrocabis. quod si ad praesens non fuerit rosaceum, omfacinum oleum mittes. etiam et frontem cum temporibus cataplasmabis pane ex posca frigida et modico oleo rosaceo, admixto et folio plantaginis.
(8) si vero ex frigido fuerit dolor, anetino oleo aut amygdalino aut rutaceo calefacto uteris sive illo quod recipit herpillum, peucedanum, castoreum, cyperum, samsucum, hederae corymbos. his in uno simul cum aceto et rosaceo oleo aut Spano concoctis caput embrocabis et post fomentationem tenui lana cooperies et ligabis. post haec et frontem cataplasmabis amygdalis amaris tritis aut molli rosa sive arida infusa et puleio admixto. aliquando ex pane et aceto mentae foliis aut Persici admixto. haec omnia erunt frequenter mutanda.

(9) item aliud quod adhibendum probatur dispari temporum dolori, nam Graeci eterocraniam vocant, ut est: erucae semen et nucleum desuper aequali modo conteres, ex aceto oblinies. aliud. aloen et Ammoniacum et masticen cum aceto teres et illines.

(10) ad emicranion vero aloes et crocomagmatis partes binas euforbii partem unam cum aceto teres, tempus oblinies. sed si nimius fuerit dolor,

das Hinterhaupt einen Schröpfkopf, selbstverständlich nach vorheriger Ritzung.

(6) Und wenn du etwa aufgrund eines strotzenden Körperzustandes bemerkst, dass der Kopf angefüllt ist, was freilich besonders an häufigem Ohrenklingen, Schwindel oder Schwarzwerden vor den Augen erkannt wird, dann entziehe die Säfte durch den Unterleib mit demjenigen Abführmittel des Galen, das *dia tes aloes* heißt, jedenfalls wenn kein hohes Alter daran hindert. Bereite dieses Abführmittel so zu: 2 Drachmen Aloe, 2 Drachmen Purgierwindenwurzelsaft, 1 Drachme Koloquintenmark und 1 Drachme pontischen Wermut. Sammle die Zutaten mit Kohlsaft und forme Pillen in Form einer Kichererbse. Gib davon vor dem Schlafengehen in angemessener Weise mit flüssigem Ei oder verabreiche zumindest jenes Purgiermittel, das aus Purgierwindenwurzel besteht: Zerreibe davon 3 Obolen mit der doppelten Menge Aloe und gib es mit warmem Wasser-Mulsum nüchtern bei klarer Luft.

(7) Befeuchte nach der Purgierung, wenn der Kopfschmerz durch *encausis*, also Verbrennung der Luft, besonders zur Sommerszeit verursacht ist, den Kopf mit *oxyrodinon*, also Essig und kaltem Rosenöl. Wenn kein Rosenöl zur Verfügung steht, verwende das Öl unreifer Oliven. Bringe auch auf Stirn und Schläfen einen Umschlag aus Brot, kalter Posca und maßvoll viel Rosenöl auf, dem Wegerichblätter beigemischt sind.

(8) Wenn aber der Kopfschmerz durch Kälte verursacht ist, verwende warmes Dill-, Mandel- oder Rautenöl oder jenes, das Thymian, Haarstrang, Bibergeil, Zypergras, Majoran und Blütentrauben des Efeus enthält. Koche diese Zutaten in Eins zusammen mit Essig und Rosen- oder spanischem Öl, befeuchte damit den Kopf und bedecke ihn nach der Erwärmung mit einem Verband aus zarter Wolle. Bringe danach einen Umschlag auf die Stirn auf, der aus zerriebenen Bittermandeln oder aber weichen oder aber trockenen und eingeweichten Rosenblättern und Poleiminzen besteht, manchmal aus Brot und Essig unter Beimischung von Minzen- oder Pfirsichblättern. All dies muss häufig gewechselt werden.

(9) Verwende ebenso ein anderes Mittel, das bei seitenunterschiedlichem Schläfenschmerz erprobt ist – die Griechen nennen ihn ja *eterocrania* –, wie folgt: Zerreibe gleiche Mengen Raukensamen und Pfirsichkerne und streiche es mit Essig auf. Ein anderes Mittel: Zerreibe Aloe, Steckenkrautsaft, Mastixharz mit Essig und streiche es auf.

(10) Bei *emicranion* (Migräne) aber zerreibe je 2 Teile Aloe und Bodensatz des Safranöls mit 1 Teil Wolfsmilchharz mit Essig und bestreiche damit

sacculo calida aqua infuso et expresso, tunc torrido sale repleto, primo vaporabis et post vaporationem sudorem deterges et sic medicamentum supra dictum appones. etiam et per nares apoflegmatizabis hoc modo. cyclaminis herbae radicis sucum et radicis betae sucum in unum commisces et tepidum sedenti resupinato capite naribus infundes. sed oportet primum calidam mulsam in ore inferre vel gargarizare, ne descensu medicamenti ad inferiores partes per nares accepti plurimum fauces adurant. tunc inclinato capite per os aut nares humorem decurrere dimittes.

(11) si vero totum caput doluerit, cavendum a cataplasmate vel diversarum rerum vaporationibus, maxime in his qui ex plenitudine capitis laborant. observandum etiam et a comestione lactis vel ab eis quae similiter implere caput noscuntur et omni nervositati contraria probantur, ut sunt nuces palmulae, lenticula, oriza, carduus, olivae nigellae et his similia.

(12) si vero dolor minime fuerit exclusus, cyclica curatione erit depellendus hoc modo. in primis capillaturam capitis detondes et rades, et si ieiunium minime ferre potuerint, a solito minus cibos accipiant, inhibito vino aqua calida potabis. tunc secunda vel tertia die anagargarismatis confectione dia ysopu appellata per palatum purgabis, quod Graeci dia tes yperoas dicunt, hoc est ysopi dr. x, thymi dr. VI, origani et staphisagriae dr. quaternas, passi optimi eminam I, aceti dimidiam partem: herbas ante diem infundes et diligenter fervere facies, liquabis et dabis gargarizandum potione una tribus diebus, in sole ita ut orario velato capite dorsum ad solem ponat, et per singulos dies postquam purgaverit tepefacto oleo caput tangat, et refectionem accipiat simplicem, ut sunt ova sorbilia et holera, malva, beta, atriplex, cucurbita, blitum ex iure pullino parvoque sale et aneto cocta, et piscem te nerum ut est turdus, gobio aut asellus vel scorpius aut scarus, vel pullos gallinaceos aut columbinos vel cerebrum haedinum assum aut certe porcinum, et vinum aquatissimum potet.

die Schläfe. Sollte der Schmerz aber allzu heftig sein, dann erwärme zuerst mit einem Säckchen, das mit warmem Wasser benetzt, ausgewrungen und anschließend mit geröstetem Salz gefüllt wurde. Wische den Schweiß nach der Erwärmung ab und lege das eben genannte Medikament auf. Führe auch über die Nase das Phlegma wie folgt ab: Vermische den Saft der Alpenveilchen- und Mangoldwurzel und gieße ihn lauwarm in die Nase, wenn der Patient mit zurückgebeugtem Kopf dasitzt. Zuerst aber muss man warmes Wasser-Mulsum in den Mund bringen oder auch gurgeln, damit man nicht durch Hinablaufen des über die Nase aufgenommenen Medikaments nach unten allzu sehr den Rachen verbrennt. Lasse dann bei nach vorne gebeugtem Kopf durch Mund und Nase den Saft herauslaufen.

(11) Wenn aber der ganze Kopf schmerzt, ist Abstand zu nehmen vom Umschlag oder auch von Erwärmungen mit verschiedenen Mitteln, besonders bei denjenigen, die unter Saftfülle des Kopfs leiden. Man muss sich auch vor dem Genuss von Milch hüten oder dem, was offensichtlich in gleicher Weise den Kopf anfüllt und der gesamten Nervensubstanz verderblich ist, als da sind: Nüsse, Datteln, Linsen, Reis, Artischocken, dunkle Oliven und diesem Ähnliches.

(12) Wenn aber der Schmerz überhaupt nicht entfernt sein sollte, muss er durch eine zyklische Behandlung wie folgt beseitigt werden: Schere und rasiere zuerst das Kopfhaar; wenn (die Kranken) das Fasten nicht ertragen können, sollen sie Nahrung – aber weniger als gewöhnlich – zu sich nehmen; du sollst ihnen auch Wein verbieten und nur warmes Wasser zu trinken geben. Dann sollst du sie am 2. oder 3. Tag mit dem Gurgelmittel *dia ysopu* über den Gaumen purgieren, was die Griechen *dia tes yperoas* nennen, nämlich 10 Drachmen Ysop, 6 Drachmen Thymian, je 4 Drachmen Dost und Läusekraut, 1 Schoppen bestes Passum und zur Hälfte Essig: Weiche die Kräuter am Vortag ein, lasse sie sorgfältig kochen, verflüssige sie und gib sie in einem Getränk zum Gurgeln 3 Tage lang, und zwar im Sonnenlicht so, dass der Patient mit dem Rücken zur Sonne sitzt und den Kopf mit einem Tuch bedeckt, nach der Purgierung einige Tage hindurch den Kopf mit warmem Öl einreibt und einfache Nahrung zu sich nimmt, wie etwa rohe Eier, Gemüse, Malvenblätter, Mangold, Gartenmelde, Kürbisse, Gemüseamaranth mit Brühe von jungen Tieren und wenig Salz und Dill sowie zarten Fisch, wie es der grüne Lippfisch, Gründling oder Dorsch, Koppen oder Papageifisch sind, oder junge Hühner oder Tauben oder gebackenes Ziegen- oder wenigstens Schweinehirn, und stark verdünnten Wein trinkt.

(13) transactis vero tribus purgationis diebus propungentes capillos medicinali psilotro in balneo facies, id est auripigmenti laminae unc. I s, sandaracae s, pumicis tusi et in novo cacabo assati et Cimoliae cretae torrefactae, ambarum specierum scripulos senos, calcis vivae unc. VIII. tundes supra dictas species et cernes, et primo calcem cum aqua competenti coques in novo cacabo testeo ut non durius sed liquidum videatur, et sic supra dictas species superasperges, et leviter coques et penna gallinacea probabis quae non fuerit oleo polluta.

(14) tunc paululum tepescere sines et sic caput contra capillaturam lines cautius ne oculos contingat, et cum sufficienter cutem stringi senserint in vaporem mittes, et cum sudare coeperint oculis clausis vel supra linteolo ligatis totum caput catafricabis et adiecta aqua calida lavabis, et postquam laveris, asperso cantabro manibus moderate fricabis et iterum lavabis.

(15) tunc oleo perungues et solio descendere dimittes et post unum diem in sole totum caput usque ad scapulas per dies numero quinque dropace induces. cuius dropacis confectio talis est. cerae, picis siccae, resinae pituinae, nitri libras singulas, resinae frixae unc. VI, pyretri, bituminis Iudaici, sulphuris vivi, ellebori albi, adarces, staphisagriae, omnium specierum VI uncias binas, piperis et olei Sicyonii uncias quaternas.

(16) peractis vero dropacis quinque diebus in lavacro sympasmate uteris quod conficies sic: nitri libram I, salis torrefacti unc. VI, feclae, bacarum lauri, cyperi, stafisagriae uncias singulas, samsuci et squinuanthi scripulos VI tundes in uno et tenuissime cernes et uteris diebus tribus.

(17) post haec vomitu ex radicibus uteris, quem Graeci dia rafanidon vocant, hoc est radices purgatas et lotas libra una concisas et pridie in oxymelle infusas ex duabus mellis partibus et una aceti comedendas dabis. et cum mordicationem stomachi vel thoracis senserit, calidam aquam superbibendam dabis et immissis pennis ori vel faucibus vomitum provocabis et vario cibo nutries ex diversis volatilibus vel quadrupedibus silvestribus, ut sunt capreae, lepores, perdices, fassae et his similibus. et etiam conditum ex melle vel passo dare permittes.

(13) Nach Ablauf der 3 Tage Purgierung behandelst du das nachwachsende Haar mit einem medizinischen Enthaarungsmittel im Bad. Es besteht aus 1½ Unzen Auripigmentplättchen, ½ Unze Realgar, Bimssteinpulver, in einem neuen Tiegel geröstet, und trockener kimolischer Kreide, von beiden je 6 Skripel, sowie 8 Unzen gebrannten Kalk. Zerstoße die eben genannten Bestandteile, siebe sie und koche zuerst den Kalk in angemessener Weise mit Wasser in einem neuen Keramiktiegel, so dass er nicht zu fest, sondern flüssig erscheint, streue die eben genannten Zutaten darüber, koche sie leicht und prüfe mit einem Gänsekiel, der nicht mit Öl verunreinigt ist.
(14) Lasse dies dann ein wenig abkühlen und bestreiche so den Kopf gegen die Haarrichtung, aber recht vorsichtig, damit nichts in die Augen gerät. Wenn (die Patienten) feststellen, dass sich die Haut ausreichend zusammenzieht, dann wärme sie; wenn sie zu schwitzen anfangen, reibe bei geschlossenen Augen oder bei oben umgebundenem Tuch den ganzen Kopf und wasche ihn mit warmem Wasser und streue danach Kleie darauf, reibe ihn maßvoll viel mit den Händen und wasche ihn wieder ab.
(15) Salbe (den Patienten) dann mit Öl, lasse ihn in die Badewanne steigen und bringe 1 Tag später in der Sonne auf den ganzen Kopf bis zu den Schultern 5 Tage hindurch eine Pechhaube auf. Die Zubereitung dieser Pechhaube ist wie folgt: je 1 Pfund Wachs, Pech, Pinienharz und Soda, 6 Unzen gebranntes Harz, dann Bertram, judäisches Pech, gediegener Schwefel, Weißer Germer, Salzschaum und Läusekraut, von diesen sechs Zutaten je 2 Unzen und von Pfeffer und Öl aus Sikyon je 4 Unzen.
(16) Nach den 5 Tagen Pechhaubenanwendung aber verwende zum Waschen ein Pulver, das du wie folgt bereiten sollst: 1 Pfund Soda, 6 Unzen geröstetes Salz, dann von gebranntem Weinbodensatz, Lorbeeren, Zypergras und Läusekraut je 1 Unze sowie von Majoran und Blüten des wohlriechenden Bartgrases 6 Skripel sollst du in Eins zerstoßen, sehr fein sieben und 3 Tage lang verwenden.
(17) Gebrauche danach das Brechmittel aus Rettich, das die Griechen *dia rafanidon* nennen, also schneide 1 Pfund purgierte und gewaschene Rettiche klein, weiche dies am Vortag in *Oxymel* aus 2 Teilen Honig und 1 Teil Essig ein und gib es zu essen. Und wenn (der Patient) Magengrimmen oder Bruststechen bemerkt, gib warmes Wasser zu trinken, rufe durch in den Mund oder Rachen eingeführte Federn Erbrechen hervor und ernähre mit abwechslungsreicher Speise aus verschiedenem Geflügel oder Vierfüßern des Waldes wie Rehen, Hasen, Steinhühnern, Ringeltauben oder ähnlichem. Erlaube auch, gewürzten Wein mit Honig oder Passum zu geben.

(18) post haec et sinapismo uteris hoc modo. sinapis libras II et s, caricas numero XV, panis ex aceto infusi unc. VIII, haec omnia singillatim trita et in uno simul commixta panno induces et totum corpus illines, si omne corpus curare volueris; vel si ipsum caput solum curare volueris, panno ut supra dixi induces et totum caput operies. et dimittes ut operetur usque ad ruborem cutis quem Graeci finigmon vocant. tunc in balneum mittes, et cum sudaverit, caput in solio ut mergat imperabis, et omnem cycli curationem terminabis.

II. ad tineas capitis

(1) tineas capitis Graeci achoras vocaverunt. emergunt frequenter in corio capitis ex viscoso quodam ac tenacissimo humore melli simili, ut etiam et ulcera corticosa ostendat.

(2) in curationibus autem ob nimietatem humoris oportet in principio purgatorium dare, ut sunt catapotia Galeni quae superius in passione capitis scripta sunt.
(3) sin vero fuerit parva hoc est modica ulceratio, sufficiant topica adiutoria adhibere quae nos localia dicimus, ut est psoricon medicamentum ad scabiem totius corporis inferius scriptum: per dies quinque praetonso pressius capite in sole bis in die fricabis, et cum videris loca nimium humectari, ptygmate fovebis id est calida aqua in qua decocta sunt rosa, murta sicca, cupressus, rubi viridis turiones, siliquae Graecae aridi rami.

(4) et postquam fomentaveris, cataplasmate uteris, hoc est lenticulam et cortices de malo granato coques simul in aqua et teres separatim, tunc commisces ex aequali modo et addito melle et aceto linteolo inductum appones.
(5) et cum videris loca bene fuisse desiccata, cerotario uteris quod conficies sic: sulphur vivum, bacas lauri, herbam perdicion id est parietariam, omnia singillatim teres ita ut sulphuris plurimum mittas. tunc ceram cum oleo myrtino sufficienti resolves et cum infrigidaverit rades et supra dictas

(18) Wende danach auch ein Senfpflaster an wie folgt: 2½ Pfund Senf, 15 Feigen, 8 Unzen Brot, das mit Essig getränkt ist; dies alles zerreibe einzeln, mische es in Eins zusammen, bringe es zugleich auf einen Lappen und bestreiche damit den ganzen Körper, sofern du diesen behandeln möchtest, oder bringe es, wenn du nur den Kopf behandeln willst, wie eben gesagt, auf einen Lappen und bedecke den ganzen Kopf. Belasse es dort, damit es wirkt, bis zur Hautrötung, welche die Griechen *finigmos* nennen. Schicke den Patienten zum Baden, lasse ihn, wenn er schwitzt, den Kopf in der Badewanne untertauchen und beende dann die ganze zyklische Behandlung.

2. Schorf des Kopfs

(1) Schorf (in älterem Latein eigentlich »Ringwürmer«) am Kopf haben die Griechen *achores* genannt. Sie treten häufig auf der Kopfhaut aufgrund eines viskösen und zähen, dem Honig ähnlichen Saftes auf, so dass diese auch schorfige Geschwüre zeigt.
(2) Bei der Behandlung muss man aber wegen des Übermaßes an Saft zu Beginn ein Purgiermittel geben, wie etwa die Pillen des Galen, die oben (1.6) beim Leiden des Kopfs beschrieben sind.
(3) Wenn es aber eine kleine, also eine mäßige Verschwärung sein sollte, genügt die Anwendung topischer Hilfsmittel, die wir lokale nennen, wie es das Krätzemedikament ist, das gegen Krätze des ganzen Körpers unten (15.2) beschrieben ist: Nachdem der Kopf recht kahl geschoren worden ist, sollst du ihn 5 Tage lang zweimal am Tag in der Sonnenwärme reiben; wenn du siehst, dass die befallenen Stellen allzu sehr nässen, dann wärme sie mit einem *ptygma*, also warmem Wasser, in dem Rosenblätter, getrocknete Myrtenblätter, Zypressenblätter, grüne Brombeersprosse und dürre Johannisbrotbaumzweige abgekocht wurden.
(4) Wende nach der Erwärmung einen Umschlag an, also koche Linsen und Granatapfelschalen zusammen in Wasser ab und zerreibe sie getrennt. Mische sie dann in gleicher Menge unter Beifügung von Honig und Essig zusammen, bringe dies auf ein Tuch und lege es auf.
(5) Und wenn du siehst, dass die befallenen Stellen gut ausgetrocknet sind, verwende eine Wachssalbe, die du wie folgt zubereiten sollst: Zerreibe gediegenen Schwefel, Lorbeeren, *perdicion*, das ist Glaskraut, alles einzeln und so, dass du sehr viel Schwefel verwendest. Löse dann Wachs mit ausreichend Myrtenöl auf und wenn es erkaltet ist, schabe es, mische die eben genannten Zutaten bei, bringe es auf (ein Tuch) und lege es auf.

species admisces et inductum appones. etiam et in lavacro caput ex sapone fricabis in quo prius fuerit sulphur admixtum. et si forte canosi capilli fuerint nati, frequenter psilotro emendabis caput.

III. ad pediculos

(1) in cachecticis corporibus id est mala habitudine affectis pediculosa passio generatur quam Graeci pthiriasin vocant.
(2) curationis autem tempore tali medicamento uteris, hoc est staphisagriae partes duas, sandaracae et nitri partes singulas cum aceto et oleo diligenter teres et caput perungues, sed oportet antea aqua calida salsa lavare et detergere et sic unguere.

IV. ad capillorum defluxionem

(1) defluxio capillorum contingit ex debilitate corporis aut macronosia laborantibus id est longa aegritudine, aut laborioso in feminis partu.

(2) ob diligentiam vero curationis ladanum cum vino nigello conteres donec mellis sumat crassitudinem et illines. aliud. adiantou herbae, rosmarini, myrtae nigellae viridis, omnium trium manipulos singulos, aluminis Lipari dr. III, olei Spani et aquae et vini nigelli, omnium trium eminas singulas, coques ut ad oleum redeant, ita ut remaneat modicum humoris ne oleum ardeat. tunc liquabis et caput perungues.

V. ad alopiciam

(1) omnibus capillosis in locis veluti rotundo schemate desertio efficitur capillorum. sed nomen alopiciae accepit, siquidem postquam fuerint curati tenues canosos et veluti flavos capillos ostendant, sicut animalis vulpeculae quam Graeci alopeca vocant.
(2) curatio autem eiusdem passionis talis est. minutas vel densas scarifationis laceraturas dabis quas Graeci amychas vocant, et super acriorem

Reibe auch den Kopf bei der Waschung mit Seife, der zuvor Schwefel beigemischt wurde. Und wenn etwa graue Haare wachsen sollten, dann wende häufig ein Enthaarungsmittel an.

3. Läuse

(1) Bei kachektischen Personen, also Patienten mit schlechtem Gesundheitszustand, kommt es zu Lausbefall, den die Griechen *phthiriasis* nennen.
(2) Zum Zeitpunkt der Behandlung verwende ein solches Medikament, nämlich: Zerreibe 2 Teile Läusekraut, je 1 Teil Realgar und Soda sorgfältig mit Essig und Öl und salbe den Kopf; zuvor ist es jedoch notwendig, den Kopf mit warmem Salzwasser zu waschen, ihn abzutrocknen und dann zu salben.

4. Haarausfall

(1) Haarausfall entsteht bei Schwäche des Körpers entweder bei Patienten, die an *macronosia*, also an langer Krankheit, leiden, oder bei Frauen mit schwerer Geburt.
(2) Zum Zweck einer sorgfältigen Behandlung zerreibe Cistusharz mit dunklem Wein bis zur Konsistenz von Honig und streiche es auf. Ein anderes Mittel: Kraut von *adianton* (Frauenhaar), Rosmarin und grüne und schwarze Myrte, von allen drei je 1 Handvoll, sowie 3 Drachmen liparischer Alaun, spanisches Öl, Wasser und schwarzer Wein, von allen drei je 1 Schoppen; koche es, so dass die Zutaten ins Öl übergehen und nur so viel Flüssigkeit übrig bleibt, dass das Öl nicht verbrennt. Verflüssige dann alles und salbe den Kopf.

5. Fuchsräude

(1) An allen behaarten Stellen des Kopfs kommt es zu einem kreisrunden Haarausfall. Dieser erhielt den Namen *alopecia* (Fuchsräude), weil die Kranken nach ihrer Heilung flaumige graue ebenso wie gelbe Haare haben, wie es die Haare des Füchsleins sind, das die Griechen *alopex* nennen.
(2) Die Behandlung eben dieses Leidens ist aber wie folgt: Bringe kleine oder dichte Ritzungen bei, welche die Griechen *amychai* nennen, und

cepam quassatam fricabis, aut nasturcii semen cum sinape et aceto teres et illines, aut catti stercoris partes duas sinapis partem unam cum aceto teres et illines.
(3) aliud. avellanas combustas conteres cum axungia aut adipe ursino et oleo de lucerna et illines, ante vero ipsam alopiciam nitro trito cum panno fricabis et illines. aliud. adipem ursinum euforbio mixtum cum oleo de lucerna illines. aliud. stercus muris cum aceto tritum et illinitum capillos educit.

VI. ad cantabriem capitis

(1) cantabriem Graeci pityriasin vocant. emergit frequenter ex humore acri vel intemperantia corporis quam Graeci acrasian vocant. nascitur quidem pruritus in superficie cutis capillosis in locis, ut etiam tenuissimas squamillas albi coloris emittant cantabro similes, unde nomen pityriasin accepit.
(2) in curationibus vero lac ovillum seu bubulum vel caprinum cum melle potui dabis pro comparatione pruritus. etenim acredinem humoris addulcat vel obtundit et non curiose sed simplici inductione ventrem depurgat. nec non etiam flebotomia ex brachio erit adhibenda, maxime si aetate iuvenes fuerint patientes et secundum naturam plurimo sanguine abundaverint, quos Graeci polyemos vocant. aliud. betam, cantabrum, nitrum, faenum Graecum in uno simul decoques, ex ipsa decoctione caput lavabis. etiam et sympasmate tali uti oportet. murra, aloe, afronitrum, sulphur vivum, elleborum album, ptisana sicca pari pondere contusa atque cribellata in balneo aspergenda.

VII. ad papillas vultus

(1) tempore pubertatis et mediae aetatis ionthi saepius in vultu nascuntur parvulas extantias ostendentes, per quas cum cortex unguibus fuerit abstractus, humor sequitur tractuosus vel mucilentus. aliquibus vero longo tempore fundati solidantur et occallati indecentem faciunt vultum.

reibe mit einer recht scharfen zerstoßenen Zwiebel, oder zerreibe Gartenkressesamen mit Senf und Essig und streiche es auf, oder zerreibe 2 Teile Katzenkot und 1 Teil Senf mit Essig und streiche es auf.
(3) Ein anderes Mittel: Zerreibe geröstete Haselnüsse mit Achsenschmiere oder Bärenfett und Lampenöl und streiche es auf, zuvor aber reibe die Fuchsräude mit Sodapulver und einem Lappen und streiche dann die Salbe auf. Ein anderes Mittel: Mische Bärenfett mit Wolfsmilchharz und Öllampenöl und streiche es auf. Ein anderes Mittel: Mit Essig zerriebener Mäusekot, der aufgestrichen wird, fördert den Haarwuchs.

6. Kleiengrind des Kopfs

(1) Kleiengrind nennen die Griechen *pityriasis.* Häufig entsteht sie bei scharfem Saft oder falschem Mischungsverhältnis des Körpers, das die Griechen *acrasia* nennen. Auf den behaarten Flächen der Haut tritt ein Jucken auf, so dass diese sehr kleine, weiße und kleieartige Schüppchen abgeben, weshalb die Krankheit die Bezeichnung Kleiengrind erhalten hat.
(2) Bei der Behandlung aber gib jeweils im Verhältnis zum Juckreiz Schafs-, Rinder- oder Ziegenmilch mit Honig zu trinken. Sie mildert nämlich oder aber schwächt die Schärfe des Saftes und purgiert den Unterleib nicht kompliziert, sondern durch einfache Anwendung. Man muss auch am Arm zur Ader lassen, besonders wenn die Patienten jung sind und ihrer Natur entsprechend sehr viel Blut haben, also diejenigen sind, welche die Griechen als *polyemi* bezeichnen. Ein anderes Mittel: Bringe Mangold, Kleie, Soda und Bockshornklee in Eins zusammen, koche es ab und wasche mit diesem Absud den Kopf. Verwende auch folgendes Pulver: Zerstoße Myrrhenharz, Aloe, Sodaschaum, gediegenen Schwefel, Weißen Germer und trockene Gerstengraupen in gleichen Mengen, siebe alles durch und streue es ins Bad.

7. Papeln im Gesicht (Akne)

(1) Zur Zeit der Pubertät und im mittleren Alter entstehen öfter im Gesicht Ausschläge, die kleine Erhebungen zeigen und aus denen, wenn man sie mit den Fingernägeln aufkratzt, eine zerrige oder auch zähe Flüssigkeit austritt. Bei manchen bewirken sie, wenn sie lange Zeit festsitzen und verdickt sind, ein hässliches Aussehen des Gesichts.

(2) curationis vero tempore accipies dragantum aqua infusum et cum molybdaena trita commisces et simul teres donec mellis sumat crassitudinem, et ad vesperam illines vultum et dimittes tota nocte. tunc lucescente die cantabro lacte consperso faciem fricabis et tepida aqua lavabis, etiam et sympasmate blando in balneo uteris. sed oportet primo unguibus leviter cortices abstrahere et humorem exprimere, et sic medicamentum supra dictum linire.

VIII. ad maculas albas

(1) maculas albas Graeci alphus leucas vocaverunt. nascuntur aliquando in vultu aliquando in toto corpore ex flegmatico nimis acri vel salso humore.
(2) quas quidem sic probabis si ex parte curari poterunt aut certe omnino incurabiles ostendit superficies cutis; id est maculam candidam acu vel acuto flebotomo modicum punges ut non nimis penetres, et si lacteus humor fuerit exclusus, omnino incurabilis demonstratur. si vero pro humore sanguis exierit, ex parte curari ostenditur.

(3) propterea oportet flegmagogum purgatorium dare quod dicitur elaterium. conficitur sic. accipies cucumeres amaros agrestes maturos excitalos et in vas aeneum mittes. alia die manu exprimes et ipsum sucum sub ferventi sole siccabis, et postquam siccatus fuerit, addes iterum ex ipso suco modicum ut bene crassescat. et fac trociscos drachmarum singularum, ex quibus dabis unum cum mulsa ieiunis. hoc purgabis humorem frigidum id est flegmaticum, maxime a capite vel a fundo cerebri, unde omnis nervositas infunditur.

(4) et post purgationem factam biduo vel triduo lacte caprino nutries, et post haec adhibebis adiutoria metasyncritica id est quae renovare valeant temperiem corporis naturalem, ut sunt desiccatoria sympasmata vel cetera quae de cyclo superius in passione capitis scripsimus.

(2) Zum Zeitpunkt der Behandlung aber weiche Tragant in Wasser ein, mische ihn mit zerriebenem Bleiwurz und zerreibe es miteinander, bis es die Konsistenz von Honig annimmt; bringe es abends auf das Gesicht auf und lasse es die ganze Nacht wirken. Reibe dann bei Tagesanbruch das mit Milch besprengte Gesicht mit Kleie ab, wasche es mit lauwarmem Wasser und verwende auch zum Bad ein sanftes Pulver. Aber zuerst muss man mit den Fingernägeln vorsichtig den Schorf abkratzen, die Flüssigkeit ausdrücken und so das eben genannte Medikament aufstreichen.

8. Weiße Flecken

(1) Weiße Flecken haben die Griechen *alphoi leucai* genannt. Sie entstehen manchmal im Gesicht, manchmal am ganzen Körper aufgrund eines allzu scharfen phlegmatischen oder salzigen Saftes.
(2) Prüfe diese jedenfalls wie folgt, ob sie teilweise heilbar sind oder sich als überhaupt unheilbar zeigen: Stich die Hautoberfläche, also den weißen Fleck, mit einer Nadel oder einem scharfen Aderlassmesser mäßig ein, damit du nicht allzu tief eindringst, und wenn weiße Flüssigkeit austritt, ist die Krankheit als gänzlich unheilbar erwiesen. Wenn aber statt Flüssigkeit Blut austritt, dann kann sie zum Teil geheilt werden.
(3) Deshalb muss man ein Phlegma abführendes Purgiermittel geben, das *elaterium* heißt. Es wird wie folgt zubereitet: Nimm bittere, reife Spritzgurken, schneide sie und gib sie in ein Bronzegefäß. Drücke sie am darauf folgenden Tag mit der Hand aus, trockne den Saft unter der sengenden Sonne ein, und füge, wenn er eingetrocknet ist, wieder vom Saft selbst eine angemessene Menge hinzu, so dass er gut dick wird. Forme Pastillen von Drachmengröße, von denen du einen nüchtern mit Wasser-Mulsum geben sollst. Dadurch wirst du den kalten, also phlegmatischen, Saft besonders aus dem Kopf oder dem Gehirngrund purgieren, von wo die gesamte Nervensubstanz befeuchtet wird.
(4) Und nach der Purgierung ernähre innerhalb von 2 oder 3 Tagen mit Ziegenmilch und wende danach metasynkritische Hilfsmittel an, also solche, welche die natürliche Mischung des Körpers wiederherstellen, wie etwa austrocknende Pulver oder anderes, das wir bei der zyklischen Behandlung des Leidens des Kopfs oben (1.18) beschrieben haben.

IX. ad maculas nigras

(1) maculas nigras Graeci alphus melaenas vocant. nascuntur aliquando in vultu aliquando in brachiis aliquando in toto corpore, aliquando fuscae aliquando nigrae aliquando asperae veluti zernosae, quas Graeci lichenodes appellant. ex melancholico humore efficiuntur id est ex nigri fellis redundantia.
(2) propterea in principio curationis carthartico melancholicum non solum semel sed frequenter purgabis. quod catharticum conficies sic. epithymum optimum id est non vetustissimum et ex locis maritimis sumptum quantitate semunciae I decoques in aquae calices latiores numero III usque ad tertiam partem, tunc diligenter liquabis et in ipsa decoctione misces oxymellis coclearia III et ieiunis dabis.

(3) et post dies purgationis alio medicamento uteris ad maculas nigras et zernosas et ad maculas nigras in vultu in feminis ex abortione praecedenti factas vel ad ustiones solis quas Graeci ephelidas vocant. etiam et cicatrices nigras ubicumque venerint haec confectio ad unitatem coloris cogit, et conficitur sic. cumini drachmam I, guttae Ammoniaci et amygdalarum amararum decoriatarum drachmas senas, ellebori nigri drachmam I, nitri drachmas II, cucumeris agrestis suci ex radicibus expressi unc. II, mellis unc. VIII conficies et maculas supra dictas fricabis.

(4) etiam et in lavacro sympasmate uteris quod conficies sic. sulphur vivum et nitrum et herbae draconteae radices et ibisci radices siccas, omnium quattuor unc. singulas, myrtae nigellae siccae unc. II, ellebori nigri et cameleontae nigrae radicis id est sefra nigra, ambarum specierum unc. quaternas. quae tundenda sunt tunduntur et quae terenda sunt teruntur, et simul commixta iterum in uno usque ad ultimam tenuitatem teruntur.

X. ad perniones

(1) Latini perniones a pernicie patientium locorum partium nomen accepisse dixerunt. Graeci vero chimetla dicunt ab hiemis tempore quod chimona vocant, siquidem ipso in tempore supra dicta passio nascatur,

9. Schwarze Flecken

(1) Schwarze Flecken nennen die Griechen *alphoi melainai*. Sie entstehen manchmal im Gesicht, manchmal an den Armen, manchmal am ganzen Körper, sind manchmal dunkelbraun, schwarz und rau wie Flechten, was die Griechen *lichenodeis* nennen. Bewirkt wird dies aufgrund von melancholischem Saft, also bei Überschuss von schwarzer Galle.
(2) Purgiere deshalb zu Beginn der Behandlung mit einem Abführmittel den melancholischen Saft nicht nur einmal, sondern häufig. Bereite dieses Purgiermittel wie folgt zu: Koche beste Blüten der Quendelseide, also nicht allzu alte Quendelseide und nicht vom Meeresstrand, in der Menge von ½ Unze in drei größeren Kelchen mit Wasser bis auf ein Drittel ein, verflüssige sie dann sorgfältig, mische dem Absud selbst 3 Esslöffel *Oxymel* (s. o. 1.17) bei und gib es nüchtern.
(3) Verwende nach den Tagen der Purgierung ein anderes Medikament gegen schwarze und flechtenartige Flecken und gegen schwarze Flecken, wie sie im Gesicht von Frauen nach einer vorangegangenen Fehlgeburt entstehen, oder gegen Verbrennungen der Sonne, welche die Griechen *ephelides* nennen. Auch schwarze Narben, wo immer sie aufgetreten sind, zwingt diese Zubereitung zu einer Farbangleichung. Sie wird wie folgt zubereitet: 1 Drachme Kreuzkümmel, dann Steckenkrauttropfen und geschälte Bittermandeln je 6 Drachmen, 1 Drachme Schwarzer Germer, 2 Drachmen Soda, 2 Unzen Saft der ausgepressten Spritzgurkenwurzel, 8 Unzen Honig. Bereite es zu und reibe damit die eben genannten Flecken ein.
(4) Verwende auch zum Waschen ein Pulver, das du wie folgt zubereiten sollst: Gediegener Schwefel, Soda, Wurzeln des Drachenwurz und trockene Eibischwurzeln, von allen vier je 1 Unze, 2 Unzen getrocknete schwarze Myrte, dann Schwarzer Germer, Schirmsaflorwurzel, also schwarze *sefra*, von beiden Sorten je 4 Unzen. Was zu zerstoßen ist, wird zerstoßen und was zu zerreiben ist, wird zerrieben, und wenn alles in Eins gemischt ist, wird es zum zweiten Mal bis zur völligen Feinheit zerrieben.

10. Frostbeulen

(1) Die Lateiner sagen, dass die Frostbeulen (*perniones*) nach der Schädigung (*pernicies*) von Körperteilen der Patienten ihren Namen erhalten haben. Die Griechen nennen sie aber *chimetla* nach der Winterszeit, weil sie diese *chimon* nennen, da zu dieser Zeit das genannte Leiden entsteht,

cum tenera corpora glaciali frigore fuerint adusta. sequitur patientes circa articulorum loca pruritus quidam et inflatio digitorum.
(2) oportet in ipso initio ex decoctione rutae et murtae admixto modico aceto et sale loca quae patiuntur fovere et diligenter detergere. tunc alumen Liparum cum oleo conteres usque ad crassitudinem mellis, oblinies. aliud. adipem vitulinam liquefacies et admisces turis mannae, et similiter ut supra oblinies.

(3) aliud. coques in oleo scillam citrinam et perungues. aliud medicamentum ulceratis pernionibus conveniens. aluminis Lipari et murrae et calcis vivae et turis masculi, omnium quattuor unc. ternas, picis durae dr. IV, cerae unc. II, olei unc. III. quae sunt sicca cum vino modico teruntur, et sic crassum cerotarium miscetur. facit et ad universa ulcera vel vulnera.

XI. ad impetigines, id est zernas

(1) impetigines quas Graeci lichenas vocant, Latini vulgo zernas appellant. nascuntur ex melancholico humore, rotundo schemate, in superficie cutis, cum ingenti pruritu et asperitate, et curantur similiter ut maculae nigrae superius scriptae.

(2) aliud. trociscus appellatus a Graecis lichenicos medens impetigines. recipit aluminis scissi et rotundi, chalciteos, melanteriae qua sutores utuntur, chalchanti, lepidae aeraminis, omnium specierum sex drachmas quaternas, sulphuris vivi dr. II, alcyonii dr. XIV, cantharidarum dr. I, aeruginis dr. VIII, foliorum caprifici dr. VI, cumini dr. IV, aceti quod sufficit. conficies et in usu aceto mulso salito resolves et inlines. ante vero panno laneo aspero zernam fricabis et sic medicamentum illines.

wenn zarte Körper von der Eiseskälte verbrannt werden. Es befällt die Patienten an den Gelenken ein Jucken und eine Auftreibung.
(2) Man muss gleich zu Beginn mit einem Absud von Raute und Myrte unter Beimischung von maßvoll viel Essig und Salz die betroffenen Stellen erwärmen und sorgfältig abtrocknen. Zerreibe dann liparischen Alaun mit Öl bis zur Konsistenz von Honig und streiche ihn auf. Ein anderes Mittel: Verflüssige Kälbertalg, mische Weihrauchkörner bei und bestreiche in gleicher Weise wie eben (gesagt).
(3) Ein anderes Mittel: Koche eine zerriebene Meerzwiebel in Öl und streiche sie auf. Ein anderes Medikament, das für geschwürig gewordene Frostbeulen geeignet ist: liparischer Alaun, Myrrhe, gebrannter Kalk, männlicher Weihrauch, von allen vier je 3 Unzen, von festem Pech 4 Drachmen, 2 Unzen Wachs und 3 Unzen Öl. Die trockenen Zutaten werden mit maßvoll viel Wein zerrieben und so eine fette Wachssalbe gemischt. Sie hilft gegen alle Geschwüre und Wunden.

11. Flechten, also *zernae*

(1) Flechten, welche die Griechen *lichenes* nennen, bezeichnen die Lateiner in der Volkssprache als *zernae*. Sie entstehen durch melancholischen Saft, treten in runder Form auf der Hautoberfläche auf mit sehr starkem Juckreiz und Rauigkeit und werden in ähnlicher Weise wie die oben (9.1) beschriebenen schwarzen Flecken behandelt.
(2) Ein anderes Mittel: Eine Pastille, die von den Griechen *lichenikos* genannt wird, also Flechten heilend. Man nimmt Spalt- und runden Alaun, Kupferkies, Schwärze, welche die Schuster verwenden, Kupfervitriol, Hammerschlag, von allen sechs je 4 Drachmen, 2 Drachmen gediegenen Schwefel, 14 Drachmen *alcyonium* (Meerkork), 1 Drachme Kanthariden, 8 Drachmen Grünspan, 6 Drachmen Blätter des wilden Feigenbaums, 4 Drachmen Kreuzkümmel und ausreichend Essig. Bereite es zu und löse es zum Gebrauch in gesalzenem Essig-Mulsum auf und streiche es auf. Reibe aber zuvor die Flechte mit einem rauen wollenen Lappen und bringe so das Medikament auf.

XII. ad verrucas

(1) secundum Graecos tres differentias habere verrucae ostenduntur. nam dicuntur acrochordones, quae sunt fundatae et immobiles vel callosae sine dolore. aliae vero mobiles et radice debiles et modicum circa radicem haerentes. in infantibus saepius nascuntur et aliquando sua sponte cadunt. quae cum digito fuerint impressae, dolorem faciunt similem morsibus formicarum, unde Graecum nomen myrmeciae acceperunt. sunt aliae asperae et crepulae in similitudinem summitatis thymi, unde a Graecis thymoe appellantur.

(2) sed omnibus supra dictis una est curatio. hoc est tithymali lacrima, quae est in similitudinem lactis, frequenter ipsas verrucas illines, et putrefactae cadunt radicitus. aliud. ad myrmecias infantum coriandri viridis folia cum sale trita apponuntur.

XIII. ad stigmata

(1) stigmata dicuntur characteres nominati, quos militantium manus vel feminarum Maurarum vultus ostendit.
(2) tolluntur vero periculose medicamento discoriatorio quod Graeci ecdorion vocant. est enim causticae et septicae virtutis id est incensoriae et putrificatoriae. cuius medicamenti confectio talis est. cantharidarum, sulphuris vivi, alei bacarum purgatarum, chalcanthi dr. quaternas, picis liquidae dr. II conficies et uteris. facit et ad alia multa et ad rizonychias id est radices unguibus excludendas.

XIV. ad labia hiantia

(1) labia hiantia sive crepula Graeci chile caterrogota vocant. et curantur hoc modo. ovi interiorem membranam appones, aut adipis anserini, cerae, resinae terebintinae omnium trium paria pondera in vino lento vapore commisces et in membrana de canna illinitum appones. membrana de canna dicitur illud rotundum quod intra cannam invenitur. aliud ad

12. Warzen

(1) Den Griechen zufolge treten Warzen in drei unterschiedlichen Arten auf: Es heißen nämlich *acrochordones* diejenigen, die tief verwurzelt, unbeweglich oder dickhäutig ohne Schmerzen sind. Andere sind aber beweglich, haben eine schwache Wurzel und haften nur leicht in der Wurzelregion. Sie treten recht oft bei Kindern auf und fallen manchmal von selbst ab. Wenn man sie mit dem Finger eindrückt, schmerzen sie wie Ameisenbisse, weshalb sie den griechischen Namen *myrmeciae* (»Ameisen«) erhalten haben. Wieder andere sind rau und aufgesprungen wie Thymianspitzen, weshalb sie von den Griechen *thymoi* genannt werden. (2) Es gibt aber für alle eben genannten eine einzige Behandlung, nämlich: Streiche sie mit dem Wolfsmilchsaft, welcher der Milch ähnlich ist, häufig ein, dann faulen sie und fallen von der Wurzel her aus. Ein anderes Mittel: Gegen die *myrmeciae* der Kinder werden Blätter des grünen Korianders mit Salz zerrieben und aufgelegt.

13. Tätowierungen

(1) Tätowierungen heißen die sogenannten *characteres* (Zeichen), welche die Hände der Soldaten oder das Gesicht der maurischen Frauen aufweisen. (2) Sie werden in gefährlicher Weise mit einem Haut entfernenden Medikament, das die Griechen *ecdorion* nennen, entfernt. Es besitzt nämlich kaustische und septische, also entzündende und Fäulnis erregende Eigenschaften. Die Zubereitung dieses Medikaments ist wie folgt: Kanthariden, gediegener Schwefel, purgierte Beeren des Ölbaums, Kupfervitriol je 4 und Teer je 2 Drachmen; bereite es zu und wende es an. Es hilft unter anderem zu *rizonychiai*, also um die Nagelwurzeln abzulösen.

14. Klaffende Lippen

(1) Klaffende oder aufgesprungene Lippen nennen die Griechen *chile caterrogota*. Sie werden wie folgt behandelt: Lege die innere Haut eines Hühnereis auf oder mische Gänsefett, Wachs und Terpentinharz, von allen dreien gleiche Mengen, bei mäßiger Wärme zusammen, streiche es auf die Haut des Schilfrohres und lege es auf. Schilfhaut heißt jenes Runde, das sich im Schilfrohr befindet. Ein anderes Mittel gegen Schrunden und Geschwü-

ragadia et ad ulcera in labiis. gallam et masticen ex aequali modo conteres <et> cum suco ysopi Attici aut adipe anserino uteris.

XV. ad scabiem

(1) scabies a veteribus duae esse probantur. una est squamea fusci coloris, quam scabiem squamosam dicimus, siquidem corticosas squamulas in cute ostendunt quas Graeci lepidas vocant. unde nomen a Graecis lepra accepit. creatur ex melancholico humore et est curationis difficilis.

(2) alia vero nascitur simplex veniens ex humore acri vel salso. et curatur medicamento scabioso quod psoricon dicitur, et conficitur sic. sulphuris vivi unc. I et S, picis siccae unc. II, cerae unc. III, squillae medii unc. II et olei libram I: minutatim incides squillam et friges in oleo et liquabis oleum et supermittes, et resolves quae solvenda sunt, et postquam fuerint resoluta ab igne tolles et sulphur ad ultimam tenuitatem tritum superasperges et moves donec coaguletur.

(3) aliud psoricon emplastrum faciens ad scabiem et lepram. salicis corticis combusti et olei rosei unc. binas, cerae et aeruginis rasae unc. singulas: solves ceram cum oleo roseo, cerotarium siccis praeteritis admisces et induces in linteolum et appones, et post tertium diem resolves et medicamentum auferes et appones polentam ex aceto coctam et diligenter tritam, et ipsa uteris diebus tribus, et iterum post polentam supradictum inductum appones. et haec facies usque ad perfectam sanitatem.

XVI. ad pruriginem

(1) pruriginem omnem Graeci cnesmonen vocant. nascitur ex acredine humorum. propterea lac asininum seu ovillum ieiuno potabis cum melle. etiam et sapone in balneo uteris, cuius confectio talis est. nitri, sulphuris vivi, nucum aridarum, adipis porcini, saponis Gallici, apii viridis foliorum paria pondera: facies saponem et uteris in lavacro ferventi.

re auf den Lippen: Zerreibe Galläpfel und Mastixharz zu gleichen Teilen und wende es mit dem Saft von attischem Ysop oder Gänsefett an.

15. Krätze

(1) Zwei Arten von Krätze werden von den Alten unterschieden: Die eine Art ist schuppig und von dunkelbrauner Farbe, die man schuppige Krätze nennt, weil sich auf der Haut schorfige Schüppchen zeigen, welche die Griechen *lepides* nennen. Deshalb hat sie von den Griechen den Namen *lepra* erhalten. Sie entsteht durch melancholischen Saft und ihre Behandlung ist schwierig.
(2) Die andere Art ist einfach und tritt bei scharfem und salzigem Saft auf. Die Krankheit wird durch ein Krätzemedikament behandelt, das *psoricon* heißt und wie folgt zubereitet wird: Von gediegenem Schwefel 1½ Unzen, von Pech 2 Unzen, von Wachs 3 Unzen, 2 Unzen einer Meerzwiebelhälfte und 1 Pfund Öl. Schneide die Zwiebel in kleine Stückchen, koche sie in Öl, verflüssige sie, gieße auch Öl darüber und löse alles auf, was gelöst werden muss. Nimm es danach vom Feuer und streue bis zur größten Feinheit zerriebenen Schwefel darüber und rühre, bis es gerinnt.
(3) Ein anderes Krätzemittel, das gegen einfache Krätze und Lepra wirkt: Je 2 Unzen eingeäscherte Weidenrinde und Rosenöl, je 1 Unze Wachs und geschabter Grünspan; löse Wachs mit Rosenöl und mische die Wachssalbe zu den zuvor zerriebenen trockenen Bestandteilen, bringe es auf ein Tuch und lege es auf, löse es nach 3 Tagen ab, nimm das Medikament weg, lege Polenta auf, die sorgfältig zerrieben und in Essig gekocht ist, und wende sie 3 Tage lang an. Lege nach der Polenta wieder den eben genannten Umschlag auf und tue dies bis zur vollständigen Genesung.

16. Juckreiz

(1) Jeden Juckreiz nennen die Griechen *cnesmone*. Er entsteht wegen der Schärfe der Säfte. Gib deswegen nüchtern Esels- oder Schafsmilch mit Honig zu trinken. Verwende auch im Bad eine Seife, deren Zubereitung wie folgt ist: Gleiche Mengen Soda, gediegenen Schwefel, getrocknete Nusskerne, Schweinefett, gallische Seife und Blätter des grünen Eppichs. Mache eine Seife und verwende sie in einem heißen Bad.

(2) aliud ad pruritum totius corporis. terrae Sardae, terrae Cimoliae, faecum vini exustarum, myrobalani piesmatos id est expressionis, omnium specierum quattuor paria pondera commisces et uteris.

(3) aliud ad universos pruritus. si vero ferventes papulae prorumpunt, fabae pollinis et ptisanae siccae et moltae pollinis, polygoni herbae radicis siccae et tusae et cretae, terrae Cimoliae torrefactae, omnium specierum IV unc. binas, afronitri turis masculi singulas unc. conficies et uteris in balneo. accipies ex ipso pulvere sufficientem modum et ex ovi albore conspersum corpori lines. post haec cum sudare coeperit confricabis, et post balneum rosaceo et myrtino perungues.

XVII. ad parotidas

(1) nascuntur parotidae circa aurium partes, unde nomine Graeco sic vocitantur. et eveniunt frequenter in aegritudinibus malignis – a Graecis cacoethes appellatae sunt. maxime illis fieri solent qui ab aegritudinibus frigidam potionem praesumpserint. et sunt bonae quae subito inchoantes cum extantia in superficie cutis apparuerint et cum competenti dolore et rubore competenti, et neque transvorandi officium negent neque somnos impediant. sunt aliae malignae quae contrarietate supra dictarum intelleguntur. contingunt iterum parotidae mox apparentes mox recedentes: nullis praecedentibus adiutoriis, salutis periculum referunt, ad altiores pulmonum partes fugientes.

(2) curationis tempore ad inchoantes parotidas medicamentum diaforeticum sic facies. cretae argentalis partes duas, Cimoliae et sulphuris vivi partes singulas, salis modicum cum aceto simul teres et illines. aliud. butyrum cum sale tritum illines et super lanam sucidam impones et ligabis. aliud. plantaginis folia ante solis ortum collecta cum pane in posca salsa infuso et cataplasmata: sanat et disrumpit.

(2) Ein anderes Mittel gegen Jucken des ganzen Körpers: Mische sardische Erde, kimolische Erde, gebrannten Weinbodensatz, Myrobalanen-*Piesma*, also Ausgedrücktes der Behennuss, von allen vier Sorten gleiche Mengen, und wende sie an.
(3) Ein anderes Mittel gegen alle Arten von Juckreiz: Wenn aber brennende Bläschen auftreten, dann bereite Bohnenmehl und das Mehl von trockener, gemahlener Gerste, getrocknete, zerstoßene und durchgesiebte Wurzel des Vogelknöterichs und getrocknete kimolische Erde, von allen vier Sorten je 2 Unzen, dann von Sodaschaum und männlichem Weihrauch je 1 Unze, verwende es beim Bad. Nimm von diesem Pulver eine ausreichende Menge und streiche es auf den Körper auf, der mit Eiklar besprengt wurde. Wenn der Patient danach zu schwitzen begonnen hat, reibe ihn ab und salbe ihn nach dem Bad mit Rosen- oder Myrtenöl.

17. Parotiden (Schwellungen neben den Ohren)

(1) Es entstehen *parotides* (Schwellungen) rings um die Ohrenregion, weshalb sie mit ihrem griechischen Namen so bezeichnet werden. Und sie ereignen sich häufig bei bösartigen Erkrankungen, welche die Griechen *cacoethes* nennen. Besonders jene werden gewöhnlich betroffen, die vor der Erkrankung kalt getrunken haben. Und gutartig sind diejenigen, die plötzlich anfangen und mit einer Erhabenheit auf der Hautoberfläche in Erscheinung getreten sind – bei gleichzeitigem Auftreten von Schmerz und Rötung – und weder Schlucken noch Schlaf verhindern. Bösartig sind die anderen, die durch ihre Gegensätzlichkeit zu den eben genannten Erkrankungen erkannt werden. Andererseits entstehen Schwellungen in der Ohrenregion, die bald kommen und bald zurückgehen. Ohne dass zuvor Heilmittel angewendet werden, haben sie Aussicht auf Heilung, weil sie in die obere Lungenregion ausweichen.
(2) Zum Zeitpunkt der Behandlung sollst du gegen beginnende Schwellungen in der Ohrenregion ein diaphoretisches (zerteilendes) Medikament auf folgende Weise zubereiten: 2 Teile Silberpolierkreide, je 1 Teil kimolische (Kreide) und reiner Schwefel sowie in angemessener Menge Salz sollst du zusammen mit Essig zerreiben und aufstreichen. Ein anderes Mittel: Streiche mit Salz zerriebene Butter auf, lege fette (frisch geschorene) Wolle darüber und mache einen Verband. Ein anderes Mittel: Wegerichblätter, die vor Sonnenaufgang gesammelt wurden, sollst du zusammen mit Brot, das in gesalzener Posca eingeweicht worden ist, als Umschläge auflegen; es heilt und zerteilt.

(3) aliud cataplasma ad maturandas parotidas. in aqua mulsa adipem porcinum mittes et resinam terebintinam sufficienti modo, et in uno consolves, et cum coeperit bullire mittes pollines tritici superaspergendo, et inductum praevaporatis partibus ex spongia sic appones. et cum bene maturaverint, in schemate foliorum lauri aut myrtae chirurgia uteris et post sectionem communiter ut cetera apostemata curabis, etiam et super tiltario tali emplastro uteris, hoc est diaquilon unc. II, cerae unc. III, olei Spani quod suffecerit. sed si forte cerotarium supra scriptum ad praesens minime fuerit inventum, psittacio emplastro uteris.

XVIII. ad collectiones

(1) collectiones Graeci apostemata vocant. nascuntur in toto corpore. et illae magis quae proxime cuti fuerint natae, facile et visu et tactu cognoscuntur, cum se extantia et durities veluti circumscripta cum rubore et dolore ostenderint, et cum coeperit supra dicta durities in saniolam converti. his signis cognoscitur maxime si maius fuerit apostema. dolor quidem per membra discurrit, tensio etiam eiusdem loci patientis efficitur cum gravedine, dolores increscunt et febres nocturnae oriuntur, et dimissionis tempore circa collum vel thoracis partes modica humectatio sudoris sentitur.

(2) et propterea curationis tempore in ipso initio erit festinandum, et si fieri potuerit spargantur frigidis et diaforeticis cataplasmatibus fervorem extinguentes curemus. hoc est coriandrum tritum cum pane posca infuso cataplasmabis, et frequenter mutabis. aut uvae lupinae folia aut plantaginis folia cum infuso pane, nec non etiam et scarifationis competentes laceraturas dabis quas Graeci amychas vocant.

(3) aliud. si forte musculosis in locis aut glandulosis vel in mammis fuerit tumor aut durities, pulicinum semen quod Graeci psyllion vocant calida infundes, et cum infrigidaverit et inviscaverit induces et appones.

(3) Ein anderer Umschlag, um Schwellungen in der Ohrenregion zur Reifung zu bringen: Tue Schweinefett und Terpentinharz in Wasser-Mulsum, löse es in Eins auf und streue, wenn es angefangen hat zu kochen, sehr feines Weizenmehl darüber, tränke dann damit vorher erwärmte Schwammstücke und bringe es so auf. Und wenn die Schwellungen in der Ohrenregion zufriedenstellend gereift sind, schneide sie lorbeer- oder myrtenblattförmig ein und behandle sie danach wie die übrigen Abszesse. Und lege auch noch ein Charpiepflaster solcher Zusammensetzung auf, nämlich: 2 Unzen *dia chylon*, 3 Unzen Wachs und in ausreichender Menge spanisches Olivenöl. Sollte aber die vorher beschriebene Wachssalbe gerade nicht zur Verfügung stehen, verwende ein Pistazienpflaster.

18. Abszesse

(1) Abszesse nennen die Griechen *apostemata*. Sie entstehen am ganzen Körper. Besonders jene, die hautnah entstanden sind, werden leicht durch Auge und Berührung erkannt, wenn sich eine Erhabenheit und Härte – gleichsam umschrieben – zusammen mit Rötung und Schmerz zeigen und sich die besagte Verhärtung in Eiter umwandelt. An folgenden Zeichen wird der Abszess erkannt, besonders wenn er größer ist: Schmerz durchläuft die Glieder, es kommt zu einer Spannung der leidenden Stelle zusammen mit einem Schweregefühl, die Schmerzen nehmen zu und es treten nächtliche Fieber auf; beim Rückgang der Krankheit wird am Hals oder Teilen der Brust eine mäßige Benetzung mit Schweiß bemerkt.
(2) Deshalb muss man sich zum Zeitpunkt der Behandlung gleich zu Beginn beeilen. Man muss, wenn möglich, Kühlendes aufpritzen und (den Abszess) mit diaphoretischen (s. o. 17.2) Umschlägen behandeln, welche die Hitze löschen. Also wende einen Umschlag an aus zerriebenem Koriandersamen mit Brot, das in Posca eingeweicht wurde, und wechsle häufig entweder Blätter des Schwarzen Nachtschattens oder Wegerichblätter mit eingeweichtem Brot und setze auch angemessene Ritzungen, welche die Griechen *amychae* nennen.
(3) Ein anderes Mittel: Wenn etwa an muskulösen oder drüsenreichen Stellen oder an der Brust eine Schwellung oder Verhärtung auftreten sollte, dann übergieße Samen von Wegerich, den die Griechen *psyllion* nennen, mit warmem Wasser; wenn er kalt und klebrig geworden ist, bringe ihn auf (ein Tuch) und lege es auf.

(4) si vero videris minime posse spargi, sed magis ad nutriendam saniem declinare, cataplasmate uteris ex triticeo polline et resina terebintina, quod superius ad maturandas parotidas memoravimus. et postquam videris collectionem bene fuisse maturatam et sicut Hippocrates in Prognostico dicit in acutam deductam, chirurgia uteris hoc modo. pridie chirurgia curandum a cena et vino abstinebis, et lucescente die simplici correctione divisuram dabis: nam Graeci aplen dieresin vocant. et cum saniolam effuderis, ex utraque sectionis parte sufficientes particulas auferes, ut in similitudinem folii lauri aut myrtae artificio manus designes sectionem.

(5) ubi vero membra complicari videris, ut exempli causa post aurem vel sub ala, incisuram facies, hoc est rotundam quam Graeci strongylotomian vocant. tunc siccis et tenuissimis lemniscis et tiltario locum calcabis, et desuper duplici ptygmate aqua frigida vel posca infuso cooperies et addita spongia humectata ligabis.

(6) sed si forte causa aliqua vena sectioni incurrerit et sanguis abstineri minime potuerit, chalciten crudum et tritum appones et tilto locum calcabis et ligabis et tertia die solves et mixto calido vino locum fomentabis. aestate vero secunda die solves et linteolis in mulsa calida infusis diligenter curabis, quinotetarum scilicet regulam intuens, id est ut si videris ulcus sive vulnus putre vel sordidum, contrariis medicamentis depurges, si concavum, suppleas, ac si supercarnosum, deprimas, si aequale, in cicatricem inducas.

XIX. ad pendigines

(1) pendigines sive sinus Graeci colpus vocaverunt. contingunt frequenter quotiens vulnera vel apostemata inerti chirurgia fuerint secta vel mala positione nata. et cum sua sponte rursum eruperint minimeque per inferiores partes humorem vel saniolam excluserint, pendigines vel sinus faciunt.

(4) Wenn du aber siehst, dass er nicht zerteilt werden kann, sondern sich vielmehr zur Förderung von Eiter entwickelt, verwende einen Umschlag aus Weizenmehl und Terpentinharz, das wir oben (17.3) zur Reifung von Schwellungen in der Ohrenregion erwähnt haben. Und wenn du siehst, dass der Abszess gut gereift und, wie Hippokrates in seinem *Prognostikon* sagt, in ein akutes Stadium getreten ist, dann greife chirurgisch wie folgt ein: Halte (den Kranken) am Tag vor der chirurgischen Behandlung von Essen und Wein fern und spalte den Abszess bei Tagesanbruch mit einem einfachen Schnitt; die Griechen nennen ihn nämlich *aple dieresis.* Und wenn du Eiter eröffnest, dann entferne zu beiden Seiten des Schnitts ausreichend Gewebeteile, wobei du nach Ähnlichkeit des Lorbeer- oder Myrtenblattes den Schnitt mit geschickter Hand führst.
(5) Wenn du aber siehst, dass Glieder befallen sind, wie etwa hinter dem Ohr oder in der Achselgrube, mache eine *incisura*, also einen runden Einschnitt, den die Griechen *strongylotomia* nennen. Drücke dann die Stelle mit trockenen, sehr feinen Bändern und Charpie aus und bedecke sie mit einem mit kaltem Wasser oder Posca getränkten doppelten *ptygma*, füge angefeuchtete Schwämme hinzu und binde sie fest.
(6) Sollte aber irgendein Grund einem Aderlass entgegenstehen und Blut nicht entfernt werden können, dann lege rohen zerriebenen Kupferkies auf, drücke die Stelle mit Charpie aus, verbinde sie, löse den Verband am 3. Tag und erwärme die Stelle mit gemischtem warmen Wein. Im Sommer wirst du aber den Verband am 2. Tag lösen und mit Tupfern, die mit warmem Wasser-Mulsum getränkt wurden, sorgfältig behandeln und dabei freilich die Kommunitätenlehre (s. o. S. 13) beachten, so dass du also, wenn du siehst, dass ein Geschwür oder eine Wunde vereitert oder schmutzig ist, diese mit gegengerichteten Medikamenten purgierst, sie, wenn sie hohl ist, auffüllst, wenn über das Maß fleischig, verringerst, wenn ebenmäßig, zur Vernarbung bringst.

19. Hohlräume

(1) Hohlräume oder Einbuchtungen haben die Griechen *kolpoi* genannt. Sie treten häufig auf, wenn Geschwüre oder Abszesse ungeschickt chirurgisch behandelt wurden oder in ungünstiger Position verheilt sind. Und wenn sie wieder von selbst aufgebrochen sind und ihre Flüssigkeit oder Eiter nicht durch die tiefer liegenden Teile entleert haben, dann bilden sie Hohlräume oder Einbuchtungen.

(2) propterea curationis tempore diacartum vino mulso admixtum per auliscum fysarium sive aeneum sive osseum vesicae porcinae aptatum inicies, et postquam inieceris molli tilto vel strictorio ori vulneris immisso ligabis, ita ut ligatura a fundo pendiginis incipiat, ut orificium libere habeat quo possit humor decurrere. etiam et schema iacendi patientibus tale esse oportet, ut semper orificium pendiginis iusum meatum habeat, quod Graeci cata yporrysin vocant.

(3) tunc alia die solves et mulsa calida delavabis, et iterum medicamentum supra scriptum diacartum inicies aut certe chloran emmoton appellatam ex veteri oleo liquidius solutam.

(4) et postquam videris pendiginem a sordibus purgatam fuisse, cephalico medicamento melli despumato admixto et e moto tilto apposito, sive collyriis factis ex eodem cephalico cum melle pastillato sub hora formatis competenter carnificabis. etiam et diaiteon emplastrum superimpones, latius inductum ut etiam vicinas partes colpi ipsius cooperiat, ita ut ad os vulneris forpice emplastrum aperias et sic superimponas. etiam et super emplastrum plenarium ex linteolis duplicatis appones et ligabis.

(5) et cum coeperit pendigo saniem candidam et crassam emittere et secundum quantitatem minus a solito excludere, collesin futuram significat id est glutinationem. tunc ea quae iniciebas paulatim deducendo ad os vulneris tantum apponas, ne conglutinationem factam dissipes. et iterum cum videris saniolam tractuosam vel viscosam exire, tiltum ex linteolo tenui appones et super emplastro uteris et sanabis.

(2) Spritze deshalb zum Zeitpunkt der Behandlung durch eine *physarion*-Kanüle (Blasenkanüle) aus Bronze oder Knochen, passend zu einer Schweineblase, *dia chartu* mit Wein-Mulsum gemischt ein und verbinde danach die Wunde dadurch, dass du weiche Charpie oder Schnur in die Mündung der Wunde einschiebst, so, dass der Verband am Grund des Hohlraums beginnt und die Mündung frei lässt, damit Flüssigkeit abfließen kann. Die Patienten müssen auch eine solche Lage einnehmen, dass die Mündung des Hohlraums immer oberhalb einen Gang besitzt, was die Griechen *cata yporrysin* nennen.
(3) Löse den Verband dann am darauf folgenden Tag und wasche ihn mit warmem Wasser-Mulsum ab und bringe wieder das eben beschriebene Medikament *dia chartu* ein oder wenigstens das *chlora emmotos* genannte, das in altem Öl recht flüssig gelöst ist.
(4) Und wenn du gesehen hast, dass der Hohlraum von Schmutz purgiert ist, dann bringe mit einem *cephalicon*-Medikament, dem abgeschäumter Honig beigemischt und das mit Charpie aufgebracht wird oder mit *collyria*, die aus eben diesem *cephalicon* und Honigtabletten bestehen und zur Zeit des Bedarfs geformt werden, den Hohlraum angemessen zur Granulation. Lege auch das *dia-iteon*-Pflaster auf, und zwar breitflächig, damit es auch die benachbarten Teile der Einbuchtung so bedeckt, dass du an der Mündung der Wunde das Pflaster mit einer Pinzette offen hältst und so darüberlegst. Lege darüber auch ein vollständiges Pflaster aus gefalteten Leintüchern und mache es fest.
(5) Und wenn der Hohlraum anfängt, helle und dicke Wundjauche abzugeben und entsprechend ihrer Größe weniger als gewohnt abzuscheiden, dann zeigt dies die bevorstehende *collesis*, also Verklebung an. Bringe dann dies, was du eingebracht hast, durch allmähliches Herabziehen so weit in die Nähe der Wundmündung, dass du die erfolgte Verklebung nicht zerstörst. Wenn du siehst, dass wieder zerriger oder aber viskoser Eiter austritt, dann lege Charpie aus zartem Tuch auf, lege darüber ein Pflaster und heile.

xx. ad fistulas

(1) fistulas Graeci syringas appellant. et sunt ulcera pendiginosa et intrinsecus callosa neque in cicatricem venientia. et si venerint iterum resolvuntur et in orificio aliquando cortizones ostendunt quos Graeci efelcidas vocant.
(2) in curationibus vero si membri vel loci qualitas exegerit, melius est fistulam ferro nudare, id est ex flebotomo vel syringotomo appellato, et omnem callositatem occultam artificio manus visibus pendere et secundum rationem curare, quod Graeci cata logon appellant.

(3) si vero loci vel membri ipsius qualitas usum chirurgiae prohibuerit, hoc modo curabis. in primis angustas cavernulas de aprina vel porcina saeta inspicies et papyro patefacies. quod papyrum sic praeparabis. papyrum vitriariorum eliges carnosum, id est quod non fuerit fragile vel flacidum, et pridie in aceto salso infundes, quod Graeci oxalmen vocant. tunc alia die spatha tenui circulatim densissime constringes quod attenuari possit, et cum diligenter siccaverit solves et eius asperitatem scalpello rades, et ad modum foraminis fistulae sive longitudinis sive roboris incides et inicies, et super emplastrum tenacissimum appones et ligabis, et sines die et nocte. et iterum alium papyrum paulo robustiorem mutabis, quod papyrum ante medicamento ectylotico id est excallatorio infra scripto cum modico aceto et ad horam trito lines, et sic inicies.

(4) sed si forte tumor fuerit excitatus, cataplasma superimpones ex aqua mulsa et modico rosaceo confectum. et quomodo accedit patefactio, subinde per singulos dies robora crassiora papyri innovabis, donec sufficienter fistula patefiat et callositate interiecta careat.

(5) sed si forte callositas minime fuerit secuta, etiam et xantou medicamenti partes duas mittes et Ammoniaci partem unam cum aceto teres, donec mellis crassitudinem sumat. tunc illitum scisso linteolo lemniscum inicies et eum calcabis, donec repleas fistulae cavernam. et postquam vi-

20. Fisteln

(1) Fisteln nennen die Griechen *syringes*. Es handelt sich um Geschwüre mit Hohlräumen, die innen schwielig sind und nicht vernarben. Und wenn sie vernarben, dann brechen sie wieder auf und zeigen an der Mündung bald Verschorfungen, welche die Griechen *efelcides* nennen.
(2) Bei der Behandlung aber, wenn es die Beschaffenheit des Körperteils oder der Region zulassen sollte, ist es besser, die Fistel mit dem Messer, also einem Aderlass- oder Fistelmesser, zu eröffnen, und die gesamte verborgene Schwieligkeit durch der Hände Geschick vor dem Blick auszubreiten und systematisch zu heilen, was die Griechen *cata logon* nennen.
(3) Wenn aber die Beschaffenheit der Stelle oder des Körperteils chirurgische Maßnahmen verbietet, heile auf folgende Weise: Inspiziere zuerst die engen Kavernen mit einer Eber- oder Sauborste und mache sie mit einem Papyrusstängel zugänglich. Präpariere diesen Papyrus wie folgt: Wähle einen fleischigen Glasbläserpapyrus aus, also einen, der nicht fragil oder schwach ist, weiche ihn am Vortag in Salzessig ein, den die Griechen *oxalme* nennen. Schnüre ihn dann am darauf folgenden Tag mit einem feinen Spatel ringsum sehr dicht ein, weil er dünner gemacht werden kann, und wenn er sorgfältig getrocknet ist, löse die Einschnürung und schabe die rauen Stellen mit einem Skalpell ab. Und je nach der Größe der Fistelöffnung, ihrer Länge oder Stärke, schneide den Papyrusstängel, bringe ihn ein und lege ein sehr zähes Pflaster auf, befestige es und lasse es 1 Tag und 1 Nacht lang am Platz. Und tausche den Papyrus gegen einen anderen wenig stärkeren aus, den du zuvor mit einem ektylotischen, also Schwielen lösenden Medikament bestreichen sollst, das unten (20.7) beschrieben ist und mit maßvoll viel Essig unmittelbar vor Gebrauch zerrieben wird und führe ihn so ein.
(4) Und wenn etwa eine Schwellung verursacht wird, lege einen Umschlag auf, der mit Wasser-Mulsum und maßvoll viel Rosenöl zubereitet ist. Und in dem Maß, wie die Öffnung zunimmt, bringe wiederholt an den einzelnen Tagen stärkere Papyrusstängel ein, bis die Fistel ausreichend offen und nicht mehr dickhäutig ist.
(5) Und wenn etwa die Schwieligkeit nicht zurückgegangen ist, dann nimm auch 2 Teile des gelben Medikaments und zerreibe es mit 1 Teil Steckenkrautsaft und Essig, bis es die Konsistenz von Honig annimmt. Streich es dann auf ein Band aus Zupflinnen, bringe es ein und stopfe es so weit, bis es die Fistelhöhle ausfüllt. Und wenn du siehst, dass sie gut purgiert ist, sollst du sie mit *collyria*, die unmittelbar vor Gebrauch aus

deris bene fuisse purgatam, collyriis ad horam factis ex melle pastillato admixto cephalico medicamento diligentissime carnificabis.
(6) sed si forte nuditate ossi vel ex putredine ipsius ossi superinducta lepida, quam nos squamulam dicimus, curam impediri senseris, ex melotida ferrea leviter radendo purgabis et sic supra dicto collyrio carnificabis.

(7) confectio collyrii syringiaci ectylotici: chalcanthi partes duas, guttae Ammoniaci partem unam cum aceto modico simul teres et facies collyria longitudine ac robore differentia ut est ipsa fistularum caverna.

(8) aliud ad universas fistulas brevissimas: corii granatae siccae, tunsae et cretae dr. I, lenticulae Alexandrinae pollinis dr. I. mittes in fistula ex pulvere granatae modicum, ex polline lenticulae modicum. hoc facies diebus tribus aut quinque. cottidie curabis ter in die, hora tertia, hora sexta et nona.
(9) aliud ad universas fistulas vel ante oculum aegilopas. herbam putidam quam Punice aturbis dicunt, et lac herbae tithymali et lac caprifici et piperis grana XV, sucum de lana, lenticula dura, haec omnia tundes in se et appones ad locum cautius ne oculum contingat, propter virtutem quam continet causticam.

XXI. ad empyemata

(1) empyemata dicuntur collectiones sive apostemata occulta atque visu carentia vel absconsa et in altioribus viscerum partibus nata: nam Graeci en catacalypsi vocant.

(2) quae autem cum nasci coeperint his signis cognoscuntur. in primis dolores sentiunt aegrotantes cum obripilatione, et post aliquot dies veluti lentores anomali iterum efficiuntur cum dolore et obripilatione. et cum coeperint saniem nutrire, etiam febres inordinatae secuntur cum fastidio ciborum. et cum supra ventrem iacuerint laborantes vel in alterum se verterint latus id est sanum quod fuerit patienti lateri contrarium, veluti gravedinem pendentem in interioribus sentiunt, et aliquando ipsius loci patientis exaltatio efficitur. tunc cum nimie creverint apostemata erup-

Honigpastillen und dem *cephalicon*-Medikament gemacht wurden, sehr sorgfältig zur Auffüllung bringen.
(6) Aber wenn die Heilung behindert wird – etwa durch das Bloßliegen des Knochens oder wenn du es bemerkst, von einem durch die Fäulnis des Knochens darüber gekommenen Splitter, den wir Schuppe nennen –, purgiere den Knochen, indem du ihn mit einer eisernen Sonde leicht abschabst, und fördere dann die Granulation mit dem eben genannten *collyrium*.
(7) Die Zubereitung eines Schwielen lösenden Fistel-*collyrium*: Zerreibe 2 Teile Kupfervitriol und 1 Teil Steckenkrautsaft mit maßvoll viel Essig zu einer Masse und forme *collyria* unterschiedlicher Länge und Dicke, je nach Fistelkaverne.
(8) Ein anderes Mittel gegen alle sehr kurzen Fisteln: 1 Drachme zerstoßene, getrocknete Granatapfelschalen und Kreide und 1 Drachme alexandrinisches Linsenmehl. Gib in die Fistel angemessene Mengen Granatapfelpulver und Linsenmehl. Tue dies 3 oder 5 Tage lang. Behandle sie dreimal am Tag, und zwar zur 3., 6. und 9. Stunde.
(9) Ein anderes Mittel gegen alle Fisteln oder Tränensackfisteln: Hundskamille, die man auf Punisch *aturbis* nennt, Wolfsmilchsaft, Ziegenmilch, 15 Pfefferkörner, Wollfett, harte Linsen, zerstoße dies alles und bringe es recht vorsichtig auf die Stelle auf, damit es das Auge wegen seiner kaustischen Eigenschaft nicht berührt.

21. Innen liegende Geschwüre

(1) Als innen liegende Geschwüre (*empyemata*) werden Abszesse oder verborgene *apoſtemata* bezeichnet, die unsichtbar oder versteckt und in den tieferen Teilen der Eingeweide entstanden sind. Die Griechen nennen es nämlich *en catacalypsi*.
(2) Diese werden aber, wenn sie beginnen, durch diese Anzeichen erkannt: Besonders bemerken die Kranken Schmerzen zusammen mit einem Fieberschauer, und nach einigen Tagen entstehen wieder gleichsam unregelmäßige Verklebungen mit Schmerzen und Fieberschauern. Und wenn sie beginnen, in Eiter überzugehen, folgen auch unregelmäßige Fieber mit Ekel vor Speise. Und wenn die Kranken auf dem Bauch liegen oder sich auf die andere Seite drehen, also auf die gesunde, die der kranken Seite gegenüberliegt, bemerken sie sozusagen eine herabhängende Schwere im Inneren, und manchmal kommt es zu einer Erhöhung der kranken Stelle selbst. Wenn dann die *apoſtemata* allzu sehr gewachsen sind und der

tionisque appropinquaverint dies, vomitus fellis flavi efficitur. aliquando in similitudinem coloris foliorum viridium porri choleram vomunt quam prasoïden appellant, cum ingenti animi defectu quem lipothymian vocant, cum levi sudore in capite et circa superiores partes thoracis.

(3) et si sursum aut in lateris summa regione eruperint et per vomitum depurgentur et post ruptionem si febribus minime caruerint aegrotantes, mortem futuram denuntiat, maxime si grande fuerit apostema. si vero in renibus eruperit, urina purulenta sive saniosa excluditur et ulceratio periculosa in renibus significatur. si vero in inferiori parte eruperit in ventre vel intestinis et cum egestione ventris sanies fuerit exclusa, ex parte curari ostenditur, si tamen febrium discesserit molestia post eruptionem factam.

(4) propterea curationis tempore in ipso initio si in uno loco fuerit confixus dolor, erit festinandum ut ante quam saniet apostema diaforeticis adiutoriis de altitudine levatum ad superficiem cutis spargatur. id est in primis patienti loco sanguisugas appones hoc modo. intra cucurbitam medicinalem latum linteolum mittes usque ad scapulas cucurbitae, ita ut labia ipsius cucurbitae operias. in quo linteolo sanguisugas quam plures proicies, et loco dolenti cucurbitam superuertes, et leviter ac sufficienter in circuitu linteolum trahes, quo possint sanguisugae conio vel cuti applicari. hoc vero moderate facies, ne iterum nimia angustia opprimantur. et cum morsibus adhaeserint, cucurbitam cum linteolo auferes, et sines donec supra dicta animalia sanguine repleantur. tunc asperso sale trito sanguisugas removes et locum perungues et in eodem loco cucurbitam adiecta fiamma figes, et sanguinem detrahes tantum quantum causae sufficere fueris arbitratus. et post detractionem sanguinis butyrum tritum cum nitro inlines et lana sucida cooperies et ligabis.

(5) sed si forte temporis ratio vel loci qualitas fecerint ut inveniri minime sanguisugae possint, levibus plagis scarifabis, et duobus vel tribus interpositis diebus diaforetico cataplasmate uteris id est hordei pollinis partes duas lini seminis partem I et faeni Graeci dimidiam partem adiecto modico oleo coques in aqua salsa et cataplasmabis, praevaporatis partibus

Zeitpunkt des Aufbruchs gekommen ist, kommt es zum Erbrechen gelber Galle. Manchmal erbrechen sie grüne Galle, die sie nach Ähnlichkeit der Farbe der grünen Blätter des Lauchs *prasoïdes* nennen, bei großer Schwäche, die sie *lipothymia* (Ohnmacht) nennen, mit leichtem Schweiß auf dem Kopf und den oberen Regionen der Brust.

(3) Und wenn die innen liegenden Geschwüre oben oder an der höchsten Stelle der Seite aufgebrochen sind und durch das Erbrechen purgiert werden und nach dem Aufbrechen die Kranken nicht fieberfrei sind, kündigt das den bevorstehenden Tod an, besonders wenn das *apoſtema* groß gewesen ist. Wenn es aber in den Nieren aufgebrochen ist, wird eitriger und jauchiger Urin ausgeschieden und eine gefährliche Verschwärung in den Nieren angezeigt. Wenn der Abszess aber im unteren Teil, also im Unterleib oder den Gedärmen, aufgebrochen ist und zusammen mit der Entleerung des Unterleibs Eiter ausgeschieden wird, dann weist dies auf teilweise Heilbarkeit hin, zumindest wenn die Fieberbeschwerden nach dem Aufbrechen aufhören.

(4) Deshalb muss man sich zum Zeitpunkt der Behandlung gleich zu Beginn, wenn der Schmerz an einer Stelle lokalisiert ist, beeilen, dass das *apoſtema*, bevor es in Eiter übergeht, mit diaphoretischen (s. o. 17.2) Mitteln aus der Tiefe an die Hautoberfläche emporgehoben und verteilt wird. Also lege zuerst auf die leidende Stelle Blutegel wie folgt auf: Bringe in einen medizinischen Schröpfkopf ein breites Tuch so bis zum Oberteil des Schröpfkopfs, dass du die Lippen des Schröpfkopfs bedeckst. Wirf in dieses Tuch möglichst viele Blutegel, lege auf die schmerzende Stelle den Schröpfkopf auf, ziehe leicht und ausreichend ringsherum am Tuch, dass sich die Blutegel an der Haut anheften können. Tue dies aber besonnen, damit sie nicht durch eine allzu große Raumknappheit wieder bedeckt werden. Und wenn sie sich festgebissen haben, dann entferne den Schröpfkopf und das Tuch und lasse die genannten Blutegel, bis sie mit Blut angefüllt sind. Dann entferne sie durch Aufstreuen von zerriebenem Salz, salbe die Stelle und hefte an derselben Stelle mit der Flamme einen Schröpfkopf an und entziehe so viel Blut, wie du es für die Erkrankung als ausreichend ansiehst. Und nach dem Blutentzug streiche mit Soda zerriebene Butter auf, bedecke sie mit fetter (s. o. 17.2) Wolle und binde sie fest.

(5) Und wenn etwa Zeit oder Ort keine Blutegel finden lassen, ritze mit leichten Hieben und lege nach 2 oder 3 Tagen einen diaphoretischen (s. o. 17.2) Umschlag auf, also koche 2 Teile Gerstenmehl, 1 Teil Leinsamen und ½ Teil Bockshornklee unter Beifügung von maßvoll viel Öl in Salzwasser und lege den Umschlag auf, nachdem die Region zuvor mit

spongiis ex aqua calida salsa expressis et cottidie aliquantis diebus inmutabis. nec non etiam et dialon emplastrum inferius suo loco conscriptum post cataplasma impones. cavendae praeter ea inter ipsa initia vehementes saccellorum vaporationes. etenim nimietas vaporis locum dolentem et tumentem in saniolam converti cogit. observare autem oportet aegrotum a vino et ab omnibus carnibus, quadrupedibus et volatilibus. holera tantum accipiat quae sint digestioni aptissima. sed si a vino non potuerit abstineri, propter imbecillitatem stomachi nimie aquatissimum concedes.

(6) sin vero loci patientis dolor minime quieverit et ad nutriendam saniem apostema declinaverit, tunc empyoticis adiutoriis uti oportet id est quae saniolam nutrire valeant, ut est cataplasma ex resina terebintina et polline triticeo superius ad maturandas parotidas conscriptum. sed melius fit cum decoctione caricarum pinguium. coque etiam et psittacium emplastrum uti oportet. aliud certe meline Vespasiani appellatum: novit enim non solum in conio verum etiam in altitudine occultas solvere collectiones.

(7) sed si forte tardius rumpere senseris apostema, oportet eius adiuvare celeritatem electuario metasyncritico id est quod valeat occultam collectionem rumpere, ne sanies inclusa plurimo tempore tardando interiora membra corrumpat quae Graeci moria vocant. conficitur sic. ficis pinguis, origani, marrubii, rutae, thymi, absinthii, centauriae radicum et seminis, sinapis, cardamomi, squillae medii paria pondera: omnes herbas decoques in aqua, et mittes ex ipsa decoctione partes II et mellis partem I, et coques donec mellis sumat crassitudinem, et dabis ieiunis secundum vires aliquibus coclearium I aliquibus coclearia II.

(8) aliud. si forte in pulmone fuerit collectio, suffumigatorius trociscus quem Graeci ypocapniston vocant ordine qui ad tussim humidam conscriptus est adhibitus eruptionem accelerat.

(9) et postquam eruptio fuerit facta, oportet adhibere quae valeant ulcera sordida purgare, hoc est sucum ptisanae aut alicae cum modico melle despumato ieiunos potabis, aut lac caprinum tepefactum cum sufficienti melle dabis, aut butyri recentis partes II mellis despumati partem I in

Schwämmen erwärmt wurde, die in warmem Salzwasser ausgedrückt wurden. Wechsle sie täglich einige Tage lang. Wende auch nach dem Umschlag das *di-alon*-Pflaster an, das unten an seinem Ort beschrieben ist (dies trifft hier wie 26.3 nicht zu). Zu vermeiden sind außerdem gleich zu Beginn starke Erwärmungen mit Säckchen; ein Übermaß an Wärme bewirkt nämlich, dass die schmerzende und geschwollene Region in Eiter umschlägt. Hüten muss sich der Kranke auch vor Wein und allem Fleisch, Vierfüßern und Geflügel; Gemüse soll er nur so viel zu sich nehmen, wie es für die Verdauung günstig ist. Wenn er sich aber des Weins nicht enthalten kann, billige ihm wegen der Schwäche des Magens nur sehr stark gewässerten zu.

(6) Wenn der Schmerz der leidenden Stelle nicht aufhört und der Abszess in Eiter umzuschlagen beginnt, dann muss man empyotische (innen liegende Geschwüre kurierende) Hilfsmittel anwenden, also solche, die Eiter zu fördern vermögen, wie etwa der Umschlag aus Terpentinharz und Weizenmehl, der oben (17.3) zur Reifung von Schwellungen in der Ohrenregion beschrieben worden ist. Besser ist es aber mit einer Abkochung fetter Feigen. Koche auch ein Pistazienpflaster und wende es an. Ein anderes Pflaster ist das, welches »*meline* des Vespasian« genannt wird; es vermag nicht nur auf der Haut liegende, sondern auch in der Tiefe verborgene Abszesse zu lösen.

(7) Wenn du aber bemerkst, dass der Abszess allzu langsam aufbricht, ist er durch eine metasynkritische (s. o. S. 13) Latwerge zu fördern, die einen verborgenen Abszess aufbrechen kann, damit der eingeschlossene Eiter nicht durch langes Verweilen die inneren Organe schädigt, welche die Griechen *moria* nennen. Sie wird wie folgt zubereitet: Von fetten Feigen, Dost, Andorn, Weinraute, Gartenthymian, Wermut, Wurzeln und Samen des Tausendgüldenkrauts, Senf, Kardamom und der Hälfte einer Meerzwiebel gleiche Gewichtsanteile: Koche alle Kräuter in Wasser, nimm aus diesem Absud 2 Teile und 1 Teil Honig, koche dies, bis es die Konsistenz von Honig annimmt, und gib es (den Kranken) nüchtern entsprechend ihrer Kräfte, manchen 1, manchen 2 Esslöffel.

(8) Ein anderes Mittel: Wenn etwa in der Lunge ein Abszess sein sollte, so beschleunigt eine Räucherpastille, welche die Griechen *ypocapnistos* nennen, ein Aufbrechen des Abszesses, wenn sie nach der Maßgabe angewendet wird, die beim feuchten Husten beschrieben ist (s. o. 33.4).

(9) Nach dem Aufbrechen muss man Mittel anwenden, die schmutzige Geschwüre zu purgieren vermögen, also gib nüchtern Gerstengraupen- oder Dinkelsuppe mit maßvoll viel abgeschäumtem Honig zu trinken oder warme Ziegenmilch mit ausreichend Honig, oder mische 2 Teile frische Butter und 1 Teil abgeschäumten Honig in Eins und gib davon

uno commisces et exinde ieiunis coclearium unum dabis, aut ervi rubri pollinis coclearium I cum mulsa calida ieiunis dabis, et vario cibo nutries. (10) si vero in epate vel renibus fuerit ruptio facta, diureticas saepe memoratas potiones dabis id est quae per urinam purgare noverunt. et postquam bene fuerint ulcera depurgata, trigono trocisco in cicatricem duces. si vero in renibus vel in vesica fuerit ulcerationis causatio, diafysalidon trociscum dabis quem inferius in nefretica passione conscripsimus.

XXII. ad carbunculos

(1) carbunculi quos Graeci anthraces vocant efficiuntur ex influxione sanguinis calidissimi et nigri et crassioris substantiae. etenim membrum in quo validus talis influxerit sanguis, inuritur et ulceratum scaram facit. nascuntur in toto corpore, frequenter tamen musculosis in locis et membranosis.
(2) aliquando et appellatur a Graecis anthracion singulari genere nominatum, si quidem in ipso initio suae nativitatis veluti ex genere exanthematum in superficie cutis feratur. et in medio suae regionis nigri ut carbones efficiuntur, unde ipso nomine carbunculi vocantur. et cum augmento dierum creverint, quemadmodum intra formam suam basis, tamquam ex similitudine cauteris acuti calidi variolati, scaram ostendunt, et cum putredine ut saepe dixi efficiuntur.

(3) curatio autem optima ab initio cibi abstinentia sine ieiunio et requie corporis vel silentio incipere debet. et si grandes fuerint carbunculi, erunt aegroti in brachio flebotomandi, si tamen aetas aut tempus vel virium qualitas permiserit. et si ventrem non fecerit, clystere acriore evacuandus erit.

(4) ipsis vero carbunculis parvo sale diacartum medicamentum melli admixtum e moto tilto appones aut certe chloran quam appellant emmoton, et super lenticula cum ramis murtae siccae elixata et diligenter trita cum modico melle et pane infuso cataplasmabis, quod Graeci artofacion appellant.

1 Esslöffel nüchtern, oder gib 1 Esslöffel Mehl der roten Erve mit warmem Wasser-Mulsum nüchtern und ernähre mit abwechslungsreicher Kost.
(10) Wenn der Abszess aber in der Leber oder den Nieren aufbrechen sollte, dann gib die oft erwähnten Urin treibenden Getränke (s. etwa u. 44.13; 56.6), also diejenigen, die durch den Urin zu purgieren vermögen. Und wenn die Geschwüre gut purgiert sind, dann führe mit der Dreieckpastille eine Vernarbung herbei. Wenn aber in den Nieren oder der Blase die Ursache der Verschwärung sein sollte, dann gib die *dia fysalidon*-Pastille, die wir unten (45.5) beim Nierenleiden beschrieben haben.

22. Karbunkel

(1) Karbunkel, welche die Griechen *anthraces* nennen, entstehen durch Einfließen von Blut, das sehr warm, schwarz und von recht dicker Beschaffenheit ist. Ein Organ, in das solch ein kräftiges Blut eingedrungen ist, wird nämlich verbrannt und erzeugt geschwürigen Schorf. Karbunkel entstehen am gesamten Körper, häufig jedoch auf muskulösen Stellen und Haut.
(2) Manchmal wird ein Karbunkel von den Griechen auch *anthracion* genannt, das seinen Namen wegen seiner besonderen Beschaffenheit erhalten hat, wenn es jedenfalls gleich zu Anfang seiner Entstehung gleichsam aus der Art der Exantheme auf die Hautoberfläche getragen wird. In der Mitte der Region entsteht eine Art von schwarzen Kohlen, weshalb sie mit dem Namen Karbunkel bezeichnet werden. Und wenn sie mit zunehmender Zeitdauer gewachsen sind, dann zeigen sie innerhalb ihrer Basisgestalt wie nach der Ähnlichkeit mit einem spitzen Brenneisen Schorf und fangen an zu eitern, wie ich oft gesagt habe.
(3) Die beste Behandlung muss von Anfang an mit Fasten oder Nüchternheit, Erholung und Ruhe des Körpers beginnen. Und wenn die Karbunkel groß sein sollten, muss man die Kranken am Arm zur Ader lassen, zumindest wenn es Alter, Zeitpunkt oder Zustand der Kräfte zulassen, und wenn (der Kranke) keinen Stuhlgang haben sollte, dann muss mit einem recht scharfen Klistier abgeführt werden.
(4) Lege auf die Karbunkel selbst aber ein bisschen Salz, das Medikament *dia chartu,* dem Honig beigemischt wurde, mit Charpie auf oder wenigstens *chlora*, die sie *emmotos* nennen, und darüber einen Umschlag aus Linsen, die mit Zweigen getrockneter Myrte gekocht und mit maßvoll viel Honig und eingeweichtem Brot sorgfältig zerrieben wurden, was die Griechen *artofacion* nennen.

(5) sin vero erysipelatodes fuerint carbunculi id est cum rubore ut in vicinas partes sibi veluti ignis sacer ostendatur, plantagine aut coriandro aut intibo cum pane cataplasmabis bis in die et semel in nocte. tunc cum bene ulcus videris depurgatum, Musa trocisco uteris in vino mulso resoluto.

XXIII. ad reuma

(1) intellegitur reuma quotiens valida influxione humoris nullis praecedentibus causis subito intumuerit membrum. et appellatur a Graecis reumatice diathesis id est reumatica passio. contingit frequenter, maxime tamen in articulosis locis, ut exempli causa in genu aut in cubito aut iugulo aut maxilla cum aure usque ad tempora, aliquando etiam simul et faciem, ut etiam ingenti tumore subito oculi claudantur. aliquando usque ad guttur supra dictus tumor dilatatur, ut etiam thoracis partes invadat.

(2) in curationibus vero abstinentia cibi vel ieiunio et a vino abstinentia et sanguinis detractione per flebotomiam et ventris purgatione cathartico dato sive clystere evacuatione facta curabis, considerata primo ipsius laborantis aetate et tempore et regione, et ipsius reumatismi qualitate vel quantitate. ipsa vero loca quae patiuntur pane posca infuso et trito cataplasmabis et sanabis.

XXIV. ad ignem sacrum

(1) ignis sacer ab invadendo a Graecis erysipelas appellatur, si quidem vicina sibi loca invadendo possideat. et efficitur sub ingenti calore sanguinis et commixtione fellis flavi, quam Graeci xanthen cholen vocant. et est rubor flammeus in superficie cutis cum dolore et tumore. sin vero circa gulae partes fuerit natus, praefocationis periculum affert, cum in toto vultu inflaverit et a cervice usque ad thoracis partes fuerit dilatatus.

(5) Wenn die Karbunkel aber erysipelartig, also mit Rötung auftreten sollten, so dass sich in der Nachbarregion gleichsam Wundrose (s. u. 24) zeigt, dann mache einen Umschlag aus Wegerich oder Koriander oder Wegwarte mit Brot zweimal am Tag und einmal in der Nacht. Dann, wenn du siehst, dass das Geschwür gut purgiert ist, verwende die Pastille des Musa, die in Wein-Mulsum gelöst wird.

23. Rheuma

(1) Rheuma liegt dann vor, wenn durch sehr kräftiges Einströmen von Saft ohne vorhergehende Erkrankungen plötzlich ein Glied anschwillt. Und von den Griechen wird dies *reumatice diathesis,* also rheumatische Erkrankung, genannt. Sie tritt häufig auf, besonders aber in Gelenken, wie etwa im Knie oder Ellenbogen oder der Schlüsselbeinregion oder dem Kiefer mit Ohr bis zu den Schläfen, manchmal auch zugleich bis zum Gesicht, so dass auch mit gewaltiger Schwellung plötzlich die Augen verschlossen werden. Manchmal dehnt sich auch die eben genannte Schwellung bis zur Kehle aus und befällt auch Teile der Brust.
(2) Bei der Behandlung aber wirst du durch Fasten oder Nüchternheit heilen, durch Enthaltsamkeit von Wein, Aderlass, Purgierung des Unterleibs mit einem Abführmittel oder unter Durchführung der Entleerung mit einem Klistier, zuerst unter Beachtung des Alters der Kranken, des Zeitpunktes und des Ortes der Erkrankung sowie der Qualität und Quantität des Rheumatismus. Die leidenden Stellen selbst versehe mit einem Umschlag mit in Posca eingeweichtem und zerriebenem Brot und heile sie.

24. Wundrose

(1) Wundrose (»Heiliges Feuer«) wird wegen ihrer Invasivität von den Griechen Erysipel (*erysipelas*) genannt, wenn sie ihr benachbarte Regionen durch Invasion befällt. Und sie wird durch große Wärme des Blutes bewirkt aufgrund einer Vermischung mit gelber Galle, welche die Griechen *xanthe chole* nennen. Und es besteht eine flammenartige Rötung auf der Hautoberfläche zusammen mit Schmerz und Schwellung. Wenn die Wundrose aber in der Kehlenregion entstanden ist, bringt dies die Gefahr der Erstickung, weil sie dann insgesamt das Gesicht befällt und sich vom Hals bis zur Brustregion ausdehnt.

(2) in curationibus autem si grandis fuerit erysipelas, flebotomare oportet et secundam detractionem facere quam epafaeresin vocant, et si vires aegrotantis patiuntur ieiunium diurnis diebus imperare et a vino et omnibus carnibus abstinere. si autem flebotomiam minime adhibere potueris, acriore clystere ventrem evacuabis, aut catharticum quod flavum fel deponat dabis, ut sunt catapotia Galeni superius in passione capitis scripta.

(3) post haec et loca patientia plantaginis aut uvae lupinae suco inlines, aut lenticulatam herbam de stagnis virentibus colliges et cum modico aceto tritam impones, aut glaucium cum aqua solutum inlines, aut coriandro aut plantagine trito cum pane posca infuso bis in die et semel in nocte cataplasmabis: in hiberno autem viridi apio aut coliculi foliis similiter cum pane uteris, maxime si in articulosis locis fuerit erysipelas. novit enim tale cataplasma imminentem putredinem prohibere.

(4) aliud ad ignem sacrum. Cimoliae dr. III, glaucium dr. II, spumae argenti dr. I, croci dr. III, turis masculi dr. I cicutae suco colliges et trociscum informabis et in usum in posca frigida teres et inlines. aliquando etiam, ut loci qualitas vel ipsius membri postulaverit, aqua calida primo fomentabis et diligenter deterges, tunc paulo sursum a patiente loco carpodesmo ligabis et ubi nimius rubor fuerit, scarifationis levissimas laceraturas dabis, quas Graeci amychas vocant. et postquam videris cutem bene fuisse purgatam, spongia frigida posca expressa deterges et trociscum supra scriptum lines.

(5) alia vero die emplastrum diastrichnum appellatum impones: et conficitur sic. cerae dr. VI, spumae argenti dr. IV, cerussae dr. II, olei rosei lib. I, uvae lupinae dr. IX. hoc medicamentum facit et ad herpetas id est serpusculos.

(2) Bei der Behandlung aber muss man, wenn das Erysipel groß sein sollte, zur Ader lassen und einen zweiten Aderlass vornehmen, den sie *epafaeresis* nennen, und wenn es die Kräfte des Kranken zulassen, muss man tägliches Fasten und Enthaltsamkeit von Wein und Fleisch anordnen. Wenn du aber keinen Aderlass anwenden kannst, entleere den Unterleib mit einem recht scharfen Klistier oder gib ein Abführmittel, das gelbe Galle sedimentiert, wie etwa die Pillen des Galen, die oben (1.6) beim Leiden des Kopfs beschrieben sind.
(3) Bestreiche danach die leidenden Stellen mit dem Saft des Wegerichs oder Schwarzen Nachtschattens oder sammle vom Grüngürtel stehender Gewässer Entenflott und lege es mit maßvoll viel Essig zerrieben auf, oder streiche Hornmohn, der in Wasser gelöst ist, auf oder bringe einen Umschlag aus Koriander oder Wegerich auf, die mit in Posca eingeweichtem Brot zerrieben wurden, und zwar zweimal am Tag und einmal in der Nacht. Im Winter verwende aber grünen Eppich oder Kohlblätter in ähnlicher Weise zusammen mit Brot, besonders wenn das Erysipel in Gelenkregionen sein sollte. Ein solcher Umschlag vermag eine drohende Fäulnis zu verhindern.
(4) Ein anderes Mittel gegen das Erysipel: Sammle 3 Drachmen kimolische (Kreide), 2 Drachmen Hornmohn, 1 Drachme Bleiglätte, 3 Drachmen Safran, 1 Drachme männlichen Weihrauch mit dem Saft des Schierlings, forme eine Pastille, zerreibe sie zum Gebrauch in kalter Posca und streiche sie auf. Erwärme auch manchmal, wie es die Beschaffenheit der Stelle oder des betreffenden Gliedes erfordert, zuerst mit warmem Wasser und wische sorgfältig trocken, binde dann ein wenig oberhalb der leidenden Stelle mit einem Handgelenksband ab und setze kleine Einschnitte, welche die Griechen *amychae* nennen, wo die Rötung allzu stark sein sollte. Und wenn du gesehen hast, dass die Haut gut purgiert ist, dann wische mit einem in kalter Posca ausgedrückten Schwamm ab und streiche mit der eben beschriebenen Pastille ein.
(5) Lege am darauf folgenden Tag das *dia strychnu* genannte Pflaster auf: und es wird so bereitet: 6 Drachmen Wachs, 4 Drachmen Bleiglätte, 2 Drachmen Bleiweiß, 1 Pfund Rosenöl, 9 Drachmen Schwarzer Nachtschatten. Dieses Medikament wirkt auch gegen *herpetes*, also kriechende Geschwüre.

XXV. ad araneas

(1) araneas Graeci a serpendo quod herpin dicunt herpetas dicunt, nos vero similiter Latino sermone sicut supra diximus a serpendo serpusculos nominamus. et efficitur sub ingenti acredine ac calore fellis cum pustularum superinsurrectione. est et aliud genus herpetis, quem Graeci cenchrias vocant, si quidem in superficie cutis pustulas minutas milio similes ostendit: quam Latini vulgo araneam verrinam vocant.

(2) in curationibus autem similiter ut erysipelata superius curabis.

XXVI. ad scrofas

(1) scrofas Graeci chiriadas vocant duritias rotundo schemate natas et nervis atque arteriis venis et musculosis membris connaturatione infixas, quod Graeci catasynfysin vocant. et cum glandulosis in locis in utraque gutturis parte fuerint natae, sicuti sues feminae turgida colla cum dolore ostendunt, unde ipso nomine scrofae vocantur. et sunt curatione difficiles. nascuntur in cacochymis corporibus id est mala humore possessis.

(2) est iterum aliud genus scrofarum minime adhaerentes sed magis sub cute natantes et plurima natione pullulantes sicut genus porcorum, unde iterum scrofae nomen acceperunt. nascuntur ut supra dictum est glandulosis in locis, ut in gutture vel sub ala aut in inguine, et sunt sive chirurgia sive medicamentis curatione faciles.

(3) propter ea curationis tempore dialon medicamentum inferius suo loco conscriptum appones. novit enim scrofas solvere et in humore purulento conversas per poros cutis desiccare. aut certe meline Vespasiani appellatum appones, et cum videris supra dictas scrofas in saniolam converti, chirurgia uteris et secundum rationem curabis, quod Graeci cata logon vocant.

25. Herpes

(1) (Das lateinische Wort) *aranea* bezeichnen die Griechen aufgrund des Kriechens, das sie *herpin* nennen, als *herpetes*. Wir aber nennen in ähnlicher Weise auf Lateinisch, wie eben gesagt, *aranea* aufgrund des Kriechens *serpusculi*. Und sie treten auf bei großer Schärfe und Wärme der Galle mit erhabenen Pusteln. Es gibt auch eine andere Art von Herpes, den die Griechen *cenchrias* nennen, wenn er jedenfalls auf der Hautoberfläche kleine, der Hirse ähnliche Pusteln aufweist. Diesen nennen die Lateiner gewöhnlich Eberherpes.
(2) Bei der Behandlung behandle ihn aber ähnlich wie oben (24) das Erysipel.

26. Skrofeln

(1) Skrofeln nennen die Griechen *chiriades*, nämlich Verhärtungen, die in runder Form entstehen und Nerven, Arterien, Venen und muskulösen Gliedern durch Verwachsung angeheftet sind, was die Griechen *cata synfysin* nennen. Und weil sie an drüsenreichen Stellen auf beiden Seiten des Halses entstehen, so wie die weiblichen Schweine schmerzhafte Halsschwellungen haben, werden sie deshalb gerade mit dem Namen *scrofa* (Mutterschwein) bezeichnet. Und sie sind schwierig zu heilen. Sie entstehen in kakochymen Körpern, also in solchen, die von schlechtem Saft besetzt sind.
(2) Es gibt wieder eine andere Art von Skrofeln, die wenig anhaftet, sondern sich mehr unter der Haut hin- und herbewegt und in zahlreichen Scharen hervorsprosst wie das Geschlecht der Schweine, woher sie wieder den Namen Skrofeln erhalten haben. Sie entstehen, wie eben gesagt, an drüsenreichen Stellen, wie am Hals oder unter der Achsel oder in der Leistenregion und sie sind durch chirurgischen Eingriff oder auch Medikamente leicht zu heilen.
(3) Lege deshalb zum Zeitpunkt der Behandlung das Medikament *di alon* auf, das unten an seinem Ort beschrieben ist (trifft nicht zu). Es kann nämlich Skrofeln lösen und solche, die sich in eitrigen Saft umgewandelt haben, durch die Poren der Haut austrocknen. Oder lege wenigstens das »*meline* des Vespasian« genannte Mittel auf (s. o. 21.6), und wenn du siehst, dass sich die eben genannten Skrofeln in Eiter umwandeln, dann wende Chirurgie an und behandle systematisch, was die Griechen *cata logon* nennen.

XXVII. ad steatomata

(1) steatomata dicuntur durities in similitudinem scrofarum emergentes paulo potiores et molliores, quae cum digito fuerint impressae cedunt et resurgunt, adipis callosi qualitatem intra se continentes. unde ipso nomine steatomata vocantur. nam Graeci adipem stear dicunt. nascuntur frequenter in articulosis et nervosis locis vel musculosis et cartilaginosis. et similiter ut scrofae curantur.

XXVIII. ad aurium dolorem

(1) aurium dolores efficiuntur ex antecedenti perfrictione ex frigido vento flante aut ex lavacris frigidis aut aqua in ipsa caverna auditoria irruenti. aut ex tumore membranae supra dictae auditoriae cavernae aut saniola fluenti aut ventositate inclusa tumorem faciente aut sordiculae vel purgamentorum obtrusione facta, cum exitum minime habuerit supra dicta ventositas, dolores efficiuntur.

(2) curationis autem tempore in ipso initio doloris aliqua ex praedictis ad dolorem capitis superius scripta extrinsecus adhiberi sumenda mandamus, ea vero quae proprie in ipsis cavernis instillantur nunc dicemus.

(3) ad dolorem aurium. gesentera id est vermiculos de arrugia aut araneas aut asellos quos Graeci oniscos dicunt – nascuntur in humectis locis hominum tactum fugientes ita ut se in spaerulas plicando convertant – in oleo coques et auribus infundes, et super vaporabis marsupio id est sacculo torrido sale repleto, et iterum tepefactum medicamentum infundes, et lana munda ac molli ipsas cavernas blande obtrudes.

(4) aliud tumoribus conveniens. adipis anserini aut gallinacei partes II, olei amygdalini ex amaris amygdalis expressi partem I in uno commisces et tepefactum instillabis, praevaporatis partibus spongiis calidissimis ex aqua calida expressis atque alterna mutatione appositis. et postquam stillaveris, iterum super competenter vaporabis et molli lana sicuti supra

27. Steatome

(1) Steatome heißen Verhärtungen, die nach Art der Skrofeln emportreten, ein wenig mehr und weicher, und wenn sie mit dem Finger eingedrückt werden, zurückgehen und sich wieder erheben und die Beschaffenheit schwieligen Fettes besitzen. Daher werden sie mit ihrem Namen Steatome genannt. Die Griechen bezeichnen Fett nämlich als *stear*. Steatome entstehen häufig an gelenkigen und sehnigen oder muskulösen und knorpeligen Stellen. Und sie werden ähnlich wie die Skrofeln behandelt.

28. Ohrenschmerz

(1) Schmerzen der Ohren entstehen aufgrund einer vorausgehenden Erkältung durch kalten Wind, kalte Bäder oder Wasser, das in den Gehörgang eindringt. Oder Schmerzen entstehen durch eine Schwellung der Membran des eben genannten Gehörgangs, durch ausfließendes Sekret oder eine eingeschlossene Luftansammlung, die eine Schwellung verursacht, oder durch einen Verschluss mit Verschmutzungen oder Purgiermitteln, da dann die eben genannte Luftansammlung keinen Ausgang findet.
(2) Zum Zeitpunkt der Behandlung aber empfehlen wir gleich zu Beginn der Schmerzen einige der vorher genannten Mittel, die oben (1) gegen Kopfschmerzen beschrieben wurden und zur äußerlichen Anwendung bestimmt waren, einzusetzen. Wir wollen jetzt aber jene Mittel nennen, die vornehmlich in Hohlräume eingeträufelt werden.
(3) Bei Ohrenschmerzen: Koche *entera ges*, also Regenwürmer oder Spinnen oder Asseln, welche die Griechen *onisci* nennen – letztere entstehen an feuchten Orten und meiden die Berührung durch den Menschen dadurch, dass sie sich zu Kügelchen einrollen –, in Öl, träufle es in die Ohren und erwärme darüber mit einem *marsupium*, also einem mit geröstetem Salz gefüllten Säckchen; träufle dann wieder das (eben genannte) warme Medikament ein, und verschließe den Gehörgang behutsam mit sauberer weicher Wolle.
(4) Ein anderes Mittel, das bei Schwellungen nützt: Mische 2 Teile Gänse- oder Hühnerfett, 1 Teil Mandelöl, das aus bitteren Mandeln ausgepresst wurde, in Eins, mache es warm und träufle es ein, nachdem die Region zuvor mit sehr warmen Schwämmen, die in warmem Wasser ausgedrückt und häufig gewechselt und aufgelegt wurden, gewärmt worden ist. Nach dem Einträufeln erwärme wieder in angemessener Weise und bedecke

diximus patientia loca tutabis. oportet aegrotum inani masticatione os commovere et sic medicamentum in auribus accipere.

(5) item aliud diatessaron appellatum faciens ad tumores aurium, quos Graeci flegmones vocant: mel optimum, ysopi Attici sucum, nardinum unguentum et amygdalinum pari pondere. uteris sicut supra. si vero incendiosus fuerit doloris sensus, et magis tempore aestatis et in aetate ferventi, acetum rosaceo admixtum infundes.

(6) aliud ad tinnitus et ad obtrusiones, quas Graeci enfraxis vocant, et ad difficiles auditus et ad initia surditatis. nitrum et afronitrum aequali modo commisces et cum aceto acri et oleo veteri tepefactis infundes.

(7) <item> ad vermiculos aurium forinsecus educendos. centauriae viridis aut marrubii aut absinthii viridis sucus infusus excludit vermiculos.

(8) ad sordes aurium. nitrum aceto resolutum cum calida aqua per auliscum oticum inicies et deterges et sic iterum instillabis.

(9) ad aures saniola fluentes et humecta quoque universa trociscus Herae appellatus. recipit autem murrae, croci dr. singulas, aluminis scissi dr. XII. colliges et uteris aliquando ex aceto aliquando ex vino austero.

(10) ad tinnitus aurium et difficiles auditus. oleum rafaninum cum aceto et nitro in uno commisces et fervefactis uteris.
(11) aliud ad difficiles auditus et surditati conveniens. ellebori albi dr. I, afronitri dr. I s, castorei scrip. I s, aceti acrioris quod suffecerit.

(12) ad difficiles auditus ex aegritudine natos. leporis fel et lac mulieris et mel optimum, omnia tria in uno consolves et tepefacta instillabis.

(13) aliud diatessaron appellatum, id est de quattuor, adversus tumores et dolores et ulcerationi conveniens. resinae terebintinae, butyri, adipis gallinacei, olei amygdalini, omnium quattuor paria pondera in uno consolves et uteris.
(14) alia auricularis sive ut Graeci otice adversus dolores et ulcera et veteres aurium passiones. recipit opii, castorei, aloes dr. singulas, croci dr. II, murrae, lycii Indici dr. singulas semis. bene conteres et melle colliges, et

die schmerzenden Stellen mit weicher Wolle, wie oben (28.3) gesagt. Der Kranke muss Kaubewegungen durchführen, ohne zu kauen, und so das Medikament in die Ohren befördern.

(5) Ebenso ein anderes Mittel, das *dia tessaron* heißt und gegen Ohrenschwellungen wirkt, welche die Griechen *phlegmone* nennen: Bester Honig, Saft des attischen Ysop, Narden- und Mandelsalbe zu gleichen Gewichten. Wende es an, wie eben (gesagt). Wenn es aber ein entzündliches Schmerzgefühl sein sollte, besonders im Sommer und im blühenden Alter, dann träufle eine Essig-Rosenöl-Mischung ein.

(6) Ein anderes Mittel gegen Tinnitus und Verstopfungen, welche die Griechen *enfraxis* nennen, und gegen Schwerhörigkeit und beginnende Taubheit: Mische Soda und Sodaschaum in gleichen Mengen zusammen und träufle es mit warmem Essig und altem Öl ein.

(7) Ebenso ein Mittel, um Ohrwürmer nach außen zu bringen: Eingeträufelter Saft von grünem Tausendgüldenkraut oder Andorn oder grünem Wermut entfernt Würmer.

(8) Gegen Verschmutzung der Ohren: Bringe Soda in Essig gelöst mit warmem Wasser durch eine Kanüle ein, wische sie ab und träufle wieder so ein.

(9) Beim Fließen von Ohrensekret und auch allem Feuchten die Pastille des Heras: Man nimmt je 1 Drachme Myrte und Safran und 12 Drachmen Spaltalaun. Sammle es und verwende es bald mit Essig, bald mit herbem Wein.

(10) Gegen Tinnitus und Schwerhörigkeit: Mische Rettichöl mit Essig und Soda in Eins, koche es und wende es an.

(11) Ein anderes Mittel gegen Schwerhörigkeit und bei Taubheit: 1 Drachme Weißer Germer, 1½ Drachmen Sodaschaum, 1½ Skripel Bibergeil und ausreichend recht scharfer Essig.

(12) Gegen krankheitsverursachte Schwerhörigkeit: Hasengalle, Frauenmilch und bester Honig. Mische alle drei Bestandteile in Eins, mache sie warm und träufle sie ein.

(13) Ein anderes *dia-tessaron*-Mittel, also aus vier Bestandteilen (s. o. 28.5), das gegen Schwellungen, Schmerzen und bei Geschwüren geeignet ist: Mische Terpentinharz, Butter, Hühnerfett, Mandelöl, von allen vier Bestandteilen gleiche Gewichtsanteile in Eins und wende es an.

(14) Ein anderes Ohrenmittel – oder, wie die Griechen sagen, *otice* – gegen Schmerzen, Geschwüre und chronische Ohrenleiden: Man nimmt je 1 Drachme Opium, Bibergeil und Aloe, 2 Drachmen Safran und 1½ Drachmen Myrrhe und eingedickten Akazienwurzelsaft. Zerreibe es

in usum accipies ex ipso medicamento modicum resolutum passo. ex oleo roseo stillabis et lana marina aut purpura loca tutabis. aliqui lacte resolvunt muliebri. ad difficiles vero auditus et tinnitus multi temporis cum aceto salito infundes, quod Graeci oxalmen vocant. et cum oleo rafanino et aceto uteris.

XXIX. ad oculorum passiones

(1) Hippocrates in Aforismis sic ait: oculorum dolores meracae potiones aut lavacrum aut vaporatio aut flebotomia aut catharticum datum quod farmacian appellant solvit. sed omnia haec quinque secundum expositionem Magni iatrosophistae supra memoratus senior Hippocrates cum discretione adhibere praecipit, et si fuerit dolor ex plenitudine sanguinis, flebotomia aut cathartico detractione facta curare, sin vero ex siccitate fuerit dolor, lavacro et vaporatione humectatos sanare, sin vero ex perfrictione et humectatione fuerit dolor, meraca potione calefactos mederi. vinum namque calefacit et desiccat. secundum varia tempora passionum omnia adhiberi praecepta sunt. in ipsis initiis abstinentiam cibi vel ieiunium oportet imperare, in augmento vero tertia vel quarta die flebotomia vel cathartico operari, declinatione vero facta, lavacro uti. haec sunt quae secundum Aforismos id est definitionis eloquentiam oculorum doloribus posita esse noscuntur.

(2) nunc vero qualiter proprie ipsis oculis passiones contingant scribamus. aliquando cum ingenti fervore dolores efficiuntur, aliquando cum perfrictione et torpore sensus, quem Graeci narcen tes esteseos vocant, aliquando cum tumore et aliquando sine tumore, aliquando cum largo reumatismi cursu et aliquando cum gravedine et dolore, aliquando autem praeter ipsa.

(3) in curationibus vero si modica et fervida fuerit oculorum perturbatio, posca tepida fomentabis. si vero ex perfrictione fuerit perturbatio,

gut und sammle es mit Honig und nimm für den Gebrauch von diesem Medikament selbst wenig und löse es in Passum. Träufle es mit Rosenöl ein und bedecke die Stellen mit stachel- oder purpurschneckenroter Wolle. Manche lösen das Mittel in Frauenmilch. Gegen Schwerhörigkeit und langdauerndes Ohrenklingen gieße es mit Salzessig ein, den die Griechen *oxalme* nennen. Wende es auch mit Rettichöl und Essig an.

29. Augenleiden

(1) Hippokrates spricht in den *Aphorismen* so: Die Leiden der Augen beseitigen unvermischte Getränke, ein Bad, eine Erwärmung, Aderlass oder ein Abführmittel, das sie *farmacia* nennen. Aber alle diese fünf Möglichkeiten seien nach Anweisung des Iatrosophisten Magnus, so lehrt der eben erwähnte alte Hippokrates, mit Unterscheidung anzuwenden: Wenn der Schmerz durch eine Überfülle des Blutes verursacht werde, sei (der Kranke) durch Aderlass oder ein Abführmittel im Anschluss an den Blutentzug zu behandeln; wenn aber der Schmerz durch Trockenheit verursacht werde, sei (er) durch ein Bad und nach der Befeuchtung durch das Bad mit einer Erwärmung zu heilen; wenn der Schmerz aber durch Erkältung und Befeuchtung verursacht werde, seien die Kranken zu erwärmen und durch ein unvermischtes Getränk zu heilen. Wein erwärmt nämlich und trocknet. Entsprechend der verschiedenen Stadien der Erkrankungen gibt es für alle anzuwendenden Maßnahmen Vorschriften: Gleich zu Anfang muss man Fasten oder Nüchternheit anordnen, im Stadium der Zunahme aber am 3. oder 4. Tag muss man durch Aderlass oder ein Abführmittel behandeln, im Stadium der Abnahme aber muss man ein Bad anwenden. Dies sind die Vorschriften, die nach den Aphorismen, also einer prägnanten Definition, bekanntlich für die Schmerzen der Augen festgesetzt sind.
(2) Nun aber wollen wir schreiben, welche speziellen Leiden den Augen zustoßen: Zum einen treten Schmerzen mit großem Brennen auf, zum anderen mit Erkältung und Gefühllosigkeit, was die Griechen *narce tes esteseos* nennen, manchmal mit, manchmal ohne Schwellung, manchmal mit reichlichem Augenfluss, manchmal mit Schweregefühl und Schmerz, manchmal aber auch ohne diese.
(3) Bei der Behandlung aber erwärme mit warmer Posca, wenn der Affekt der Augen mit mäßigem Brennen wüten sollte. Sollte er aber auf einer Verkühlung beruhen, dann erwärme in ständigem Wechsel mit Schwäm-

penicillis prius calidis ex vino mixto albo alterna mutatione vaporabis. sin vero maior fuerit dolor cum ingenti tumore et gravedine, et si in fronte plenae ac distentae apparuerint venae, detractio sanguinis per flebotomiam fieri oportet, si tamen alii humores non impedierint augmento facto per aliquam obtrusionem interioris membri. quod si hoc contigerit, cathartico dato ventrem purgabis.

(4) utendum etiam in ipsis oculis liquidis infusionibus ex faeni Graeci suco lenius confectis. bene autem fit si faenum Graecum aqua dulci primo lavetur, ut terrosa careat qualitate. et postquam fuerit lotum modicum coques, ut omnem acredinem ex se demittat, et secunda aqua iterum coques defusa priori. et cum videris sucum venire in similitudinem vini, liquabis et uteris. etenim tumores digerit et sordida quaeque depurgat et humorem asperum lenificat.

(5) utile est etiam et ovi album et tenue tepefactum iugiter infundere, et lac muliebre. est namque bonus humor lac quod Graeci euchymon vocant, et valet e contrario acredinem mali humoris obdulcare: sic enim omnia contraria contrariis sibi rebus curantur. sed oportet primo sine ulla oppressione egestiones sive pituitas oculorum, quas Graeci lemas vocant, molli penicillo detrahere ex aqua calida expresso et diligenter vaporare. et si cum omnibus fuerit capitis gravedo, cucurbitam occipitio praeraso figens addita scarifatione competentem sanguinem detrahes.

(6) cataplasma faciens ad tumorem oculorum et chemosis et proptosis. appellatur autem chemosis quotiens in ipsa ceratoide tunica apparuerit rubicundus et carnosus tumor, proptosis vero est oculorum ex nimio tumore prominens casus, ut etiam difficile palpebris contegantur. recipit autem castorei et croci dr. singulas, opii obolum unum aut II, ovorum assorum vitella V, panis mundi micarum dr. III. cum dulcore et modico rosaceo colliges et cataplasmabis.

(7) utendum etiam et fomento ex decoctione meliloti et rosae siccae: partes singulas mittes et faeni Graeci dimidiam partem, decoques in aqua et

men, die zuvor in mit Eiklar vermischtem Wein erwärmt wurden. Wenn der Schmerz aber stärker sein sollte mit starker Schwellung und Schweregefühl und wenn die Stirnvenen prall gefüllt sind und hervortreten, dann muss ein Blutentzug durch Aderlass erfolgen, sofern jedenfalls andere Säfte nicht daran hindern sollten und das Stadium der Zunahme durch Verstopfung eines inneren Organs zustande gekommen ist. Wenn dies zutrifft, dann purgiere den Unterleib durch Gabe eines Abführmittels.

(4) Auch muss man speziell bei den Augen flüssige Infusionen aus dem Schleim des Bockshornkleesamens, die recht mild zubereitet sind, verwenden. Gut aber ist es, wenn der Bockshornkleesamen erst mit Süßwasser gewaschen wird, dass er seine erdige Beschaffenheit verliert. Und wenn er gewaschen ist, koche ihn mäßig, dass er alle Schärfe aus sich abgibt und koche ihn erneut mit einem zweiten Wasseransatz, nachdem der vorige abgegossen wurde. Und wenn du siehst, dass der Schleim die Ähnlichkeit von Wein bekommt, dann verflüssige ihn und wende ihn an. Er zerteilt nämlich Schwellungen, purgiert alles Schmutzige und mildert scharfen Saft.

(5) Nützlich ist es auch, dünnes Eiklar, das erwärmt wurde, fortwährend einzuträufeln, ebenso Frauenmilch. Milch ist nämlich ein guter Saft, was die Griechen *euchymos* nennen, und sie vermag durch Gegensätzlichkeit die Schärfe des schlechten Saftes abzuschwächen; so wird alles Gegensätzliche durch Gegensätzliches behandelt (s. o. S. 14). Zuerst muss man aber ohne jede Gewalt die Entleerungen oder schleimigen Ausflüsse der Augen, welche die Griechen *leme* nennen, mit einem weichen Schwamm, der in warmem Wasser ausgedrückt wurde, entfernen und dann sorgfältig erwärmen. Und wenn trotz Anwendung aller Mittel eine Schwere des Kopfs bestehen sollte, dann hefte einen Schröpfkopf auf den vorher geschorenen und geritzten Hinterkopf und entziehe ausreichend Blut.

(6) Ein Umschlag gegen Schwellung der Augen, *chemosis* und *proptosis*. Als *chemosis* aber wird bezeichnet, wenn sich auf der Hornhaut selbst eine hochrote und fleischähnliche Schwellung zeigt, *proptosis* aber ist ein Vorfall der Augen aufgrund einer übermäßigen Schwellung, so dass die Augen nur schwer mit den Augenlidern bedeckt werden. Man nimmt aber je 1 Drachme Bibergeil und Safran, 1 oder 2 Obolen Opium, 5 gekochte Eidotter, 3 Drachmen saubere Brotkrumen. Sammle es mit Süßteig und maßvoll viel Rosenöl und mache einen Umschlag.

(7) Verwenden muss man auch ein Erwärmungsmittel aus einem Absud von Steinklee und getrockneten Rosenblütenblättern: Gib die einzelnen Bestandteile in Wasser und halb so viel Bockshornklee, koche es ab und

fomentabis. facit ad reumatismum et ad minorem lippitudinem. aliquando ex ipsa calida penicillo expresso vaporabis.

(8) nec non etiam et collyrio Libiano uteris. facit ad tumorem oculorum et chemosis et proptosis, et minutis vesiculis, et sordida ulcera depurgat et concava supplet aquatius infusum. convenit et doloribus et superadustionibus et diruptionibus et stafylomatibus. bothria etiam ulcera id est fossulas et hypopyos oculos sanat. ulcera etiam difficile in cicatricem venientia, quae dysapulota vocant, optime in cicatricem ducit, et minores cicatrices cum aqua inunctum detergit. et facit aliquando cum ovo et lacte, aliquando cum ovo et faeni Graeci suco, aliquando cum aqua ut supra diximus inunguitur. recipit autem cadmiae combustae et lotae, cerussae tritae et in testa nova assatae et diligenter lotae dr. octonas, amyli recentis, stibeos combusti dr. senas, plumbi combusti et loti, pomfolygis lotae, draganti, ges asteros tritae assatae et lotae, cummi candidi omnium specierum quinque dr. quaternas, murrae bonae, opii dr. singulas. aqua imbrili id est caelesti colligitur.

(9) collyrium apocrusticum Hermolaou staticon appellatum faciens inter initia ad reumata repellenda et desiccanda et ad alia multa. cadmiae crudae et lotae, murrae, aloes, croci, omnium iv dr. octonas, aeris usti et opii dr. quaternas, acaciae rufae et cummi dr. vicenas, aquae caelestis quod suffecerit.

(10) collyrium dia rodon de septuaginta duabus, quod Graeci diebdomecontadyo appellant, si quidem in ponderibus ut supra dictum est sive in rosa seu in aliis speciebus LXX et II drachmis concludatur. facit ad xeropthalmiam id est siccam lippitudinem et ad pruritum maiorum angulorum, etiam et cicatrices blande detergit. recipit autem cadmiae crudae et cummi dr. quaternas, croci dr. VI, murrae et spicae Indicae dr. quaternas, stibeos et opii dr. quaternas, rosae viridis foliorum dr. LXXII. aqua imbrili colligitur.

erwärme damit. Es hilft gegen Augenfluss und schwachen Schleimfluss. Erwärme manchmal auch mit einem in warmem Wasser ausgedrückten Schwamm.

(8) Verwende auch das *collyrium Libianum*. Es wirkt bei Schwellung der Augen, *chemosis* und *proptosis;* nach Verringerung der Bläschen purgiert es, in verdünnter Form eingebracht, auch schmutzige Geschwüre gut und füllt konkave Defekte auf. Es eignet sich auch bei Schmerzen, Verbrennungen, Rupturen und Staphylomen. Auch tief liegende Geschwüre, also Grübchen, sowie vereiterte Augen heilt es. Auch Geschwüre, die schwer zur Vernarbung kommen und die sie *dysapulota* nennen, bringt es bestens zur Vernarbung und beseitigt kleinere Narben, wenn es mit Wasser aufgestrichen wird. Und manchmal wirkt es mit Ei und Milch, manchmal mit Ei und Bockshornkleeschleim, manchmal wird es, wie erwähnt, mit Wasser aufgestrichen. Man nimmt aber je 8 Drachmen gebrannten und gewaschenen Galmei, zerriebenes, in einer neuen Schale gebranntes und sorgfältig gewaschenes Bleiweiß, je 6 Drachmen frische Stärke und gebranntes Antimon, dann gebranntes und gewaschenes Blei, gewaschener Hüttenrauch, Tragant, zerriebene, gebrannte und gewaschene samische Erde, weißen Gummi, von allen fünf Sorten je 4 Drachmen sowie je 1 Drachme gute Myrrhe und Opium. Es wird mit Regenwasser gesammelt.

(9) Das zurücktreibende, *statikon* des Hermolaos genannte *collyrium* des Hermolaos, das zu Beginn wirkt, um Augenflüsse zurückzudrängen und auszutrocknen, und gegen vieles andere: roher und gewaschener Galmei, Myrrhe, Aloe und Safran, von allen vier je 8 Drachmen, gebranntes Kupfer und Opium je 4 Drachmen, Gummiarabikum und Gummi je 20 Drachmen und ausreichend Regenwasser.

(10) Das *collyrium dia rodon* aus 72 Bestandteilen, das die Griechen *di ebdomekontadyo* nennen, wenn es jedenfalls in den Gewichtsanteilen, wie eben genannt, sei es an Rosen, sei es in anderen Bestandteilen, 72 Drachmen umfasst. Es wirkt gegen *xerophthalmia*, also trockene Augen (s. u. 29.21) und gegen Jucken der größeren Augenwinkel und es entfernt auch vorsichtig Narben. Man nimmt aber rohen Galmei und Gummi je 4 Drachmen, 6 Drachmen Safran, dann Myrrhe und indische Narde je 4 Drachmen, dann Grauspießglanz und Opium je 4 Drachmen sowie 72 Drachmen Blätter der grünen Rose. Es wird mit Regenwasser gesammelt.

(11) collyrium dialibanum faciens ad supplenda in oculis ulcera concava. recipit turis masculi et cadmiae lotae dr. quaternas, opii dr. VI, draganti dr. II, cummi dr. octo, aquae imbrilis quod sufficit.

(12) aliqui vero in hac collyrii confectione colorem album affectantes cerussam minime comburunt, ignorantes quia si igne caruerit, lanuginositate[m] quam in se detinet [habens], sordidat ulcera potius quam depurgat. *(Text nach Fischer 2012, 181.)*

(13) collyrium Zoïli nardinum a Graecis appellatur, conveniens vetustissimis oculorum passionibus. facit ad reuma tenue diuturni temporis et debilitatem oculorum mirifice confortat. recipit cadmiae botryitidis lotae et aeris usti loti dr. denas senas, cummi albi, acaciae, stibeos dr. quadragenas, murrae, croci, castorii, folii, opii, chalciteos semiassae dr. binas, aloes et spicae Indicae dr. singulas, cerussae torrefactae et lotae dr. VIII, aquae imbrilis quod suffecerit.

(14) cataplasma conveniens oculis ulceratis et tumentibus et proptosi periclitantibus et iugiter dolentibus. melilotum Atticum tunsum et in passo coctum teres diligenter et supermittes ovi assi vitellum I et acaciae nigellae modicum, et cataplasmabis leviter. aliqui et opium.

(15) anacollema ad reuma. crocomagma, opium, rosam siccam, acaciam ex aequali modo acri aceto teres. cum inpinguaverit, inlines frontem.

(16) collyrium cycnos a Graecis appellatum. facit ad ulcera universa et bothrion dolores etiam mitigat et hypopya sanat. recipit cadmiae combustae et lotae dr. XXXII, cerussae combustae et lotae dr. XVI, amyli recentis, opii, draganti, omnium trium dr. octonas, acaciae suci et cummi dr. quaternas, aquae imbrilis quod sufficit.

(17) ad trachomata id est asperitates palpebrarum et ad sycosin, quam nos ficitatem dicimus, siquidem similis granis fici in palpebris versatis asperitas reperiatur. in curationibus vero pumice aut osso sepiae molli hoc est detracto cortice, et diligenter formato versatoque palpebro, easdem

(11) Das *dia-libanum-collyrium*, wirksam zum Auffüllen konkaver Geschwüre in den Augen: Man nimmt männlichen Weihrauch und Galmei je 4 Drachmen, 6 Drachmen Opium, 2 Drachmen Tragant, 8 Drachmen Gummi und ausreichend Regenwasser.
(12) Manche aber brennen bei der Zubereitung dieses *collyrium*, um eine weiße Farbe zu erreichen, das Bleiweiß nur wenig, ohne zu wissen, dass es ungebrannt durch seine ihm eigene wollige Beschaffenheit die Geschwüre eher verschmutzt als purgiert.
(13) Das *collyrium* des Zoïlus, von den Griechen als *nardinum* bezeichnet, ist geeignet für sehr langdauernde Leiden der Augen; es wirkt gegen dünnen und langdauernden Augenfluss und stärkt bei Augenschwäche auf wunderbare Weise: Man nimmt vom gewaschenen traubenförmigen Galmei und gewaschenen gebrannten Kupfer je 6 Drachmen, von weißem Gummi, Akaziengummi und Grauspießglanz je 40 Drachmen, von Myrrhe, Safranblättern, Bibergeil, Opium, halbgebranntem Kupferkies je 2 Drachmen, von Aloe und indischer Narde je 1 Drachme sowie 8 Drachmen geröstetes und gewaschenes Bleiweiß und ausreichend Regenwasser.
(14) Ein Umschlag gut für geschwülstig gewordene und für geschwollene Augen, für an Augenvorfall und an fortwährenden Schmerzen Leidende: Zerreibe sorgfältig zerstoßenen und in Passum gekochten attischen Steinklee, gib dazu 1 gekochtes Eidotter und wenig Akaziengummi und mache einen lockeren Umschlag. Manche (fügen) auch Opium (hinzu).
(15) Ein Klebepflaster gegen Augenfluss: Zerreibe mit scharfem Essig in gleichen Mengen Bodensatz des Safranöls, Opium, getrocknete Rosenblätter und Akaziengummi. Wenn es fett geworden ist, streiche es auf die Stirn.
(16) Das *collyrium*, das von den Griechen *cycnos* (Schwan) genannt wird; es hilft bei allen Geschwüren, lindert auch die Schmerzen bei tiefen Geschwüren und heilt vereiterte Augen: Man nimmt 32 Drachmen gebrannten und gewaschenen Galmei, 16 Drachmen gebranntes und gewaschenes Bleiweiß, dann frische Stärke, Opium, Tragant, von allen dreien je 8 Drachmen sowie Akaziensaft und Gummi je 4 Drachmen und ausreichend Regenwasser.
(17) Gegen Trachome, also Rauigkeiten der Augenlider, und gegen *sycosis*, die wir *ficitas* (Feigigkeit) nennen, wenn eine Rauigkeit vorliegt, die ähnlich Feigenkörnern (heute: Gerstenkörnern) ist, die sich in den Augenlidern befinden. Bei der Behandlung aber reibe mit einem Bimsstein oder weichem Tintenfischschulp, also nach Abziehen der Haut, nach sorgfältiger Formung und Wendung der Augenlider eben diese Rauig-

asperitates sufficienter fricabis donec sanguinentur, tunc penicillo posca frigida expresso diligenter deterges vel desiccabis. post haec et collyrio trachomatico uteris, quod appellant paedicon id est puerile, siquidem et infantibus conveniat. ad reuma et trachomata bene facit, si cum aqua resolves et crassius sub palpebro inungues sive sub ciliis, quod Graeci ex hypoboles vocant. miraberis hoc factum. recipit autem cadmiae purgatae dr. XXIII, chalciteos combustae donec rubea efficiatur dr. XXII, opii et aeris usti dr. IV, cummi dr. X, aquae caelestis quod suffecerit.

(18) ad eos quibus calx viva in oculis ceciderit. quoniam si aqua foveas magis incenduntur, ideoque oleum rosaceum cum ovi albo et tenui commisces et oculis iugiter infundes. dehinc post unum vel duos dies Libiano collyrio, si forte aliquid laesum erit, in cicatricem duces, et miraberis hoc factum.

(19) collyrium dia leucoïu appellatum, id est de viola, confectione facillima facit ad albores et cicatrices extenuandas. recipit violae hortinae floris viridis, cummi albi dr. octonas, Ammoniaci dr. IV. teres cummi et Ammoniacum prae manibus habebis, tunc flores virides pensabis et teres diligenter, et supermittes supra dictas species, et iterum simul teres ut sibi bene counentur, et facies collyria. in usu autem ad minores cicatrices admixto Libiano inungues.

(20) collyrium dia ceratos elafiu appellatum, id est de cornu cervino, ad albores et cicatrices extenuandas. recipit cornu cervini combusti et loti dr. I, aeruginis dr. I, Ammoniaci dr. I, sepiarum testae mollis detracto cortice dr. II, plumbi mundissimi dr. VI, opii dr. III, murrae dr. IIII, cummi dr. IIII. vino veteri optimo colligitur.

(21) xerocollyrium acuens visum, quod Graeci oxydercicon vocant. facit et ad amblyopiam id est obtusionem visus et ad xerophtalmiam id est siccam lippitudinem, et oculis lacrimosis, et pterygia mitiora et rubicunda attenuat. cadmiae crudae et lotae dr. XX, salis Ammoniaci dr. X, aloes dr. II s, piperis albi, faecis vini dr. quinas, sandaracae dr. II, folii scrip. I s,

keiten ausreichend, bis sie bluten, dann wische sie mit einem Schwamm, der in kalter Posca ausgedrückt wurde, sorgfältig ab oder aber trockne sie ab. Verwende danach auch ein Trachom-*collyrium*, das sie *paedicon*, also für Kinder, nennen, weil es auch für Kinder gut ist. Gegen Augenflüsse und Trachome wirkt es vorzüglich, wenn du es in Wasser löst und recht dick unter das Oberlid oder auch Unterlid aufstreichst, was die Griechen *ex hypoboles* nennen. Du wirst über die Wirksamkeit erstaunt sein. Man nimmt aber 23 Drachmen purgierten Galmei, 12 Drachmen Kupferkies, der gebrannt wird, bis er rot wird, 4 Drachmen Opium und gebranntes Kupfer, 10 Drachmen Gummi und ausreichend Regenwasser.
(18) Für die, denen ungelöschter Kalk in die Augen geraten ist: Da die Augen, wenn du sie mit Wasser erwärmst, mehr entzündet werden, mische Rosenöl mit dünnem Eiklar und träufle es fortwährend in die Augen. Bringe es dann nach 1 oder 2 Tagen mit dem *collyrium Libianum*, wenn etwas verletzt sein sollte, zur Vernarbung, und du wirst über die Wirksamkeit staunen.
(19) Das sogenannte *dia-leucoïu-collyrium*, also vom Veilchen, von sehr leichter Zubereitung, ist wirksam gegen weiße Hornhautflecken und zum Ausdünnen von Hornhautnarben: Man nimmt von den grünen Blüten des Gartenveilchens und vom weißen Gummi je 8 Drachmen sowie 4 Drachmen Steckenkrautsaft. Zerreibe den Gummi, habe Steckenkrautsaft zur Hand, wiege dann die grünen Blüten ab und zerreibe sie sorgfältig und bringe dann die eben genannten Arten darüber, zerreibe sie wieder, dass sich alles gut vereinigt und mache *collyria*. Zum Gebrauch aber für kleinere Vernarbungen streiche es unter Beimischung von Weihrauch auf.
(20) Das sogenannte *collyrium dia ceratos elafiu*, also vom Hirschhorn, gegen weiße Hornhautflecken und zum Ausdünnen von Hornhautnarben: Man nimmt 1 Drachme eingeäschertes und gewaschenes Hirschhorn, 1 Drachme Grünspan, 1 Drachme Steckenkrautsaft, 2 Drachmen weichen Tintenfischschulp nach Abziehen der Haut, 6 Drachmen sehr reines Blei, 3 Drachmen Opium, 4 Drachmen Myrrhe und 4 Drachmen Gummi. Es wird mit sehr gutem alten Wein aufgenommen.
(21) Ein Trocken-*collyrium* für die Sehschärfe, das die Griechen *oxydercicon* nennen. Es wirkt gegen *amblyopia*, also gegen Sehschwäche, *xerophthalmia*, also trockenen Augenfluss, und für tränende Augen; es dünnt weiche, gerötete Pterygien (Flügelfelle) aus: 20 Drachmen rohen und gewaschenen Galmei, 10 Drachmen alexandrinisches Salz, 2½ Drachmen Aloe, von weißem Pfeffer und Weinbodensatz je 5 Drachmen, 2 Drachmen Sandarach, 1½ Skripel Zimtbaumblätter, 4½ Siliquen

nitri siliquas quattuor semis. tundes, cernes et diligenter teres usque ad ultimam lenitatem.
(22) hygrocollyrium acuens obtusum visum. convenit maxime illis quibus suffusio imminere monstratur praeter dolorem capitis. sin vero ex antecedenti dolore totius capitis vel emicranii nata fuerit suffusio, omnino incurabilis nuntiatur. et nominatur talis suffusio platycoriasis id est dilatatio papulae. ergo confectio medicamenti talis est. mellis Attici, fellis belvae, radicum feniculi corticis suci, olei veteris paria pondera. si vero mel Atticum non inveneris, stillaticium mittes et uteris.

(Zum Text s. Keller 1909.)

(23) fomentum oculis acuens visum, quod Graeci oxydercicon vocant. feniculi hortini radicis et centauriae partes binas, faeni Graeci et meliloti partes singulas decoques et uteris.
(24) anacollema ad reuma. acaciam nigellam teres et cernes, dehinc in usum cum ovi albo et tenui conteres et cum acri aceto temporibus oblinies. hieme vero addes murrae et mannae turis modicum et uteris sicut supra.
(25) tricocollema capillis oculorum ligandis. picis siccae, cerae, mastices, resinae frixae, omnium IV paria pondera in uno consolves ad vaporem et facies collyria oblonga.
(26) ad hyposfagmata id est suffusionem sanguinis ex antecedenti percussu in oculis factam. convenit inter ipsa initia aqua salsa diligenter confecta ex infusione salis candidi. tenui linteolo subiecta lana et molli ligabis. novit enim talis infusio sanguinem ex percussu spargere.

(27) aliud ad tumores et dolores et spargendum sanguinem. ovi album et tenue in ampulla minore adicies et super stillabis columbinum sufficientem sanguinem ex vena sub ala incisa, et commixtis ac leviter tepefactis infundes. similiter facit singulariter et ovi columbini album et tenue in oculis infusum.

(28) collyrium superinunctorium quod Graeci yperenchriston vocant. facit ad hypopya id est livores palpebrarum. cicutae herbae suci dr. VII, acaciae dr. VI, croci dr. II, absinthii suci et murrae dr. singulas, opii scrip. II, cummi dr. IV, aquae quod sufficit.

Soda. Zerstoße es, siebe es und zerreibe es sorgfältig bis zur völligen Weichheit.

(22) Ein Feucht-*collyrium* bei Sehschwäche; es eignet sich besonders für jene, bei denen es Anzeichen für drohenden Grauen Star gibt, wenn Kopfschmerz fehlt. Wenn der Graue Star aber bei vorhergehendem Schmerz des ganzen oder halben Kopfs (s. o. 1) entstehen sollte, soll es gänzlich unheilbar sein. Und es wird ein solches Unterlaufen *platycoriasis*, also Erweiterung der Pupille, genannt. Die Zubereitung des Medikaments ist wie folgt: Von attischem Honig, Hyänengalle, Rindensaft der Fenchelwurzel und altem Öl jeweils gleiche Gewichtsanteile. Solltest du aber keinen attischen Honig finden, dann nimm flüssigen Honig und wende ihn an.

(23) Ein Erwärmungsmittel für die Sehschärfe, das die Griechen *oxydercicon* nennen: Koche Gartenfenchelwurzel und Tausendgüldenkraut je 2 Teile sowie Bockshornkleesamen und Steinklee je 1 Teil ab und wende es an.

(24) Ein Klebepflaster gegen Augenfluss: Zerreibe schwarze Akazienfrüchte und siebe sie, zerreibe sie dann für den Gebrauch mit dünnem Eiklar und mit scharfem Essig und bestreiche die Schläfen. Im Winter füge aber wenig Myrrhe und Weihrauchkörner zu und gebrauche es, wie eben (gesagt).

(25) Ein Wimpernkleber: Teer, Wachs, Mastix, gebranntes Harz, von allen vier gleiche Gewichtsanteile, löse sie in Eins bis zum Brodeln und forme längliche *collyria*.

(26) Bei *hyposphagmata*, also Blutergüssen, aufgrund eines Schlages auf die Augen: Gleich am Anfang eignet sich sorgfältig zubereitetes Salzwasser durch Lösen von weißem Salz. Lege Wolle auf und befestige sie mit einem zarten und weichen Tuch. Es vermag nämlich einen solchen Bluterguss aufgrund eines Schlages zu zerteilen.

(27) Ein anderes Mittel gegen Schwellungen, Schmerzen und zur Verteilung von Blut: Bringe dünnes Eiklar in eine kleinere Flasche und träufle darüber ausreichend Taubenblut aus der unter dem Flügel eröffneten Vene und träufle es nach Mischung und leichter Erwärmung ein. In ähnlicher Weise wirkt vorzüglich das dünne Eiklar des Taubeneis, das in die Augen geträufelt wurde.

(28) Ein Über-Salben-*collyrium*, das die Griechen *hyperenchriston* nennen; es wirkt gegen *hypopia*, also Unterlidhämatome: Man nimmt 7 Drachmen Schierlingssaft, 6 Drachmen Akazie, 2 Drachmen Safran, dann Wermutsaft und Myrrhe je 1 Drachme, 2 Skripel Opium, 4 Drachmen Gummi und ausreichend Wasser.

xxx. ad fluxum sanguinis ex naribus

(1) sanguinis vero fluor parva destillatione per nares factus si forte in aegritudine acuta id est celeri motu nata contigerit III vel IIII die, pessimam aegritudinem et prolixam ostendit, quam Graeci macronosian vocant, aliquando vero freneticam passionem denuntiat. si vero in ipso initio aegritudinis supradictus sanguinis fluor fuerit factus in iuvenibus vel plurimo sanguine naturaliter abundantibus, quos polyemos vocant, et cum largo cursu frequenter bonam discussionem ostendit.

(2) curationis vero tempore si ex proximis narium locis et non de altitudine fuerit sanguinis fluxus, oportet in principio simpliciter molli penicillo frigida aqua madefacto circa maiores angulos oculorum exprimere. si vero de altitudine manaverit sanguis, erit infrigidanda facies ex aqua nimis frigida aut posca frigida. etiam et penicillos frigidos posca leviter expressos fronti et naribus superproicies, et manuum ac pedum acra, id est summitates, ligabis et narium cavernas molli linteolo diligenter obtrudes.

(3) quod si minime abstinuerit sanguis, cubiculum in quo immobiliter iaceant frigidum et planipedum et obscurum procurabis. etiam manus et pedes frigida aqua vel posca fomentabis et in ore similiter ut contineant dabis. et si fuerit tempus verni vel aestatis, et ipsius patientis aetas fuerit iuvenilis et febricula modicissima, etiam et caput frigida fomentabis, et lines frontem et nares et sub oculis gypso posca resoluto aut luto figulino, aut cocleas minutas cum sua testa et aloen aridam aut gluten taurinum aut ges entera id est vermiculos de arrugia admixta turis manna cum ovi albo et tenui conteres et fronti et naribus superinduces.

(4) si vero permanserit sanguinis fluor, cucurbitam praeraso capite conglutinandam occipitio appones cum ingenti flamma et plurimo horarum tempore immorandam. quod si nec sic abstinuerit, etiam et scarifabis. sic enim patientis sanguinis detractione facta narium fluxum mederis.

30. Nasenbluten

(1) Blutfluss durch leichtes Herabträufeln durch die Nase – wenn er etwa in einer akuten, also einer schnellen Erkrankung, aufgrund einer Bewegung am 3. oder 4. Tag auftreten sollte – zeigt eine sehr schlechte und ausgedehnte Krankheit an, welche die Griechen *macronosia* nennen; manchmal kündigt er aber auch Tobsucht an. Wenn aber gleich zu Beginn der Erkrankung eben genannter Blutfluss bei jungen Personen oder solchen, die von Natur aus einen Überfluss an Blut haben – die sie *polyemi* nennen –, und häufig mit ausgedehntem Blutfluss auftritt, dann zeigt es eine günstige Erschütterung an.
(2) Zum Zeitpunkt der Behandlung aber, wenn aus den benachbarten Regionen der Nase und nicht aus der Tiefe der Blutfluss erfolgen sollte, muss man zu Beginn einfach einen weichen Schwamm, der in kaltem Wasser eingeweicht wurde, um die großen Augenwinkel herum ausdrücken. Wenn das Blut aber aus der Tiefe fließen sollte, muss das Gesicht mit recht kaltem Wasser oder kalter Posca gekühlt werden. Lege auch kalte Schwämme, die leicht in Posca ausgedrückt wurden, auf Stirn und Nase auf und verbinde die Enden der Hände und Füße, also die Extremitäten, und verstopfe sorgfältig die Nasenlöcher mit einem weichen Tuch.
(3) Wenn die Blutung aber nicht aufhören sollte, sorge für ein Zimmer, in dem sie unbeweglich liegen sollen und das kühl, eben und dunkel ist. Mache auch um Hände und Füße mit kaltem Wasser oder Posca Umschläge und gib es ihnen in gleicher Weise dazu, damit sie es im Mund behalten. Und wenn Frühlings- oder Sommerszeit sein sollte und das Alter des Patienten jugendlich und das Fieber sehr mäßig ist, mache auch kalte Kopfumschläge und bestreiche Stirn, Nase und unter den Augen mit Gips, der in Posca aufgelöst wurde, oder mit Töpfererde, oder zerreibe zusammen mit dünnem Eiklar Weinbergschnecken, die mitsamt Gehäuse zerkleinert wurden und trockene Aloe oder Stierleim oder *ges entera,* also Regenwürmer, unter Beimischung von Weihrauchkörnern und streiche es auf Stirn und Nase.
(4) Wenn der Blutfluss aber andauern sollte, dann klebe, nachdem der Kopf zuvor geschoren wurde, auf den Hinterkopf einen Schröpfkopf auf, der unter starker Flamme erhitzt werden und über viele Stunden verweilen muss. Wenn der Blutfluss auch so nicht aufhören sollte, dann ritze auch. Auf diese Weise heilst du, wenn der Blutentzug erfolgt ist, den Blutfluss der Nase.

(5) aliud quod appellatur a Graecis dia sfongon ischemon id est ex spongia confectio retinens sanguinem, et conficitur sic. spongiam novam liquida pice infusam cacabo novo in furno combures addito cooperculo ex argilla. dehinc diligenter teres et naribus calamo insufflabis. sed oportet primo glebulas sanguinis, quas Graeci thrombos appellant, per os depurgare ex melotida molli lana involuta et posca infusa, et sic medicamentum insufflare.

(6) aliud optimum. ipsum sanguinem accipe et combure et facto pulvere nescienti naribus inice, si de dextra dextrae si de sinistra manet sinistrae.

(7) aliud quod Galenus in sua Therapeutice hoc est libris curationum fieri praecepit. si de sinistra nare sanguis decurrerit, cucurbitam tenacissimam multa cum flamma spleni conglutinabis. si de dextra, epati similiter appones.

(8) aliud si chronia fuerit passio id est longi temporis et nimis aquosum et tenuem videris fieri sanguinem, si tamen solutio spontanea ventris minime obstiterit, catapotia Galeni superius in passione capitis scripta dabis, et humorem per ventrem purgabis, et sanabitur.

XXXI. ad polypum et ozaenas

(1) utrasque passiones, id est polypum et ozaenas quas nos fetores narium dicimus, communiter medicamentis desiccatoriis capiti praeraso impositis curabis, ut est diaiteon emplastrum, aut barbara, aut illud quod appellant diacoclion id est ex cocleis et conficitur sic. murrae et turis masculi uncias singulas, cocleas integras cum sua testa numero V, ovorum albugines II: in girba contusis et diligenter simul commixtis capiti ut supra dixi raso inlines et super linteolum impones, et sines medicamentum manere diebus novem.

(2) et sic topicis medicamentis id est localibus proprie ipsis in locis uteris. hoc est quod a Graecis ozaenicon dicitur: recipit aluminis scissi, murrae,

(5) Ein anderes Mittel, das von den Griechen *dia sfongon ischemon,* also Zubereitung aus Schwämmen, die das Blut zurückhält, genannt und wie folgt zubereitet wird: Äschere einen neuen Schwamm, der mit Teer übergossen wurde, in einem neuen Tiegel auf dem Ofen ein und setze einen tönernen Deckel auf. Zerreibe es dann sorgfältig und blase das Pulver mit einem Rohr in die Nase. Aber zuerst ist es erforderlich, die Blutgerinnsel, welche die Griechen *thromboi* nennen, durch den Mund mit einer Sonde zu purgieren, die mit weicher Wolle umwickelt und mit Posca benetzt wurde, und so das Medikament einzublasen.
(6) Ein anderes sehr gutes Mittel: Nimm das Blut selbst, äschere es ein, pulverisiere es und bringe es dem Patienten, ohne dass er es weiß, in die Nase ein, wenn er aus dem rechten Nasenloch blutet, bringe es in das rechte, wenn er aus dem linken Nasenloch blutet, in das linke.
(7) Ein anderes Mittel, das Galen in seiner *Therapeutike*, also den Büchern der Behandlungen, anzuwenden vorschreibt: Wenn Blut aus dem linken Nasenloch herablaufen sollte, dann hefte sehr dicht mit großer Erhitzung einen Schröpfkopf auf die Milz, wenn aber aus dem rechten, dann lege ihn in ähnlicher Weise auf die Leber auf.
(8) Ein anderes Mittel, wenn das Leiden chronisch, also langdauernd sein sollte und wenn du siehst, dass das Blut allzu wässrig und dünn werden sollte und wenn etwa eine spontane Entleerung des Unterleibs dem nicht entgegenstehen sollte: Gib die Pillen des Galen, die oben (1.6) beim Leiden des Kopfs beschrieben sind, purgiere den Saft durch den Unterleib und der Patient wird geheilt werden.

31. Polypen und Nasengeschwüre

(1) Beide Leiden, also Polyp und die Nasengeschwüre, die wir Gestank der Nase nennen, behandle gemeinsam mit austrocknenden Medikamenten, die auf den zuvor geschorenen Kopf aufgelegt werden, wie etwa das *diaiteon*-Pflaster oder das Barbaren-Pflaster oder jenes, das sie *dia coclion*, also aus Weinbergschnecken, nennen, und das so zubereitet wird: Von Myrrhe und männlichem Weihrauch je 1 Unze, 5 unversehrte Weinbergschnecken mit Gehäuse, 2 Eiklar. Zerstoße es in einem Mörser und vermische es sorgfältig und streiche es, wie eben gesagt, auf den zuvor geschorenen Kopf, lege ein Tuch darüber und lasse das Medikament 9 Tage am Platz.
(2) Verwende auch wie folgt topische, also lokale Medikamente, insbesondere an den Stellen selbst, also das Mittel, das von den Griechen

sandaracae, omnium trium dr. quaternas, aeris usti et gallae dr. singulas: diligenter tritis per calamum insufflabis, praelotis vino bono naribus.

XXXII. ad dentium dolorem

(1) efficiuntur dentium dolores sub aquoso et frigido flegmate reumatizantibus gingivis, ut etiam ipsi dentes cavernentur, maxime illi maiores vel molares qui quattuor radicibus fixi esse noscuntur, quos Graeci tetrarizus vocant, et putrefacti lividi et nigri et in parva frusta comminuti relictis radicibus expuantur aut certe ex ipsis gingivis quibus continentur laxatis radicibus cadant.

(2) in curationibus vero si nimius fuerit dolor praeter putredinem gingivarum, oportet sacculis salis torrefacti loca quae dolores patiuntur extrinsecus vaporare. etiam et apoflegmatismum masticatorium oportet adhibere, quem Graeci masomenon vocant, et conficitur sic: stafisagriae et mastices et pyretri, omnium trium paria pondera; cerae modicum admisces et in vino diligenter contusis rotulas finges, quas Graeci trociscos vocant. ex quibus masticandum dabis, et inclinato capite humorem decurrere dimittes.

(3) aliud ad dentis dolores, enchyma id est infusio in naribus: betae, et melius agrestis, radicis sucum in naribus ipsius partis dolentis infusum; dolores dentium solvet. observandum praeterea ab omnibus frigidis. nam Hippocrates in Aforismis sic ait, omne frigidum dentium esse hostile sive inimicum, quod autem calidum amicum et delectabile.

(4) fysicum ad dolores molae, de Vindiciani Afri. salis grana mediocria numero III matutino tempore ante solis ortum dabis laboranti in ore continenda in ipsa parte in qua dolore pulsatur, donec paulatim defluant et cum defluxerint humorem proiciant. etenim hoc adiuvamenti genus si frequenter fiat limositatem excludit et humores superfluos qui dolorem praestant depurgat.

ozaenicon genannt wird: Man nimmt Spaltalaun, Myrrhe, Sandarach, von allen dreien je 4 Drachmen, gebranntes Kupfer und Galläpfel je 1 Drachme; zerreibe es sorgfältig und blase es durch ein Rohr ein, nachdem zuvor die Nase mit gutem Wein gewaschen wurde.

32. Zahnschmerz

(1) Zahnschmerzen werden von feuchtem und kaltem Phlegma verursacht, wenn das Zahnfleisch am Fluss leidet, dass sogar auch die Zähne ausgehöhlt werden – hauptsächlich jene größeren oder Molaren, die mit vier Wurzeln befestigt sind, welche die Griechen *tetrarizous* nennen – und sie bläulich und schwarz verfaulen und in kleinen Brocken unter Zurückbleiben der Wurzeln ausgespuckt werden oder freilich aus dem Zahnfleisch, von dem sie gehalten werden, nach Lockerung der Wurzeln ausfallen.
(2) Bei der Behandlung soll man aber, wenn der Schmerz wegen der Zahnfleischfäule zu stark sein sollte, die schmerzhaften Stellen mittels mit geröstetem Salz gefüllten Säckchen äußerlich wärmen. Auch ein Phlegma abführendes, zu kauendes Mittel, das die Griechen *masomenon* nennen, soll man anwenden. Es wird wie folgt zubereitet: Läusekraut, Mastix und Bertram, von allen dreien gleiche Mengen, sollst du sorgfältig zu einer Masse zusammenstoßen, ein wenig Wachs beimischen und Pastillen formen, welche die Griechen *trochisci* nennen. Gib davon zu kauen und verordne, den Speichel bei vorgebeugtem Kopf herauslaufen zu lassen.
(3) Ein anderes Medikament gegen Zahnschmerzen: Ein *enchyma*, also eine Infusion in die Nase. Wenn du den Saft der Mangoldwurzel, hauptsächlich der wilden, in das Nasenloch der schmerzenden Seite gießt, wirst du die Zahnschmerzen beseitigen. Außerdem muss man sich vor allem Kalten hüten. So spricht nämlich Hippokrates in den *Aphorismen*: Alles Kalte sei den Zähnen feindlich oder aber verhasst; was aber warm sei, sei freundlich und angenehm.
(4) Ein Wundermittel gegen Schmerzen der Wange nach Vindicianus Afer: In der Frühe vor Sonnenaufgang sollst du dem Leidenden drei mittelgroße Salzkörner geben, die er im Mund an der Stelle, wo er von Schmerz gequält wird, halten soll, bis sie allmählich zerfließen, und wenn sie zergangen sind, soll man die Flüssigkeit ausspucken. Diese Art Heilmittel beseitigt nämlich bei häufiger Anwendung die schädlichen Stoffe und purgiert die Schmerz verursachenden überschüssigen Säfte.

(5) aliud fysicum ad dolorem molae. caricam et sinapi teres et induces in panno et cubito alterius partis superimpones, id est si forte sinistra fuerit mola dextro, si dextra impones sinistro.

(6) collutio, quam Graeci diaclysma vocant, faciens ad dentium dolorem. gallas quassatas, taedae pinguis astellas minutatim incisas, iusquiami semen, alumen Liparum simul decoques in vino veteri. iugiter dabis ut colluant, cautius vero ne quid ex isto liquore transvorandum existiment. hoc autem non solum dolorem mitigat verum etiam agitantes dentes statuit vel confirmat. si vero taedam non inveneris, picis siccae modicum mittes et uteris.

(7) aliud ad dentes agitantes ut statuas vel confirmes. oleum myrtinum dabis colluendum et postquam dederis alumen scissum cum limatura corali tritum appones.

(8) aliud ad dentes agitantes stringendum et gingivas implendum. gallae et acanthae Aegyptiae unc. singulas, corali dr. II in uno diligenter tundes et tenuissime tritis uteris.

(9) aliud ad dentes ex percussu agitantes. lac asininum aut caprinum collutione oris datum dentes agitantes statuit vel solidat, et ulceratas gingivas et oris vitia ex acredine humoris nata medetur.

(10) dentifricium quod Graeci odontotrimma vocant. gingivas turgidas sive sanguinolentas sine ulla vexatione desiccat, nigros dentes incandidat et ori fetido bonum odorem facit et dentes mobiles vel agitantes confirmat. recipit cornu cervini combusti et specularis assi uncias binas, salis Ammoniaci dr. I, mastices dr. I, aluminis Lipari sicci et folii dr. quaternas. tundes et cernes, et uteris.

(11) si vero cancerosa ulceratio fuerit gingivarum, quam Graeci carcinoden vocant, dentium nigredo vel livor ostenditur cum ulceratione putrida gingivarum ex supradictorum dentium agitatione et oris putore, adiuncta corporis mala habitudine quam Graeci cachexian vocant.

(12) ob diligentiam vero curationis oportet leptospathio ferramento licinio involuto et melle tincto blande desecta detergere, et postquam de-

(5) Ein anderes Wundermittel gegen den Schmerz der Wange: Zerreibe Senfkörner und Feigen, tue die Masse auf einen Lappen und lege dieses auf die Ellenbeuge der Gegenseite auf, also, wenn es die linke (Wange) sein sollte, auf die rechte Ellenbeuge, wenn es die rechte ist, dann auf die linke.

(6) Eine Spülung, welche die Griechen *diaclysma* nennen, die gegen Zahnschmerzen wirkt: Koche zerstoßene Galläpfel, klein geschnittene, harzreiche Kienholzspänchen, Bilsenkrautsamen und liparischen Alaun miteinander in altem Wein ab. Gib es fortwährend zum Spülen, aber recht vorsichtig, nicht dass man glaubt, es dürfe etwas von dieser Flüssigkeit verschluckt werden. Dies lindert nicht nur den Schmerz, sondern festigt oder aber kräftigt auch lockere Zähne. Wenn du aber kein Kienholz hast, tue stattdessen ein wenig Pech hinein und wende es an.

(7) Ein anderes Mittel, um lockere Zähne zu festigen oder aber zu kräftigen: Gib Myrtenöl zum Spülen und bringe danach Spaltalaun auf, der mit Korallenfeilsel zerrieben ist.

(8) Ein anderes Mittel, um lockere Zähne festzubinden und das Zahnfleisch aufzufüllen: Zerstoße je 1 Unze Galläpfel und ägyptischen Schotendorn sowie 2 Drachmen Korallen sorgfältig in Eins und wende diese ganz fein zerrieben an.

(9) Ein anderes Mittel für Zähne, die von einem Schlag locker sind: Esels- oder Ziegenmilch als Mundspülung festigt lockere Zähne, heilt geschwüriges Zahnfleisch und Leiden des Mundes, die durch die Schärfe des Saftes entstanden sind.

(10) Ein Zahnputzmittel, das die Griechen *odontotrimma* nennen; es trocknet geschwollenes und blutgefülltes Zahnfleisch ohne Schmerzen aus, macht dunkelbraune Zähne weiß und verleiht angenehmen Mundgeruch; lockere oder aber wackelnde Zähne festigt es: Man nimmt je 2 Unzen gebranntes Hirschhorn und geröstetes Marienglas, 1 Drachme ammonisches Salz, 1 Drachme Mastix und je 4 Drachmen trockenen liparischen Alaun und Zimtblätter. Zerstoße es, siebe es und wende es an.

(11) Wenn aber eine krebsige Verschwärung des Zahnfleisches vorliegen sollte, welche die Griechen *carcinodes* nennen, so zeigt sich eine Schwärzung oder bläuliche Verfärbung der Zähne zusammen mit fauliger Verschwärung des Zahnfleisches durch eben erwähnte Zahnlockerung und zusammen mit Mundfäule; gleichzeitig ist der körperliche Zustand schlecht, was die Griechen *cachexia* nennen.

(12) Zum Zweck einer sorgfältigen Behandlung muss man aber mit einem *leptospathium* (feinen Spatel) aus Eisen, das mit Dochtmaterial umwickelt

terseris, vinum calefactum colluendum dabis, in quo ante fuerit decocta myrta sicca, lenticula, rosa, rubi turiones virides; et in ipsa decoctione modicum mellis despumati admisces, quod possit putredinem plurimum invadere non solum tenere verum etiam purgare.

(13) et post collutionem adhibitam diacartum siccum medicamentum appones diebus aliquantis, donec putredo gingivarum purgetur. et cum se humor in ore collegerit, blande erit despuendus. et cum videris gingivas bene purgatas, cephalico medicamento ad carnositatem uteris si forte minutam inveneris. dehinc etiam novissimo in cicatricem duces sicco medicamento diostreon appellato.

(14) est item aliud cancri dentis genus aetatibus brevissimis eveniens. emergit autem inter ipsa initia tumor quidam totius maxillae cum ingenti pallore ictericum morbum simulante, nam Graeci icteroden vocant, qui etiam et veluti venarum livorem in cute ostendat et ipsam buccam perforet, quod Graeci teredona vocant. et est omnino curatione difficilis. sed oportet ea adhibere quae saepissime curandae putredini gingivarum superius scripsimus, id est diacartum medicamentum admixto modico pipere. vel illud medicamentum appones ex fimo canis combusto inferius ad oris putredines et scaras suo loco conscriptum, et extrinsecus cataplasma ex lenticula et pane adiecto modico melle confectum, quod artofacion vocant, et cetera simili virtute medentia.

XXXIII. ad tussim humidam

(1) humida intellegitur tussis, quam Graeci ygrobecha vocant, quotiens cum plurimo flegmate apparuerit, id est cum abundanti excreatione aut humectatione et narium pruritu et sternutatione. et aliquando iacentibus quodam modo resonum sibilatum ostendit. haec passio est communis reumatismus arteriae et thoracis. quae si multo tempore permanserit ut dies numero XL excedat, efficitur et pulmonis et in pthisicam vergit passionem.

und in Honig getaucht wurde, behutsam abgeschnittenes Material wegwischen. Gib danach warmen Wein zum Spülen, in dem zuvor trockene Myrte, Linsen, Rosen und grüne Brombeersprosse gekocht wurden, und mische der Abkochung ein wenig abgeschäumten Honig bei. Dies kann massiv aufgetretene Fäulnis nicht nur aufhalten, sondern auch purgieren.
(13) Nach der Spülung sollst du einige Tage lang das austrocknende Medikament *dia chartu* auflegen, bis die Fäule des Zahnfleisches purgiert ist. Und sowie sich der Saft im Mund gesammelt hat, muss er vorsichtig ausgespuckt werden. Siehst du dann, dass das Zahnfleisch gut purgiert ist, sollst du, wenn du etwa einen Zahnfleischschwund feststellst, ein *cephalicon*-Medikament anwenden. Hierauf sollst du letztlich das Zahnfleisch durch ein austrocknendes Medikament, das *di ostreon* heißt, zur Vernarbung bringen.
(14) Es gibt auch eine andere Art des Zahnkrebses, der innerhalb kürzester Zeit entsteht. Gleich zu Beginn zeigt sich eine Art Schwellung des ganzen Kiefers mit intensiver Gelbfärbung, die eine Gelbsucht (s. u. 49) vortäuscht, denn die Griechen nennen die Krankheit *icterodes*; diese Schwellung zeigt gleichsam die bläuliche Farbe der Venen auf der Haut und durchbohrt vollständig die Wange, was die Griechen als *teredon* bezeichnen. Die Behandlung ist äußerst schwierig. Man soll nun die Mittel anwenden, die wir sehr oft zur Behandlung der Zahnfleischfäule beschrieben haben, also das Medikament *dia chartu* unter Beimischung von maßvoll viel Pfeffer. Oder bringe jenes Medikament aus gebranntem Hundekot auf, das unten (36.3) an entsprechender Stelle gegen Mundfäule und Verkrustungen beschrieben ist, und außen einen Umschlag, der aus Linsen, Brot und maßvoll viel Honig bereitet ist und den man *artofagon* nennt, sowie andere mit ähnlicher Heilkraft.

33. Feuchter Husten

(1) Feuchter Husten, den die Griechen *ygrobex* nennen, wird daran erkannt, dass er mit sehr viel Phlegma auftritt, also mit starkem Auswurf oder Befeuchtung und mit Nasenjucken und Niesen. Und wenn die Kranken liegen, zeigt der Husten auf eine gewisse Art ein widerhallendes Pfeifen. Dieses Leiden ist ein gemeinsamer Rheumatismus der Luftröhre und des Brustkorbs. Wenn dieses Leiden lange Zeit fortbestehen sollte, so dass es 40 Tage überschreitet, bewirkt es auch eine Erkrankung der Lunge und wendet sich in eine Lungenschwindsucht.

(2) curationis vero tempore oportet in ipso initio duobus vel tribus diebus si vires permiserint ieiunium laborantibus imperare, ita ut se circa horam decimam reficiant et a solito minus potum accipiant. interea ciborum ipsorum qualitas semper oportet esse sicca vel solida aut corpulenta, quam Graeci sterean vocant. sic enim omnia quaeque humida desiccantur, cum e contrario contrariis sanatio adhibetur. et si venter minime fecerit, acriore clystere deducendus erit.

(3) dehinc iugulos et thoracem et a tergo inter scapulas usque ad cervicem oxyrodino id est aceto et rosaceo oleo ex lanis sucidis embrocabis, in hieme calide aestate frigide, et oportuno tempore loca scilicet supradicta ex palmulis et murtae siccae tenuissimis pollinibus et hordei polline cum sufficiente melle et aceto concoctis cataplasmabis. nec non etiam cucurbitas stalticas id est constrictorias thoraci et dorso multa cum flamma conglutinabis. etiam et gutturis partem sub mento, quam Graeci antereona vocant, novacula rades, et carnibus palmarum et amomo et hypoquistidis suco et mastice adiuncto modico melle concocto pyriama confectum appones, et herpyllo herba admixta aloen similiter appones. aut diaiteon medicamentum linteolo densum inductum appones. aut certe dielectrum trociscum aut trigonum admixtum palmulis calcatis, patetoe a Graecis appellantur, similiter appones. dandum etiam et diacodyon singulariter aut suco polentae aut orizae admixtum. vel catapotia tussicularia quae Graeci bechica vocant vespertino tempore cubaturis id est euntibus dormitum dabis. aut trigonum trociscum similiter vespertino tempore cum calida aqua dabis, si tamen ventris constrictio aut infantilis aetas minime impedierit. oportet etiam calenti gargarismate uti ex decoctione palmularum et lenticulae et rosae vel ficorum siccarum; aut siliquas Graecas dulciores mittes et uteris.

(4) trociscus a Graecis ypocapnistus appellatus id est suffumigatorius, conveniens maxime hiberno tussientibus ad desiccationem humorum, maxime ad longi temporis tussiculas, quas Graeci chronias bechas vocant. recipit autem sandaracae et turis partes binas, medullae cervinae et murrae partes singulas. tundes sandaracam et cernes, murram vero et

(2) Zum Zeitpunkt der Behandlung muss man gleich zu Beginn den Kranken 2 oder 3 Tage lang, wenn es die Kräfte gestatten, fasten lassen, so dass sie sich um die 10. Stunde herum stärken und weniger Getränk als gewohnt zu sich nehmen. Inzwischen muss die Beschaffenheit der Speisen immer trocken oder fest oder voluminös sein, welche die Griechen *sterea* nennen. So wird nämlich alles Feuchte ausgetrocknet, da die Heilung nach dem Grundsatz »Gegensätzliches durch Gegensätzliches« (s. o. S. 13) erfolgt. Und wenn der Stuhlgang ausbleiben sollte, dann muss er durch ein recht scharfes Klistier abgeführt werden.

(3) Lege dann einen feuchten Umschlag auf Hals, Brust und Rücken zwischen den Schulterblättern bis zum Nacken auf mit *oxyrodinon*, also mit Essig und Rosenöl (s. o. 1.7) aus fetter (s. o. 17.2) Wolle, im Winter warm und im Sommer kalt, und bringe zu günstiger Zeit auf die eben genannten Stellen einen Umschlag aus Datteln und sehr feinem Mehl der trockenen Myrte und Gerstenmehl, das mit ausreichend Honig und Essig gekocht wurde. Hefte auch unbedingt staltische, also zusammenziehende Schröpfköpfe auf Brust und Rücken mit großer Hitze. Rasiere auch mit einem Schermesser den Teil der Kehle unter dem Kinn, den die Griechen *antereon* nennen, und lege ein *pyriama* (wärmendes Pflaster) auf aus gestampften Datteln, Klimmenbeeren, Saft von Zistrosenwürger und Mastix, die unter Beifügung von maßvoll viel Honig gekocht wurden, und lege in ähnlicher Weise auch Thymian auf, dem Aloe beigemischt wurde. Oder lege das *dia-iteon*-Medikament auf, das auf ein dichtes Tuch aufgetragen wurde. Oder lege wenigstens in ähnlicher Weise die *di-electrum-* (s. u. 40.6) oder Dreieckpastille auf, denen die Saftdatteln beigemischt wurden, die von den Griechen *patetoe* genannt werden. Man muss auch vereinzelt die *dia-codyon*-Latwerge anwenden, der entweder Polenta oder Reisschleim beigemischt wurde. Oder gib abends vor dem Schlafengehen Hustenpillen, welche die Griechen *bechica* nennen. Oder gib in ähnlicher Weise abends mit warmem Wasser die Dreieckpastille, wenn nicht etwa eine Verstopfung des Unterleib oder bei Kindern das Alter hindern sollte. Man muss auch ein warmes Gurgelmittel verwenden aus einem Absud von Datteln, Linsen, Rosen oder getrockneten Feigen, oder gib recht süßes Johannisbrot hinein und wende es an.

(4) Eine Pastille, die von den Griechen *ypocapnistos* genannt wird, also Räucherpastille, und besonders im Winter bei Husten zur Austrocknung der Säfte geeignet ist, hauptsächlich bei chronischem Husten, den die Griechen *chroniai beches* nennen: Man nimmt aber Sandarach und Weihrauch je 2 Teile sowie Hirschmark und Myrrhe je 1 Teil. Zerstoße Sandarach und siebe ihn, Myrrhe aber und Weihrauch zerreibe getrennt und

tus separatim teres et cernes. dehinc simul omnia cum cervina medulla in girba mittes et in unitatem ut sibi bene misceantur tundendo coges, et exinde in magnitudinem lupini trociscos finges.
(5) et prima die cacabo novo septem trociscos carbonibus superimpones et operies ita ut operculum modicum foramen habeat quod minorem calamum habeat, et per eum fumum in ore is qui curabitur excipiat, tam diu quam diu talem colorem habeat flegma qualis est medicaminis. et observa ne ex aliqua parte cacabi fumus exeat nisi in os. hoc facies per septem dies, et post fumum exceptum dabis conditi tepefacti potionem unam, ita ut his diebus holera, olivas, caseum, inpensas recentes, legumen et balneas non tangant. carbones etiam et de gufione vitis facies.

(Zu gufio s. Helmreich 1916.)

(6) sed si forte raucedo aut asperitas fuerit arteriae, vespertino tempore arteriacam euntibus dormitum sub lingua continendam dabis, et cum defluxerit paulatim subinde ipsam esucationem transvorandam mandabis, et sanabis. cuius vero arteriacae confectio talis est. croci scr. VI, gliquiritiae scr. XVIII, draganti scr. XII, piperis scr. IIII, spicae Indicae scr. II, coliculi suco colliges et facies collyria in modum fabae Aegyptiae et in sole siccabis.

XXXIV. ad tussim aridam

(1) tussis arida a Graecis xerobeches appellatur, et agnoscitur quotiens cum parvo flegmate et faucium tensione et gravedine et nimia thoracis constrictione ex viscosi flegmatis infusione nata quam Graeci catarrian sive catarrun vocant. aliquando et a tergo dolorem inter scapulas sentiunt, quod metafrenon dicunt. contingit frequenter ex antecedenti perfrictione aut e contrario adustione. etenim omnis frigor cerebro humorem flegmaticum nutrit, identidem nimius calor ex calefacto cerebro humorem supradictum ad inferiores partes liquefactum dimittit.

(2) in curationibus vero oportet in ipso initio penicillis calidis id est calida aqua expressis sub mento gutturis partes, quas Graeci antereona vocant, alterna vaporatione mutare. etiam et ori patenti et naribus penicillos su-

siebe durch. Dann gib alles zusammen mit Hirschmark in einen Mörser und zerstoße es zu einer untereinander gut durchmischten einheitlichen Masse und forme dann Pastillen von der Größe der Lupine.
(5) Und lege am 1. Tag 7 Pastillen über Kohlen in einen neuen Tiegel und decke ihn so zu, dass der Deckel ein kleines Loch hat, das eine kleine Röhre besitzt, und der Patient durch diese Röhre Rauch in den Mund aufnimmt, so lange, bis das Phlegma die Farbe des Medikaments hat. Und achte darauf, dass nicht aus irgendeinem Teil des Tiegels Rauch austritt, es sei denn in den Mund. Tue dies 7 Tage lang, und gib nach der Aufnahme des Rauchs ein Getränk aus warmem gewürzten Wein, so dass sie an diesen Tagen Gemüse, Oliven, Käse, frische Zutaten zu Speisen, Hülsenfrüchte und Bäder meiden. Mache auch Kohlen aus Weinreben.
(6) Wenn aber etwa Heiserkeit oder Rauigkeit der Luftröhre bestehen sollte, dann gib abends vor dem Schlafengehen eine Hustenpastille und wenn sie allmählich durch die Aufweichung zergangen ist, lasse (die Kranken) sie hinunterschlucken und du wirst sie heilen. Die Herstellung dieser Hustenpastille ist aber so: Sammle mit Kohlsaft 6 Skripel Safran, 18 Skripel Lakritze, 12 Skripel Tragant, 4 Skripel Pfeffer und 2 Skripel indische Narde und mache *collyria* von der Größe der ägyptischen Bohne und trockne sie in der Sonne.

34. Trockener Husten

(1) Trockener Husten wird von den Griechen *xerobeches* genannt; er wird daran erkannt, dass er mit geringem Phlegma, Spannung des Rachens, Schweregefühl und allzu starker Zusammenschnürung der Brust aufgrund einer Infusion mit zähem Phlegma entstanden ist, was die Griechen *catarria* oder *catarrus* nennen. Manchmal fühlen die Kranken auch im Rücken einen Schmerz zwischen den Schultern, eine Region, welche die Griechen *metafrenon* nennen. Häufig tritt der Husten aufgrund einer vorangehenden Erkältung auf oder im Gegenteil aufgrund einer Verbrennung. Jede Kälte nährt nämlich im Gehirn phlegmatischen Saft, und immer wieder sendet allzu große Wärme aus dem erwärmten Gehirn eben genannten Saft in dünnflüssigem Zustand zu den unteren Teilen.
(2) Bei der Behandlung muss man aber gleich zu Beginn mit warmen, also in warmem Wasser ausgedrückten Schwämmen die Teile der Kehle unter dem Kinn, welche die Griechen *antereon* nennen, abwechselnd erwärmen. Auch ist es für die Kranken passend, auf dem offenen Mund

pradictos calidos congruit laborantibus applicare, et eos admonere ut ad semet ipsos spiritum vaporis rapiant, quo possint interiora corporis membra, quae Graeci moria vocant, relaxationis indulgentia relevari. post haec et anagargarismata erunt offerenda ex aqua mulsa calida et decoctione fici et ysopi aut ex decoctione origani et thymi et gliquiritiae et his similia.

(3) sin vero glutinosum flegma, quod Graeci collodes vocant, ingenti conatu de thoracis ferri senseris, oxymel ieiunis dabis. et conficitur sic. mellis optimi duas partes, aceti acrioris albi partem unam cum puleio et radicibus apii viridis pridie infusis lento igne simul coques, donec mellis crassitudinem mediocrem sumat. tunc ab igne tolles et per linteolum mundum expressum liquabis et exinde coclearium unum aut duo singulariter vel cum apiata calida dabis.

(4) sin vero aspero vel mordaci humore cum strictura tussis fuerit commota, faeni Graeci sucum dari oportet. est enim lenificae virtutis, qui valeat humoris asperrimi lenire qualitatem et stricturae querelam relaxando mitigare. et conficitur hoc modo. accipies faenum Graecum purgatum et aqua dulci lavabis ut terrosa careat qualitate. tunc supra tenuissimos carbones leviter coques, ut omnem acredinem deponat, et secunda aqua mutabis defusa priori, et iterum coques ita ut ipsa decoctio glutinosa in similitudinem coloris vini redigatur. tunc ab igne tolles et per linteolum mundum liquabis, et dabis ieiunis ex ipso suco calicem unum mediocrem admixto mellis despumati cocleario uno.

(5) et si forte adhuc minime fuerit soluta thoracis constrictio, inter scapulas circa spondyli locum praevaporatis partibus scarifabis et per cucurbitae raptum competentem sanguinem quod relaxationi faciendae sufficiat detrahes. etiam et ventris egestionem si non fuerit blando clystere provocabis. dehinc transactis tribus post scarifationem diebus si forte aliqua praecordiorum tensio digitis palpantibus occurrerit, tribus seminibus cataplasmabis, nam Graeci trispermon vocant, id est ex lini semine contuso partes duas et hordei et faeni Graeci pollinibus partes singulas, mellis

und der Nase eben genannte warme Schwämme aufzubringen und sie zu ermahnen, dass sie den Dampf der Wärme an sich ziehen, damit die inneren Glieder des Körpers, welche die Griechen *moria* nennen, durch die Gnade der Entspannung erleichtert werden. Danach muss man auch Gurgelmittel anbieten aus warmem Wasser-Mulsum und einem Absud von Feigen und Ysop oder aus einem Absud von Dost, Thymian, Lakritze und diesen ähnlichem.

(3) Wenn du aber bemerkst, dass ein klebriges Phlegma, das die Griechen *collodes* nennen, mit gewaltiger Anstrengung aus der Brust getragen wird, dann gib nüchtern *Oxymel* (s. o. 1.17). Dieser wird wie folgt zubereitet: 2 Teile besten Honig und 1 Teil recht scharfen weißen Essig koche zusammen mit Poleiminze und Wurzeln des grünen Eppichs, die am Vortag eingeweicht wurden, auf schwachem Feuer, bis es die mittlere Dicke des Honigs annimmt. Nimm es dann vom Feuer, verflüssige es durch Ausdrücken durch ein sauberes Tuch und gib dann 1 oder 2 Esslöffel allein oder mit warmem Eppichwasser.

(4) Wenn aber Husten mit rauem oder beißendem Saft zusammen mit Einschnürung auftreten sollte, dann muss man Bockshornkleeschleim geben. Er besitzt nämlich eine lindernde Eigenschaft, welche die Beschaffenheit sehr rauen Saftes zu lindern und die Beschwerden der Beklemmung durch Entspannung zu besänftigen vermag. Und er wird wie folgt zubereitet: Nimm purgierten Bockshornklee und wasche ihn in Süßwasser, damit er seine erdige Beschaffenheit verliert. Koche ihn dann leicht auf kleinem Kohlenfeuer, damit er alle Schärfe verliert, mache einen zweiten Wasseransatz, nachdem der erste abgegossen ist, und koche noch einmal so, dass eben die leimige Abkochung zur Ähnlichkeit mit der Farbe des Weins überführt wird. Nimm sie dann vom Feuer, verflüssige sie durch ein sauberes Tuch und gib vom Schleim selbst nüchtern einen Kelch mittlerer Größe unter Beimischung von 1 Esslöffel abgeschäumtem Honig.

(5) Und wenn etwa bis dahin die Einschnürung der Brust nicht gelöst sein sollte, dann ritze zwischen den Schulterblättern in der Wirbelregion, nachdem die Teile vorher erwärmt wurden, und entziehe durch einen Schröpfkopf eine ausreichende Menge Blut, was für eine Entspannung ausreicht. Bewirke auch eine Entleerung des Unterleibs, wenn sie ausbleiben sollte, durch ein mildes Klistier. Bringe dann 3 Tage nach der Einritzung, wenn etwa beim Palpieren mit den Fingern eine Spannung des Oberbauchs begegnen sollte, den 3-Samen-Umschlag auf, denn die Griechen nennen ihn *trispermon*, also aus 2 Teilen zerstoßenem Leinsamen und je 1 Teil Gersten- und Bockshornkleemehl. Koche dann Honig, süßes Öl und ausrei-

et olei dulcis et aquae quod suffecerit in uno coques, et cataplasmabis. et postquam tuleris cataplasma, maxime hiemis tempore molli lana loca tutabis et fasciabis. post haec omnia et postquam cataplasmatis dies expleveris, epithima dia spermaton appones, aestate vero diameliloto epithimate uteris.

(6) aliud ad siccam tussim. irin Illyricam decoques in aqua dulci usque ad tertiam partem, et in ipsa decoctione ad modum unius calicis minoris addes mellis despumati quod suffecerit, et ieiunis potui dabis.

(7) confectio electuarii tussiculis aridis et ad raucedinem conveniens. recipit autem lini seminis torrefacti et amygdalae amarae desquamatae et leviter torrefactae et gliquiritiae suci omnium quattuor paria pondera. singillatim teres et sic in uno commisces et addito melle cocto in unitatem coges, et exinde in modum unius avellanae dabis ut in ore contineant aegrotantes et paulatim exucando transvorent. sin vero gliquiritiae sucum non inveneris, ipsam gliquiritiam mittes et uteris.

xxxv. ad tumorem faucium

(1) secundum veteres medicos quattuor distantias cum suis vocabulis habere uva ostenditur. nam si fuerit rotunda in similitudinem acinae, stafyle a Graecis appellatur, quam nos uvam dicimus. item si fuerit longa et tenuis et in folliculi sui summitate plurimum humoris habuerit, cionis appellatur. identidem si grossa vel vastior fuerit ut robustitate sua faucium impleat partes, gargareon appellatur. nam Hippocrates senior in suo pronostico sic ait: gargareones periculosae ad incidendum vel exsecandum, quanto magis fuerint rubriores et grandes. etenim tumor eisdem locis nascitur et sanguinis incessabilis fluxus efficitur. sed oportet in eodem tempore non solum ipsam uvam appositione medicamenti attenuare, verum etiam quibuslibet modis subinanire ventrem. sic enim innoxie chirurgia adhibetur et metus praefocationis praeteritus est. item alia dicephalos appellata vel bicapita, quae rarius nascitur et innoxia esse

chend Wasser in Eins und mache einen Umschlag. Und nachdem du den Umschlag aufgebracht hast, schütze besonders im Winter die Stellen mit weicher Wolle und umwickele sie. Nach alledem und nachdem du die Zeitdauer des Umschlags erfüllt hast, lege das *epithima dia spermaton* (den Samenumschlag; s. u. 42.18) auf, im Sommer verwende aber das *epithima dia melilotu* (den Steinkleeumschlag; s. u. 42.3).
(6) Ein anderes Mittel gegen trockenen Husten: Koche Blaue Schwertlilie in Süßwasser bis auf ein Drittel ein, füge der Abkochung selbst in der Menge eines Kelches kleinerer Größe ausreichend abgeschäumten Honig bei und gib davon nüchtern zu trinken.
(7) Die Zubereitung einer Latwerge für trockenes Hüsteln und gut gegen Rauigkeit des Halses: Man nimmt aber gerösteten Leinsamen und geschälte und leicht gedörrte Bittermandeln und Süßholzsaft, von allen vier gleiche Mengen. Zerreibe es einzeln, mische es so in Eins und füge Honig zu, koche es und bringe es zur Einheitlichkeit; gib dann davon nach dem Maß einer Haselnuss, mit der Anweisung, dass es die Kranken im Mund behalten und allmählich durch Auspressen hinunterschlucken. Wenn du aber keinen Süßholzsaft finden solltest, dann nimm Süßholz selbst und verwende es.

35. Schwellung des Rachens

(1) Nach den alten Ärzten kann die *uva* (Uvula, das Rachenzäpfchen) vier Ausdehnungen mit eigenen Bezeichnungen haben. Wenn sie nämlich rund sein sollte nach Ähnlichkeit einer Traube, dann wird sie von den Griechen *stafyle* genannt, die wir *uva* nennen. Ebenso wird sie, wenn sie lang und dünn sein und an der Spitze ihres Säckchens sehr viel Saft haben sollte, *cionis* genannt. Zum anderen, wenn sie dick oder breiter sein sollte, dass sie durch ihre Größe die Rachenregion anfüllt, wird sie *gargareon* genannt. Der alte Hippokrates sagt nämlich in seinem *Prognostikon* so: »*gargareones* sind gefährlich ein- oder auszuschneiden, je röter und größer sie sind. Die Schwellung entsteht nämlich an eben diesen Stellen und es wird ein unstillbarer Blutfluss bewirkt. Aber man muss zu derselben Zeit nicht nur die Uvula selbst durch Auflegen eines Medikaments verdünnen, sondern auch auf beliebige Arten den Unterleib entleeren. So wird nämlich die Chirurgie ohne Schaden angewendet und die Angst vor Erstickung ist vorbei.« Ebenso gibt es eine andere sogenannte *dicephale* oder doppelköpfige (Uvula), die seltener vorkommt und als unschädlich gilt, wenn sie jedenfalls den Saft,

probatur, si quidem humorem ex se dimittens in utrasque partes faucium spargat et non per medium destillando pulmonis altitudinem laedat, sicut ceterae uvae faciunt. propter ea chirurgia prohibetur.

(2) curationis vero tempore in ipso initio ad uvas tumentes et summissas, quas Graeci cechalasmenas vocant, et tumentibus faucibus uti oportet dia pityrou gargarismate, id est ex cantabro. et conficitur sic. cantabrum non nimis calcatius tenui linteolo illigatum mittes in cacabo fictili et novo aut certe aeneo stagnato et adiecta dulci aqua addes siccam rosam et palmulas pingues, lenticulam et myxas, sales Alexandrinos. omnia ad modum mittes, et coques donec lenticula coquatur. post haec ipsum sucum liquabis. bene temperatum et non viscosum nec iterum nimis aquatum efficias, et addito modico melle despumato gargarizandum patientibus dabis non nimis calidum neque iterum frigidum. etenim si frigidum fuerit, tumentibus partibus manifestatur esse contrarium. iterum si nimis calidum fuerit, loca fervore accensa inurit. sed sufficit tantum ut secundum tactum teporem habeat lactis, quod Graeci galactodes vocant.

(3) diachrisma stomaticon id est inlinimentum ori conveniens. et appellatur e dia ton carion, faciens ad digerendos tumores et praefocationes antiadum. et recipit nucum viridium corticis sucum per linteolum mundum liquatum. quem molli igne coques usque ad tertiam partem et tolles ab igne et dimittes ut infrigidet. dehinc in mortarium marmoreum refundes et admisces mellis leviter despumati similem quantitatem, et addes croci et murrae et hypoquistidis suci quod suffecerit, ita ut murrae et croci singulas partes mittas et hypoquistidis suci dimidiam partem, et uteris.

(4) confectio crocati faciens ad faucium fervidos sive rubicundos tumores. accipit autem rosae floris et croci scripulos binos, nucleos pini septem, uvae passae enucleatae numero novem. teres cum melle despumato et modico passo, et inlines.

(5) confectio anthera a Graecis appellata, optima ad uvam desiccandam et ad omnia quae in ore nascuntur. recipit croci, murrae, crocomagmatis, aluminis scissi, gallarum, rosae floris, omnium specierum sex drachmas singulas, sandaracae, iris Illyricae, cyperi, omnium trium drachmas binas.

den sie von sich gibt, in beide Teile des Rachens aufteilt und nicht dadurch, dass er durch die Mitte hinabtropft, die Tiefe der Lunge verletzt, so wie es die übrigen Uvulae tun. Deshalb wird die Chirurgie vermieden.
(2) Zum Zeitpunkt der Behandlung aber muss man gleich zu Beginn bei geschwollenen und herabhängenden Uvulae, welche die Griechen *cechalasmenai* nennen, und bei geschwollenem Rachen das Gurgelmittel *dia pityrou,* also aus Kleie, verwenden. Und es wird wie folgt hergestellt: Binde nicht zu sehr zerstoßene Kleie in ein dünnes Tuch ein und bringe es in einen neuen Keramiktiegel oder wenigstens in einen aus verzinnter Bronze; füge nach Eingießen von Süßwasser getrocknete Rosenblätter, fette Datteln und nach Beifügung von Linsen und Brustbeeren alexandrinisches Salz hinzu. Füge alles im richtigen Maß zu und koche, bis die Linsen gekocht sind. Mache danach den Schleim flüssig. Mische ihn gut, nicht zäh und auch wiederum nicht zu wässrig, und gib ihn nach Beifügung von maßvoll viel abgeschäumtem Honig den Patienten zum Gurgeln, nicht zu warm und auch wiederum nicht zu kalt. Wenn nämlich das Mittel kalt sein sollte, dann ist es offensichtlich den geschwollenen Teilen entgegengesetzt. Ebenso verbrennt es, wenn es zu sehr warm sein sollte, die durch Hitze entzündeten Stellen. Es genügt aber so viel, dass es entsprechend der Berührung die linde Wärme von Milch hat, was die Griechen *galactodes* nennen.
(3) Ein *diachrisma stomaticon*, also eine Salbe, die gut für den Mund ist; sie wird genannt *e dia ton carion* und wirkt zum Verteilen von Schwellungen und gegen Mandelentzündung. Und man nimmt den Saft der Schale grüner Nüsse, der durch ein sauberes Tuch verflüssigt wurde. Koche ihn auf einem sanftem Feuer bis auf ein Drittel ein, nimm ihn vom Feuer und lasse ihn kalt werden. Gieße ihn dann in einen marmornen Mörser, mische eine gleiche Menge leicht abgeschäumten Honig bei und füge Safran, Myrrhe und ausreichend Zistrosenwürgersaft so hinzu, dass du je 1 Teil Myrrhe und Safran und ½ Teil Zistrosenwürgersaft beifügst, und wende es an.
(4) Die Zubereitung aus Safran, die gegen glühende oder feuerrote Schwellungen wirkt: Man nimmt aber Rosenblüten und Safran je 2 Skripel, 7 Pinienkerne und 9 kernlose Rosinen. Zerreibe es mit abgeschäumtem Honig und maßvoll viel Passum und streiche es auf.
(5) Eine Zubereitung, welche von den Griechen *anthera* genannt wird und welche die beste ist zum Austrocknen der Uvula und für alles, was im Mund entsteht: Man nimmt Safran, Myrrhen, Bodensatz des Safranöls, Spaltalaun, Galläpfel, Rosenblüten, von allen sechs Arten je 1 Drachme, dann Sandarach, Blaue Schwertlilie und Zypergras, von allen dreien je

tundes, cernes et teres diligenter, et uteris aliquando sicco aliquando admixto melle.

xxxvi. ad ulcerationem faucium

(1) ulceratio faucium si cum febre acuta in aegritudine contigerit, pessima et exitialis ostenditur, maxime si grandis et scara fuerit nata. est iterum alia ulceratio praeter febrem acutam, quae inter acra oris spatia efficitur alba vel nigra aut certe cinericio colore fuscata, quam tefroden vocant. et appellatur a Graecis consuete aptha, quam nos oris coctionem dicimus. et est deterior vel mortifera in infantibus brevissimis lactantibus ob teneritudinem aetatis illa quae fuerit alba in similitudinem granorum minutorum siliginis, maxime si et caput linguae obtinuerit.

(2) in curationibus vero si grandis fuerit ut supra diximus faucium ulceratio cum scara, ut etiam cum rubore sub mento in gutturis partes ostenditur, quas Graeci antereona vocant, et si fuerit is qui curabitur aetate perfectus, flebotomiam adhibere oportet ita ut secundam detractionem facias, quam epaferesin vocant. et si ventrem non fecerit, acriori clystere deducendus erit, in infantibus vero balano uteris. dehinc ipsis locis patientibus diacartum medicamentum admixto modico melle inlines. et sinendum ut sibi saniando scarae cadant, ne abstractione violenti emeatus emorroidis sequatur.

(3) alia confectio oralis, quam Graeci stomaticen vocant, faciens ad putredines et scaras. caninum fimum album colliges et siccabis. fit autem hoc, si ossa bubula sola ante diem vel biduum canes manducantes custodias. ipsum vero fimum combures et exinde mittes dr. II, croci et costi dr. singulas, mellis quod suffecerit.

(4) levissimae autem ulcerationi sufficit, si et antheran cum melle inlinies. sin vero aptha fuerit in ore id est oris coctio, lac asininum singulariter aut certe caprinum admixto modico passo frequenter dabis colluendum, et magis si nigra fuerit aptha. sed si forte nimis sordida cum putredine appa-

2 Drachmen. Zerstoße, siebe und zerreibe es sorgfältig und verwende es bald trocken, bald unter Beimengung von Honig.

36. Verschwärung des Rachens

(1) Geschwüre des Rachens sind, wenn sie zusammen mit heftigem Fieber bei Erkrankung auftreten, ein sehr schlechtes und tödliches Zeichen, besonders wenn sie groß und schorfig sind. Es gibt wieder eine andere Verschwärung ohne heftiges Fieber, die im Mundinnenraum auftritt und weiß oder schwarz oder aschefarben ist, die sie *tefrodes* nennen. Und sie wird von den Griechen gewöhnlich *aptha* genannt, die wir *coctio* (Kochung) des Mundes nennen. Und jene Art, die weiß ist nach Ähnlichkeit verkleinerter Körner des Sommerweizens, ist schlechter oder todbringend bei sehr jungen Kindern, die Säuglinge sind, wegen der Zartheit des Alters, besonders wenn sie die Zungenspitze befallen hat.
(2) Wenn aber bei der Behandlung, wie wir eben gesagt haben, die Verschwärung des Rachens groß sein sollte mit Schorf, dass sie sich sogar mit Rötung in den Teilen der Kehle unter dem Kinn zeigen sollte, den die Griechen *antereon* nennen, und wenn der Behandelte im Erwachsenenalter sein sollte, muss man den Aderlass anwenden, so dass man einen zweiten Blutentzug durchführt, den sie *epaferesis* nennen. Und wenn (der Kranke) keinen Stuhlgang haben sollte, dann muss er mit einem recht starken Klistier abgeführt werden, bei Kindern aber gebrauche ein Zäpfchen. Dann streiche auf die leidenden Stellen das Medikament *dia chartu* auf, dem maßvoll viel Honig beigemischt wurde. Und man muss die Salbe belassen, bis der Schorf durch eigene Heilung abfällt, damit nicht durch gewaltsame Entfernung eine Blutung erfolgt.
(3) Eine andere Mundzubereitung, welche die Griechen *stomatice* nennen, die gegen Fäulnis und Schorf wirkt: Sammle weißen Hundekot und trockne ihn. Dies geschieht aber, wenn du Hunde einsperrst und ihnen 1 oder 2 Tage lang nur Rinderknochen zu fressen gibst. Den Hundekot aber äschere ein und gib davon 2 Drachmen, von Safran und Kostwurz je 1 Drachme und ausreichend Honig.
(4) Bei sehr leichter Verschwärung genügt es aber, wenn du die Kehle mit Honig bestreichen wirst. Wenn aber eine *aptha* im Mund sein sollte, also eine Kochung des Mundes, dann gib nur Eselsmilch oder wenigstens Ziegenmilch unter Beimischung von maßvoll viel Passum häufig zum Spülen, und besonders wenn die *aptha* schwarz sein sollte. Und wenn sie

ruerit, ervi pollinibus tenuissimis admixto melle deterges ex leptospathio ferramento licinio involuto, et postquam deterseris, vinum tepefactum colluendum dabis, in quo ante fuerit decocta rosa sicca et murta sicca et olivae folia viridia.

(5) post haec medicamentum siccum appones, cuius medicamenti confectio talis est. facit enim ad universas apthas nigras et albas et ad universa quae in ore nascuntur. accipit autem balaustii et corticis de granata sicca dr. octonas, gallarum et folii optimi dr. quaternas, aluminis scissi et mastices dr. singulas. quae sunt tundenda tundes et quae terenda teruntur, et sic tenuissime creta et in uno commixta usui reservantur.

xxxvii. ad synanchicos

(1) synanchica igitur passio nomen accepit ab eo quod nimio tumore summitatis gulae vel faucium sive locorum quibus nutrimenta transvorantur, interius atque exterius, cum difficultate transvorandi praefocationem faciat acutam et iugiter spirationem patientibus neget – nam Graeci continuam vel iugem syneci appellant – et similiter ut laqueo strangulatos interficiat laborantes, cuius laquei suspendia Graeci anchonas vocant, unde iterum synanchica passio nominatur. et sunt differentiae passionis duae. una est quae cum ingenti tumore supra dictorum locorum visibus manifestatur, alia vero quae sine ullo tumore efficitur, sensibus cognoscitur tantum cum minime et difficulter transvorare coeperint aegrotantes. ipsam denique veteres passionem peiorem atque noxiam adseverant, siquidem ad pulmonem faciat decursum et tertia vel quarta die praefocationis ingerat necem. contingit autem medio aetatis tempore corporibus frequenti catarro temptatis, item ex vinolentia vel niuatis potionibus aut si quis post perfrictionem conceptam derepente calidis nimis usus fuerit lavacris.

(2) curationis autem tempore oportet in principio, si una pars faucium tumuerit, ex ipsa parte, quam Graeci catixin vocant, in brachio flebotomare et sufficientem sanguinem detrahere. sin vero in utrasque par-

etwa zu sehr schmutzig mit Fäulnis auftreten sollte, dann wische sie mit sehr feinem Ervenmehl unter Beimischung von Honig ab mit einem feinen Spatel, der mit Dochtmaterial umwickelt wurde, und gib nach dem Abwischen warmen Wein zum Spülen, in dem zuvor getrocknete Rosenblätter, getrocknete Myrte und grüne Olivenblätter abgekocht wurden.
(5) Lege danach ein austrocknendes Medikament auf. Die Zubereitung dieses Medikaments ist wie folgt; es hilft nämlich gegen alle schwarzen und weißen *apthae* und gegen alles, was im Mund entsteht: Man nimmt Granatapfelblüten und getrocknete Granatapfelschalen, je 8 Drachmen, dann Galläpfel und beste Zimtbaumblätter je 4 Drachmen und Spaltalaun und Mastix je 1 Drachme. Zerstoße, was zerstoßen werden muss, und was zerrieben werden muss, wird zerrieben, und das so sorgfältig Gesiebte und in Eins Zusammengemischte wird zum Gebrauch aufbewahrt.

37. An Diphtherie Leidende

(1) Das *Synanche*-Leiden (Diphtheriea) hat seinen Namen davon, dass es durch recht starke innerliche und äußerliche Schwellung der obersten Kehlenregion oder aber des Rachens oder der Stellen, an denen Nahrung geschluckt wird, unter Schluckschwierigkeiten eine heftige Atemnot bewirkt und den Patienten fortwährend das Atmen unmöglich macht – die Griechen bezeichnen »beständig« oder »in einem fort« nämlich als *syneci* –, und weil es die Kranken in ähnlicher Weise wie die mit einem Strick Erdrosselten tötet, dessen Aufhängen mit einem Strick die Griechen *anchone* nennen, weshalb wiederum das Leiden *synanche* heißt. Und es gibt zwei Arten der Erkrankung: Die eine ist diejenige, die mit starker Schwellung der eben genannten Stellen durch den Blick manifest ist, die andere aber diejenige, die ohne Schwellung auftritt und nur bemerkt wird, womit die Kranken nicht oder mit Schwierigkeiten zu schlucken anfangen. Die Alten schließlich schätzen das Leiden als schlechter und schädlich ein, wenn es zur Lunge hinabsteigt und am 3. oder 4. Tag den Tod durch Erstickung herbeiführt. Es tritt aber im mittleren Alter bei Personen auf, die von häufigem Katarrh betroffen waren, ebenso aufgrund von Trunkenheit oder eiskalten Getränken oder wenn jemand nach einer Erkältung plötzlich allzu warm badet.
(2) Zum Zeitpunkt der Behandlung aber muss man am Anfang, wenn ein Teil des Rachens geschwollen ist, auf eben dieser Seite, welche die Griechen *catixin* nennen, am Arm zur Ader lassen und ausreichend Blut

tes faucium uberior se tumor infuderit cum rubore igni sacro simulante, quod Graeci erysipelatodes vocant, in ambobus brachiis venas incides, et sanguinem detrahes tantum quantum aetas et virium qualitas et regio et tempus et ipsius causae magnitudo postulaverit. etiam et sub lingua praedictae passionis periculo venas incides, si nimis plenae apparuerint, quo possit proximis locis sanguinis detractione facta relaxatio tumentibus ministrari partibus.

(3) sin vero senilis aetas aut infantilis aetas, quod equidem rarius in ipsa infantili aetate contingit, flebotomi usum prohibuerit, a tergo inter scapulas circa spondyli locum cucurbitam conglutinabis et addita scarifatione competentem sanguinem detrahes. et si ventrem non fecerit, acriori clystere deducendus erit. dabis etiam et mulsam gargarizandum ex decoctione puleii confectam vel illud quod dia pityrou vocant id est ex cantabro, cuius confectionem superius ad tumores faucium scripsimus.

(4) diachrisma id est inlinimentum, quod appellant dia ton chelidonon, id est ex hirundinibus, faciens ad synanchen et ad universos tumores faucium, et sordida ulcera in ore bene depurgat. recipit autem hirundinum agrestium exustarum dr. I, croci dr. II, spicae Indicae et murrae dr. singulas, mellis despumati partes duas, passi Cretici partem unam. oportet autem pullos hirundinum parvo sale aspergere et in olla fictili crudos mittere et sic opertos exurere.

(5) etiam et penicillos calida aqua expressos ori patientis et naribus alterna mutatione oportet iugiter applicare, cum admonitione ut ad semet ipsum aegrotus spiritum vaporis rapiat, quo possint interiora membra a Graecis moria appellata relaxationis medelam percipere. et sub mento gutturis partes, quas Graeci antereona vocant, tribus seminibus in aqua mulsa concoctis cataplasmabis, id est ex faeni Graeci polline et tritici et lini seminis. dehinc et cerotarium confectum visceribus vel ventri appones. recipit autem ceram et butyrum et adipem taurinum, vel porcinum si taurinum non inveneris, omnium trium paria pondera, et galbani quod sufficit. conficies et uteris.

entziehen. Wenn sich aber die Schwellung auf beiden Seiten des Rachens weiter ausgebreitet hat mit einer Rötung, die der Wundrose (s. o. 24) gleicht, was die Griechen *erysipelatodes* nennen, muss man an beiden Armen die Venen eröffnen und so viel Blut entnehmen, wie es das Alter, der körperliche Zustand, die betreffende Stelle, der Zeitpunkt und die Schwere der Erkrankung verlangen. Eröffne auch die Adern unter der Zunge bei Gefahr des eben genannten Leidens, wenn sie allzu sehr gefüllt erscheinen, damit durch Blutentzug an den benachbarten Regionen für die geschwollenen Teile eine Entspannung geschaffen werden kann.

(3) Wenn aber hohes oder Kindesalter – dies kommt allerdings recht selten im Kindesalter vor – die Anwendung des Aderlassens verhindern sollten, muss man auf dem Rücken zwischen den Schultern in der Region der Wirbel einen Schröpfkopf aufsetzen und nach Einritzung ausreichend Blut abziehen. Und wenn (der Kranke) keinen Stuhlgang haben sollte, muss er mit einem recht scharfen Klistier abgeführt werden. Gib auch zum Gurgeln Wasser-Mulsum, der aus einem Poleiminzenabsud hergestellt wurde, oder jenes Mittel, das sie *dia pityrou* nennen, also aus Kleie, dessen Zubereitung wir oben (35.2) gegen Schwellungen des Rachens beschrieben haben.

(4) Ein *diachrisma*, also eine Salbe, die sie *dia ton chelidonon*, also aus Schwalben, nennen und die gegen Diphtherie und alle Schwellungen des Rachens wirkt und die schmutzigen Geschwüre im Mund gut purgiert: Man nimmt aber von eingeäscherten Schwalben 1 Drachme, 2 Drachmen Safran, von indischer Narde und Myrrhe je 1 Drachme, 2 Teile abgeschäumten Honig und 1 Teil kretisches Passum. Man muss aber Schwalbenjunge mit wenig Salz bestreuen, sie roh in einen Keramiktopf bringen und sie so, mit einem Deckel verschlossen, einäschern.

(5) Auch Schwämme, die in warmem Wasser ausgedrückt wurden, muss man fortwährend an Mund und Nase des Patienten abwechselnd bringen, mit der Ermahnung, dass der Kranke den Dampf der Wärme auf sich zieht, damit die inneren Organe, die von den Griechen *moria* genannt werden, die heilende Entspannung erfahren. Und auf die Teile der Kehle unter dem Kinn, welche die Griechen *antereon* nennen, bringe den Umschlag aus 3 Samen auf, die in Wasser-Mulsum gekocht wurden, also aus Bockshornkleemehl und Weizen- und Leinsamen. Wende dann auch eine Wachssalbe für Eingeweide oder Unterleib an: Man nimmt aber Wachs, Butter, Stier- oder Schweinefett, wenn du kein Stierfett finden solltest, von allen dreien gleiche Gewichtsmengen und ausreichend Steckenkrautharz. Bereite es zu und wende es an.

XXXVIII. ad tetanicos

(1) tetanica passio tres distantias cum vocabulis suis habere manifestum est. ex quibus una dicitur tetanos, alia emprosthotonos, tertia vero opisthotonos. et est tetanos, quam primam diximus, secundum cervicem rectam atque inflexibilem nervorum et musculorum tensio cum ingenti dolore. emprosthotonos autem in anteriore parte musculorum cervicis et nervorum efficitur contractio, ut etiam mentum fixum pectori videatur, cum ingenti dolore. opisthotonos autem ad posteriorem partem musculorum et nervorum cervicis, quos tenontas vocant, efficitur contractio cum vehementi dolore. contingit frequenter ex antecedenti nimia perfrictione, quotiens plus frigoris quam possit natura corporis ferre, sustinuerint laborantes, et dorsalis medulla perfrixerit, quam Graeci noticon myelon vocant. nam Hippocrates in Aforismis sic ait, omne frigidum dorsali medullae et nervis esse hostile sive inimicum, quod autem calidum amicum.

(2) in curationibus vero oportet omnes in brachio flebotomare ob nimietatem doloris vel relaxationis faciendae causa, maxime si et plethoricum corpus habuerint aegrotantes, quod nos Latino sermone abundabile dicimus sive multitudine suci plenum. post haec chalastico lysiponio uteris. et conficitur sic. resinae terebintinae, ysopi Attici suci, cerae albae, omnium trium uncias quaternas, galbani et opopanacis uncias singulas, olei veteris dr. III. diligenter conficies. si forte durior fuerit, Cyprino oleo molli pruna resolves et moves donec coaguletur. tunc manu calefacta perungues, et post perunctionem molli lana tutabis loca et fasciabis.

(3) sed oportet primo loca dolentia simul cum spina sacculo calido vaporare ex cantabro vel tritici farina confecto et sudorem excitatum tenui et calefacto linteolo detergere, et sic supra dicto medicamento perunguere. dandum etiam in potione et castoreum rutae foliis admixtum aut opopanacis obolis duobus id est scripulo uno, vel ceteris potionibus ex castoreo confectis diurnis diebus uti oportet.

38. An Wundstarrkrampf Leidende

(1) Der Wundstarrkrampf zeigt sich in drei Erscheinungsformen, die jeweils eigene Bezeichnungen haben. Von diesen heißt eine *tetanos*, die zweite *emprosthotonos*, die dritte aber *opisthotonos*. Und der *tetanos*, den wir als erste Erscheinungsform genannt haben, ist eine Spannung der Sehnen und Muskeln längs des gerade gerichteten und unbeugbaren Nackens mit gewaltigem Schmerz. Der *emprosthotonos* aber ist eine Zusammenziehung im Vorderteil der Muskeln und Sehnen des Halses, so dass sogar das Kinn der Brust angeheftet zu sein scheint, mit gewaltigem Schmerz. Der *opisthotonos* aber ist eine Zusammenziehung im rückwärtigen Teil der Muskeln und Sehnen des Halses, die sie *tenontes* nennen, mit gewaltigem Schmerz. Das Leiden tritt häufig aufgrund einer vorangehenden allzu starken Erkältung auf, wenn die Kranken mehr Kälte als sie die Natur des Körpers ertragen kann, ausgehalten haben, und das Rückenmark, das die Griechen *noticon myelon* nennen, erkältet ist. Hippokrates spricht nämlich so in den *Aphorismen*, dass alles Kalte dem Rückenmark und den Sehnen feindlich oder unfreundlich sei, was aber warm sei, das sei befreundet.
(2) Bei der Behandlung aber muss man alle Kranken am Arm zur Ader lassen wegen des Übermaßes an Schmerz oder aber um eine Entspannung zu bewirken, besonders wenn die Kranken einen strotzenden Körper haben, was wir auf Lateinisch *abundabile* (überfließend) oder von der Menge des Saftes voll nennen. Verwende danach ein *chalasticon* (entspannendes Mittel), ein schmerzlinderndes Mittel. Und es wird wie folgt zubereitet: Terpentinharz, Saft des attischen Ysop, weißes Wachs, von allen dreien je 4 Unzen, von Steckenkrautharz und Opopanax je 1 Unze, von altem Öl 3 Drachmen. Bereite es sorgfältig zu. Wenn es etwa zu fest sein sollte, dann löse es mit zyprischem Öl auf sanftem (Feuer) und rühre, bis es gerinnt. Dann salbe (ihn) mit warmen Händen ein und bedecke nach dem Einsalben die Stellen mit weicher Wolle und binde sie fest.
(3) Zuerst aber muss man die schmerzenden Stellen mitsamt dem Rückgrat mit einem warmen Säckchen erwärmen, das aus Weizenkleie oder Weizenmehl bereitet ist, und den erzeugten Schweiß mit einem dünnen und warmen Tuch abwischen und so mit dem eben genannten Medikament salben. Man muss in ein Getränk auch Bibergeil geben, dem Blätter der Weinraute beigemischt sind, oder 2 Obolen Opopanax, das ist 1 Skripel, oder man muss andere Getränke, die mit Bibergeil zubereitet wurden, täglich verwenden.

(4) declinationis tempore etiam et cerotarium ex diaquilon confectum appones. et conficitur sic. cerae, adipis porcini sine sale, diaquilon medicamenti, omnium trium paria pondera in uno consolves lento vapore, et ab igne tolles et moves donec coaguletur. dehinc rades et uteris.

XXXIX. ad emoptyicos

(1) emoptyicos Latini sanguinem spuentes appellant. quos autem in passione constitutos, si forte ex respiratorio interaneorum membro, quod Graeci anapneusticon morion vocant, sanguinis fuerit fluor, sequitur tussicula vehemens, aliquando parva, cum sanguinis supernae educationis reiactatione, quam Graeci ematos anagogen vocant. sin vero ex faucibus et uva contigerit, praeter tussiculam simpliciter sicut ex ore cum excreatione despuitur.

(2) et secundum colorem vel substantiam supra dictus sanguis ostenditur locis ex quibus feratur. quod si fuerit nigellus cum mediocri quantitate, ex minutis venis significatur. si vero flavus fuerit et cum ingenti impetu et abundans fuerit, exclusus ex arteriis venis esse manifestatur. si vero nigellus fuerit et veluti glebosus, quem Graeci thrombumenon vocant, cum modico dolore, de thoracis parte ferri ostenditur. si autem sine ullo dolore cum ingenti tussicula et anhelitu rubens et tenuis scatens et spumosus sanguis fuerit emissus, manifestissime de pulmone ferri cognoscitur. aliquibus vero, si forte aetate iuvenes fuerint patientes, etiam malarum modicus rubor in vultu ostenditur. et sicut Galenus in Diagnostice ait, ex stomacho et ventre si fuerit, evomitur, si ex renibus et vesica, mingitur, si ex intestinis, egeritur.

(3) et sunt differentiae fluoris sanguinis numero quattuor quibus fieri solet. aliquando secundum disruptionem venarum efficitur, aliquando secundum esudationem ipsarum venarum, aliquando secundum osculationem, quam Graeci anastomosin vocant, siquidem perforatione facta veluti ex orificio sanguinem emittant, aliquando secundum putredinem. et contingit frequentius ex percussu aut nimia exclamatione aut ingentis

(4) Im Stadium der Abnahme wende auch eine Wachssalbe an, die aus *dia chylon* zubereitet ist. Und sie wird so bereitet: Von Wachs, Schweinefett ohne Salz und vom Medikament *dia chylon*, von allen dreien mische gleiche Gewichtsmengen in Eins bei leichter Wärme, nimm es vom Feuer und rühre, bis es gerinnt. Dann schabe es und wende es an.

39. An Blutspucken Leidende

(1) Als *emoptyici* bezeichnen die Lateiner Kranke, die Blut spucken. Diejenigen, die aber mit diesem Leiden behaftet sind, befällt ein starker, manchmal ein schwacher Husten, wenn der Blutfluss aus dem Atmungsorgan kommt, das die Griechen *anapneusticon morion* nennen, zusammen mit dem Auswurf des nach oben gebrachten Blutes, was die Griechen *ematos anagoge* nennen (s. u. 39.7; 40.1; 40.7). Wenn das Blut aber aus dem Rachen und der Uvula kommt, dann wird es ohne Husten wie zusammen mit Auswurf aus dem Mund gespuckt.
(2) Und entsprechend seiner Farbe oder Beschaffenheit zeigt sich, aus welcher Region das eben genannte Blut kommt: Wenn es dunkel und von mittlerer Menge sein sollte, dann kommt es aus kleinen Venen. Wenn es aber gelb sein sollte, mit gewaltigem Andrang und überströmend, dann ist es offenbar aus den Arterien ausgeschlossen worden. Wenn es aber schwarz sein sollte und gleichsam klumpig, was die Griechen *thrombumenos* nennen, dann wird es mit maßvoll viel Schmerz aus der Brust empor getragen. Wenn aber ohne jeden Schmerz mit starkem Husten und Keuchen rotes, dünn quellendes und schaumiges Blut ausgeschieden wird, dann ist es ein sicheres Zeichen dafür, dass es aus der Lunge stammt. Bei manchen aber zeigt sich, wenn es zufällig junge Patienten sind, auch eine mäßige Röte der Wangen im Gesicht. Und wie Galen in seiner *Diagnostik* sagt, wird das Blut, wenn es aber aus dem Magen und Unterleib sein sollte, erbrochen, wenn aus den Nieren und der Blase, im Urin, und wenn aus den Gedärmen, dann im Kot ausgeschieden.
(3) Und es gibt gewöhnlich vier unterschiedliche Arten des Blutflusses: Manchmal tritt er bei Zerreißung der Venen auf, manchmal durch Ausschwitzung der Venen selbst, manchmal durch eine Venenerweiterung, welche die Griechen *anastomosis* nennen, wenn sie nach einer Perforation wie aus einer Mündung Blut ausgießen, und manchmal durch Fäulnis. Und es kommt häufiger vor bei einem Schlag oder allzu lautem Schreien oder einem Sturz aus großer Höhe oder einer Verschwärung

altitudinis casu aut ulceratione facta aut colligatione gutturis violenter ingesta aut nimia plenitudine sanguinis.

(4) curationis vero tempore si ex plenitudine sanguinis vena fuerit rupta, et ipse qui patitur naturam sive temperantiam corporis, quam Graeci crasin appellant, calidam habuerit, quam Galenus libris peri craseon appellatis, in quibus de temperantia corporis scribit, hoc modo intellegi docuit. ait enim ex Hippocratis sententia corpora quae vastiores venas habuerint calidioris esse naturae et quae angustiores frigidioris. ergo calidum corpus si signis supra memoratis aegrotus ostenderit, in brachio flebotomandus erit. sic enim poterit vena extrinsecus relevata adhibitis potionibus colleticis intrinsecus conglutinari. apponendum etiam et diaiteon emplastrum aut finicine Galeni quam dia chalciteos dicit, aut certe illa quae a Graecis e barbaros appellatur in duabus alutis inducta, una in pectore et lateribus et altera a tergo inter scapulas, quod metafrenon dicunt. dehinc refectionem dabis panem posca frigida infusum. aut orizam elixatam cum modico aceto dabis frigidam. hieme vero tepidam cum vino styptico dabis, et cetera quae similiter constringere vel conglutinare possint.

(5) etiam et potiones aptissimas dabis quae valeant venas conglutinare, ut est polygoni herbae radicis: decoques in aqua usque ad tertiam partem et addes cummi diligenter tritum sufficienti modo, et potui dabis hieme tepidum aestate frigidum. aliud. pumicem leviorem aut ros Syriacum in vino austero decoques in cacabo novo et exinde ieiunis potionem unam et alteram ad vesperam dabis, similiter aestate frigidam hieme tepidam. aliud. gesaster et amylum cum posca propinantur. aliud. ptisana cum adipe caprino recente, et symfyti herbae radices concoctas, comedenda datur. aliud. symfyti herbae radicis siccae partes duas, gesasteros et amyli partes singulas: dabis coclearium unum cum aqua frigida, hieme tepida. aliud. picis siccae partes duas, specularis assati partem unam teres et exinde ieiuno dabis coclearium unum sive hieme sive aestate cum posca frigida. aliud. diasfongon ad narium sanguinis fluxum superius scriptum similiter dabis. aliud. cummi in ore retentum et cum paulatim defluxerit

oder einer gewaltsamen Einschnürung der Kehle oder aufgrund einer allzu großen Blutfülle.

(4) Wenn aber zum Zeitpunkt der Behandlung eine Ader aufgrund von Blutfülle gerissen sein sollte und wenn der Patient eine warme Natur oder Mischung des Körpers besitzen sollte, welche die Griechen *crasis* nennen und von welcher Galen in den sogenannten Büchern *Peri craseon,* in denen er über die Mischung des Körpers schreibt, lehrt, dass sie auf folgende Art erkannt werden könne; er sagt nämlich, dass nach einem Satz des Hippokrates Körper, die weitere Venen hätten, von wärmerer, und die engere Venen hätten, von kälterer Natur seien –wenn also aufgrund der eben erwähnten Anzeichen der Kranke einen warmen Körper haben sollte, muss er am Arm zur Ader gelassen werden. So nämlich wird sich die Vene, die von außen erleichtert wurde, nach Anwendung von zusammenleimenden Getränken innerlich verkleben. Auflegen muss man auch das *dia-iteon*-Pflaster oder das Dattelpflaster des Galen, das er *dia chalciteos* nennt, oder wenigstens dasjenige, das von den Griechen *e barbaros* genannt und auf zwei Alaunleder aufgebracht wird, eines für Brust und Seiten und das andere für den Rücken zwischen den Schulterblättern, was sie *metafrenon* nennen. Gib hierauf als erfrischende Speise Brot, das in kalter Posca eingeweicht wurde, oder gib gekochten kalten Reis mit maßvoll viel Essig. Im Winter aber gib warmen Reis mit stopfendem Wein und anderes, was in ähnlicher Weise einschnüren oder verkleben kann.

(5) Gib auch geeignete Getränke, welche die Venen verkleben können, etwa die Wurzeln des Vogelknöterichs: Koche sie in Wasser bis auf ein Drittel ein, füge in ausreichender Menge sorgfältig zerriebenen Gummi hinzu und gib es als Getränk, im Winter warm und im Sommer kalt. Ein anderes Mittel: Koche leichteren Bimsstein oder Gerbersumach in herbem Wein in einem neuen Tiegel und gib hierauf ein Getränk nüchtern und einen anderen gegen Abend, in gleicher Weise im Sommer kalt und im Winter warm. Ein anderes Mittel: Samische Erde und Stärke werden mit Posca zu trinken gegeben. Ein anderes Mittel: Gerstengraupensuppe mit frischem Ziegenfett und zerriebener Beinwellwurzel wird zum Verzehr gegeben. Ein anderes Mittel: 2 Teile getrocknete Beinwellwurzel und 1 Teil samische Erde und Stärke: Gib 1 Esslöffel mit kaltem Wasser, im Winter mit warmem. Ein anderes Mittel: Zerreibe 2 Teile Pech und 1 Teil gebranntes Marienglas und gib hierauf nüchtern 1 Esslöffel, sei es im Winter oder im Sommer mit kalter Posca. Ein anderes Mittel: Gib in ähnlicher Weise das *dia sfongon*-Mittel, das oben (30.5) gegen Nasenbluten beschrieben wurde. Ein anderes Mittel: Gummi, der im Mund

transvoratum sanguinem abstinet. aliud. bulbos aut cocleas elixas cum modico aceto comestas; mirifice operantur. habent enim colleticam virtutem id est glutinatoriam.

(6) aliud. emoptyicis trociscos dielectrum ex succino cum decoctione myrtae aut rosae siccae aut plantaginis suco admixta posca potui dabis. sin vero cum ingenti tussicula fuerit sanguinis emissio, vespertino tempore trociscum trigonum cum posca dabis, et sanabis.

(7) trociscus diasymphytum faciens ad sanguinis supernae educationis reiactationem, quam Graeci ematos anagogen vocant. recipit autem gesasteros, balaustii, cummi, hypoquistidis suci dr. quaternas, turis masculi dr. octo, Lemnias sfragitidos et symphyti herbae radicis siccae dr. duodenas. plantaginis suco colligitur, et trocisci informantur drachmarum singularum. ex quibus unum dabis cum decoctione rosae ac myrtae siccae aut plantaginis suco cum posca.

(8) aliud. anagargarisma ischemon appellatum id est retinens sanguinem, si forte de faucibus aut uva contigerit. rosam siccam, senticem viridem, myrtam nigellam siccam, gallas omfacitidas leviter quassatas, simul omnia decoques in posca et dabis gargarizandum, aestate frigidum hiberno tepidum.

XL. ad pthisicos

(1) est autem pthisica passio ulceratio pulmonis et thoracis cum defluxione corporis. sed illam veterem peiorem atque insanabilem veteres dicunt quae fuerit pulmonis et secundum aetatem iuvenibus magis quam senibus creata, siquidem iuvenilis aetas sui fervorem erigens in tumorem putrefaciat et sordidet ulcera supra dicta. efficitur ex antecedenti sanguinis reiactatione, quam Graeci ematos anagogen dicunt, aut per longam tussiculam reumatizato pulmone aut thorace, aut interna collectione quam empyema dicunt, cum forte sursum eruperit et minime per inferiores partes fuerit desiccata.

(2) sequitur autem laborantes totius corporis defluxio vel cum nimia macie virium consumptio, febricula tenuis aliquando iugis aliquando inter-

behalten und hinuntergeschluckt wird, wenn er langsam zerflossen ist, hält Blut zurück. Ein anderes Mittel: Zwiebeln oder gekochte Weinbergschnecken mit maßvoll viel Essig verzehrt wirken wunderbar. Sie besitzen nämlich colletische, also zusammenklebende Eigenschaft.
(6) Ein anderes Mittel: Gib den Blutspuckenden *di-electru*-Pastillen, also aus Bernstein, mit einem Absud von Myrten oder getrockneten Rosen oder Wegerichsaft unter Beimischung von Posca zum Trinken. Wenn aber der Auswurf von Blut mit heftigem Husten erfolgen sollte, dann gib abends die Dreieckpastille mit Posca und du wirst (die Kranken) heilen.
(7) Die *dia-symphytum*-Pastille, die wirkt gegen den Auswurf des nach oben gebrachten Blutes, was die Griechen als *ematos anagoge* bezeichnen: Man nimmt aber von samischer Erde, Granatapfelblüten, Gummi und Zistrosenwürgersaft je 4 Drachmen, von männlichem Weihrauch 8 Drachmen sowie von lemnischem Siegelton und getrockneter Beinwellwurzel je 12 Drachmen. Es wird mit Wegerichsaft gesammelt und es werden Pastillen geformt von Drachmengröße. Von diesen gib einen mit dem Absud von Rose und getrockneter Myrte oder von Wegerichsaft mit Posca.
(8) Ein anderes Mittel: Ein *ischemon* genanntes, also Blut zurückhaltendes Gurgelmittel, wenn das Bluten aus dem Rachen oder der Uvula erfolgen sollte: Getrocknete Rosen, grüne Fiederspiere, getrocknete schwarze Myrte, leicht zerstoßene *omphakitis*-Galläpfel (unreife); koche alles zusammen in Posca und gib es zum Gurgeln, im Sommer kalt und im Winter warm.

40. An Lungenschwindsucht Leidende

(1) Die Lungenschwindsucht ist aber eine Verschwärung der Lunge und der Brust zusammen mit einem Dahinfließen des Körpers. Aber jene Schwindsucht bezeichnen die Alten als schlechter und unheilbar, welche die Lunge befällt und entsprechend des Alters eher bei den Jüngeren als den Älteren auftritt, da das jugendliche Alter seine Hitze zu einer Schwellung erhebt und eben genannte Geschwüre verschmutzt und eitern lässt. Sie entsteht durch einen vorausgehenden Auswurf von Blut, den die Griechen *ematos anagoge* nennen (s. o. 39.1 und 7), oder durch langen Husten, wenn die Lunge oder die Brust am Fluss leiden oder durch einen inneren Abszess, den sie *empyema* (innen liegendes Geschwür; s. o. 21) nennen, wenn er etwa wieder aufbricht und nicht im unteren Teil ausgetrocknet ist.
(2) Es befällt die Kranken aber ein Dahinfließen des ganzen Körpers oder eine Aufzehrung der Kräfte mit übermäßiger Magerkeit, ein leichtes Fie-

capedinata, quam Graeci dialiponta vocant, tussicula etiam et flegmatis reiactatio. dehinc peiorante passione putidum et purulentum supra dictum flegma excluditur. capilli etiam capitis defluunt et si in pulmone fuerit ulceratio malarum rubor in vultu ostenditur, et digitorum capita robusta efficiuntur cum obuncatione unguium, quam Graeci gryposin vocant.

(3) in curationibus vero oportet in principio adhibere quae valeant ulcera sordida depurgare et ipsorum locorum patientium tumorem mitigare. hoc est faenum Graecum coques eodem modo quo superius ad tussiculam aridam conscripsimus, et cum modico melle despumato dabis ieiunis et ad vesperam. sed si plus eundem sucum operari volueris, in secunda aqua addes irin Illyricam et ysopi comam sufficiente modo, et admixto modico melle similiter dabis. aliqui vero pro melle caricas pingues supra dictis speciebus adiungunt et in uno coquunt.

(4) alia potio diorobum appellata id est de ervo. et conficitur sic. ervum rubrum pridie aqua infundes, alia vero die testa ignita torrefacies moderate ut non ardeat et diligenter siccabis et moles manuali mola, nam Graeci chiromylon vocant, et ipsum pollinem tenui cribello traicies, et ex ipso pulvere dabis coclearium unum cum mulsa calida ieiunis et ad vesperam. aliquando vero in tribus partibus pollinis adduntur ysopi et iris Illyricae partes singulae, et similiter ut supra datur.

(5) aliud diorobum electuarium. murrae, croci dr. singulas, amygdali amari unc. I, ervi rubri pollinis unc. V, mellis despumati quod suffecerit.

(6) aliud pthisicis et maxime de thorace. butyri recentis partes duas, mellis despumati partem unam in uno commisces et exinde dabis coclearium unum ieiunis.

(7) aliud pthisicis conveniens. lac asininum seu caprinum vel ovillum tepefactum cum modico melle ieiunos potabis. et cum simila liquidius coctum in pulmento dabis. aut ptisanam cum capitibus porrorum vel butyrum concoctum similiter dabis. aliquando admisces et modicum mellis et sic dabis.

ber, manchmal fortwährend, manchmal mit Unterbrechung, das die Griechen *dia lipon* nennen, auch ein Husten und der Auswurf von Phlegma. Hierauf wird bei Verschlimmerung des Leidens das eben genannte faul riechende und eitrige Phlegma ausgeschieden. Auch die Haare des Kopfs fallen aus, und wenn die Verschwärung in der Lunge ist, dann zeigt sich im Gesicht eine Rötung der Wangen und die Fingerspitzen werden derb mit einer Einwärtskrümmung der Nägel, welche die Griechen *gryposis* nennen.

(3) Bei der Behandlung muss man aber am Anfang anwenden, was schmutzige Geschwüre zu purgieren und die Schwellung der leidenden Stellen zu lindern vermag. Das heißt: Koche Bockshornklee, so wie wir oben (34.4) gegen trockenen Husten beschrieben haben, und gib ihn mit maßvoll viel abgeschäumtem Honig nüchtern und am Abend. Wenn du aber willst, dass dieser Schleim stärker wirkt, dann füge in einem zweiten Wasseransatz ausreichend Blaue Schwertlilie und Ysopsprossen hinzu und gib es ähnlich mit maßvoll viel Honig. Einige aber fügen statt Honig den eben genannten Zutaten fette Feigen zu, bringen sie in Eins und kochen sie.

(4) Ein anderes Getränk, *di orobu* genannt, also aus Erve. Und es wird so hergestellt: Weiche rote Erve am Vortag in Wasser ein, am darauf folgenden Tag trockne sie aber mäßig in einem erhitzten Keramiktopf, dass sie nicht verbrennt, trockne sie sorgfältig und mahle sie mit einer Handmühle, denn die Griechen nennen sie *chiromylon*, und wirf das Mehl durch ein dünnes Sieb und gib vom Pulver selbst 1 Esslöffel mit warmem Wasser-Mulsum nüchtern und am Abend. Manchmal aber werden in 3 Teilen Mehl je 1 Teil Ysop und Blaue Schwertlilie beigefügt und es wird in gleicher Weise wie eben verabreicht.

(5) Eine andere *di-orobu*-Latwerge: Von Myrrhe und Safran je 1 Drachme, 1 Unze Bittermandel, 5 Unzen Mehl der roten Erve und ausreichend abgeschäumten Honig.

(6) Ein anderes Mittel für an Schwindsucht Leidende und besonders in der Brust: Mische 2 Teile frische Butter und 1 Teil abgeschäumten Honig in Eins und gib hierauf 1 Esslöffel nüchtern.

(7) Ein anderes Mittel für an Schwindsucht Leidende: Gib warme Esels-, Ziegen- oder Schafsmilch mit maßvoll viel Honig nüchtern zu trinken. Und gib es recht dünnflüssig gekocht mit feinstem Weizenmehl in einer Fleischspeise. Oder koche Gerstengraupen mit Lauchköpfen oder Butter und gib sie in ähnlicher Weise. Mische manchmal auch etwas Honig bei und gib es so.

(8) aliud. agnina vel haedina capita vel pedes quos appellant cephalopodas et ipsa corda concocta et comesta mirifice operantur. vires enim depositas plurimum erigunt.

(9) aliud ad tussiculam medicamentum quod appellant diaprassium, id est ex marrubio, pthisicis conveniens. et conficitur sic. marrubii herbae viridis et ysopi et puleii sicci, omnium trium unc. binas, iris Illyricae unc. I, strobilos virides II, aquae sextarios sex, mellis sextarium I, passi dimidium sextarium, caricas pingues numero quindecim, omnia praeter irin Illyricam ante biduum infundes in aqua et tertia die coques usque ad tertiam partem et post haec ab igne tolles. herbas expressas proicies et sucum diligenter liquabis et exinde accipies sextarios II et ei adiunges mel et passum et lento igne coques et electuarium facies in similitudinem mellis mediocriter crassioris et tunc tolles ab igne et superasperges irin Illyricam contusam et tenuissime cretam et moves donec infrigidet et repones in vitreo vase et exinde laborantibus dabis ieiunis et ad vesperam coclearia singula.

(10) et postquam ex sputis limpidioribus vel certe non male redolentibus agnoveris ulcera fuisse purgata, trigono trocisco vel alio quolibet simillimae virtutis in potione dato cicatricem induces. etiam extrinsecus medicamentum epuloticon appones, id est quod valeat in cicatricem ducere, ut est finicine, duabus alutis inductum. unam in pectore et lateribus et alteram a tergo inter scapulas, ut supra dixi, appones et sanabis.

XLI. ad asthmaticos

(1) asthmatici dicuntur Latino sermone anhelosi vel suspiriosi. nam et dyspnia a Graecis dicitur id est difficultas respirationis, et orthopnia aliter dicitur, si quidem recto schemate iacentes praefocentur aegroti. et est passio reumatismus ab arteria defluens in pulmonem, unde subito ad digestionem ciborum laborantes gravati malfiunt ut etiam nimia thoracis oppressione frigidum aerem haurire cupiant. et fit vel nascitur ex antecedenti profunda perfrictione et ex multo cibo accepto et indigestione frequenti et plurimo concubitu.

(8) Ein anderes Mittel: Von Lämmern und jungen Ziegen die Köpfe oder Füße, was sie *cephalopodes* nennen, und Herzen, gekocht und verzehrt, helfen auf wunderbare Weise. Sie richten nämlich niederliegende Kräfte sehr auf.
(9) Ein anderes Hustenmedikament, das sie *dia prassiu* nennen, also von Andorn, und das für an Schwindsucht Leidende gut ist. Und es wird so hergestellt: Grüner Andorn, Ysop und getrocknete Poleiminze, von allen dreien je 2 Unzen, blaue Schwertlilie 1 Unze, 2 grüne Piniennüsse, 6 Krug Wasser, 1 Krug Honig, ½ Krug Passum und 15 fette Feigen. Weiche alles außer der Blauen Schwertlilie 2 Tage vorher in Wasser ein, koche es am 3. Tag bis auf ein Drittel ein und nimm es danach vom Feuer. Wirf die ausgedrückten Kräuter heraus und verflüssige den Saft sorgfältig. Nimm dann 2 Krug (davon) und füge Honig und Passum hinzu, koche auf kleiner Flamme und mache eine Latwerge nach Ähnlichkeit mittelfesten Honigs, nimm es dann vom Feuer, streue zerstoßene und sehr fein gesiebte Blaue Schwertlilie darüber und rühre, bis es abgekühlt ist. Bewahre es dann in einem Glasgefäß auf und gib hierauf (den Kranken) nüchtern und am Abend 1 Esslöffel.
(10) Und nachdem du am klaren oder wenigstens nicht übel riechenden Auswurf erkannt hast, dass die Geschwüre purgiert sind, führe mit der Dreieckpastille oder irgendeinem anderen Mittel mit sehr ähnlicher Wirkung, das in einem Getränk gegeben wurde, eine Vernarbung herbei. Lege auch außen ein *epuloticon* auf, also ein Medikament, das zur Vernarbung bringen kann, wie es das Dattelpflaster ist, das auf zwei Alaunleder aufgebracht ist. Lege eines auf die Brust und die Seiten und eines auf den Rücken zwischen den Schultern auf, wie ich oben (39.4) gesagt habe, und du wirst (den Kranken) heilen.

41. An Asthma Leidende

(1) Die an Asthma Leidenden heißen auf Lateinisch *asthmatici* oder *suspirosi*. Das Leiden wird nämlich auch *dyspnia* von den Griechen genannt, also Schwierigkeit der Atmung, und es wird anders *orthopnia* genannt, wenn freilich die in gerader Haltung daliegenden Kranken ersticken. Und das Leiden ist ein Fluss von der Luftröhre in die Lunge, weshalb plötzlich die Leidenden, bei der Verdauung der Speisen belastet, sich übel fühlen, so dass sie auch durch allzu große Beklemmung auf der Brust kalte Luft zu schöpfen wünschen. Und es kommt oder entsteht aufgrund einer vorangehenden starken Erkältung, durch Aufnahme von viel Speise, durch häufige Verdauungsstörung und durch sehr häufigen Geschlechtsverkehr.

(2) curationis tempore si grandis impetus fuerit passionis et plethoricum corpus aegrotus ostenderit id est multitudine suci plenum, in brachio flebotomabis. sed si forte virium imbecillitas vel aetatis aut temporis qualitas flebotomi usum prohibuerit, inter scapulas circa spondyli locum scarifabis et per cucurbitae raptum sufficientem sanguinem detrahes.

(3) et si ex nimio frigore contigerit hiemis tempore faciente, sacculo calefacto ex tritici farina et ervi in decoctione marrubi concocta diligentissime vaporabis circa stomachum, et totum pectus subter perungues chalastico superius in passione tetanica memorato Cyprino oleo resoluto, et post vaporationem lanis mundis operies et fasciabis.

(4) electuarium dia tu silfiu a Graecis appellatum dyspnoicis conveniens. recipit autem squillae medii et ysopi unc. binas, urticae seminis et polii Cretici unc. singulas, silfii seminis dr. I, caricas pingues decem, strobilos virides II, aquae sextarios sex, mellis despumati sextarium unum. conficies sicut diaprassium superius in pthisica passione conscriptum et exinde dabis mane ieiunis coclearium unum et alium ad vesperam.

(5) aliud dyspnoicis. abrotanum, uvam passam, rutam simul in aqua decoques, liquabis et potui dabis.

(6) aliud. si forte nimietas redundantis humoris fuerit, trocisco hypocapnisto uteris id est suffumigatorio, quem superius ad desiccationem humorum ad tussim humidam scripsimus.

(7) antidotum Antipatri ex catatopon, quo usus est Galenus ad universas tusses et dyspnias. recipit autem storacis Isaurici dr. VI, resinae terebintinae dr. IIII, opopanacis et galbani et iris Illyricae dr. quaternas, murrae dr. II s, iusquiami seminis albi obolos quattuor. melle despumato colligitur et post sex menses exinde datur in potione fabae Aegyptiae magnitudo vel quantitas. alii vero pro resina sulphuris vivi mittunt dr. I diligenter facientes, quia non solum plus operatur cum sulphure, verum etiam et

(2) Zur Zeit der Behandlung, wenn der Andrang des Leidens groß sein und der Kranke einen strotzenden Körper haben sollte, also voll von der Menge des Saftes, dann lasse am Arm zur Ader. Aber wenn etwa die Schwäche der Kräfte oder des Alters oder die Beschaffenheit des Zeitpunktes die Anwendung des Aderlasses verhindern sollten, ritze zwischen den Schulterblättern in der Wirbelregion und entziehe durch den Zug des Schröpfkopfs eine ausreichende Menge Blut.

(3) Und wenn die Erkrankung durch allzu große Kälte auftreten sollte, wie sie die Winterszeit hervorbringt, dann erwärme sehr sorgfältig in der Magenregion mit einem warmen Säckchen aus Weizen- und Ervenmehl, die in einem Absud von Andorn gekocht wurden, salbe unterhalb der gesamten Brust mit einem lindernden Mittel, das in zyprischem Öl aufgelöst wird und oben (38.2) beim Wundstarrkrampf erwähnt worden ist, und bedecke nach der Erwärmung mit sauberer Wolle und binde sie fest.

(4) Eine Latwerge, die von den Griechen *dia tu silfiu* genannt wird und für an Atemnot Leidende gut ist: Man nimmt aber von einer mittelgroßen Meerzwiebel und von Ysop je 2 Unzen, dann Brennnesselsamen und kretischen Poleigamander je 1 Unze, 1 Drachme Samen von Silphion (heute ausgestorbenes Heilkraut), 10 fette Feigen, 2 grüne Piniennüsse, 6 Krug Wasser und 1 Krug abgeschäumten Honig. Bereite es so wie das Mittel *dia prassiu,* das oben (40.9) bei der Lungenschwindsucht beschrieben wurde, und gib dann morgens nüchtern 1 Esslöffel und abends 1 Esslöffel.

(5) Ein anderes Mittel für an Atemnot Leidende: Koche Eberraute, Rosinen und Weinraute zugleich in Wasser ab, verflüssige es und gib davon zu trinken.

(6) Ein anderes Mittel: Wenn etwa eine allzu große Menge an überströmendem Saft vorhanden sein sollte, dann verwende den *trochiscus hypocapnistos*, also die Räucherpastille, den wir oben (33.4) zur Austrocknung der Säfte bei feuchtem Husten beschrieben haben.

(7) Das Antidot des Antipater *ex catatopon*, das Galen gegen jeglichen Husten und Atemschwierigkeiten verwendet hat: Man nimmt 6 Drachmen isaurischen Styrax, 4 Drachmen Terpentinharz, je 4 Drachmen Opopanax, Steckenkrautharz und Blaue Schwertlilie, 2½ Drachmen Myrrhe und 4 Obolen Samen des weißen Bilsenkrauts. Es wird mit abgeschäumtem Honig gesammelt und sechs Monate danach die Menge oder Quantität einer ägyptischen Bohne in einem Getränk gegeben. Andere aber nehmen statt Terpentinharz 1 Drachme gediegenen Schwefel und handeln dabei sorgfältig, nicht nur, weil das Mittel besser mit Schwefel wirkt, sondern auch deshalb, weil es in Wasser gelöst wird, um es zu verabreichen, und es

cum in aqua resolvitur ut detur, resina faciente glutinosum efficitur ut minime solvatur.
(8) si vero in capite originem passionis senseris, certo tempore cyclico modo, sicuti superius in cephalaea passione scripsimus, ipsum caput cum vicina sibi subiecta membrana curabis et sanabis.

XLII. ad stomachi passiones

(1) stomachicam passionem veteres reumatismum stomachi dicunt sive humectationem, quam pladarosin vocant. sequitur autem in passione constitutos iugis salivarum sputus, fastidium et nausia vel reiectatio, vomitus etiam frequenter aliquando felliti aliquando flegmatici, articulorum perfrictio, pulsus parvitas, quam microsfyxian vocant, et circa superiores thoracis partes sudoris emissio.
(2) in curationibus autem oportet adhibere cataplasma quod appellant dia tu absinthiu ad debilitatem et humectationem et fastidium stomachi. recipit autem carnes tunsas palmarum numero XXXVI, id est in una die XII, aloes epatites, absinthii Pontici, mastices, omnium trium unc. singulas semis, pollinis polentae partes tres et lini seminis partem unam. concoques cum calida et modico oleo nardino, aut certe melino si aestas fuerit, et cataplasmabis. et post cataplasma, si forte hiemis fuerit tempus, lanis mundis operies et fasciabis.

(3) dehinc postquam dies cataplasmatis expleveris, epithimate diameliloto uteris. est namque tonoticon et sympepticon medicamentum, id est confortatorium et condigestorium. facit et ad debilitatem et ad tensionem stomachi passiones, et hepaticis et spleneticis. est autem et podagricis optimum. et conficitur sic. fascis Gallici, cyperi, murrae, Ammoniaci, iris Illyricae, omnium specierum quinque dr. octonas, croci, aloes, dr. quaternas, meliloti unc. III, resinae Colophoniae unc. VI, cerae et olei Cyprini libras singulas, aceti quod suffecerit. crocum vero et murram et aloen et Ammoniacum cum aceto conteres et sic conficies.

(4) alia cura stomachi ad causas supra scriptas, ut embrocismo curentur id est olei infusione foveantur. primo facies duas embrocas laneas a quac-

unter dem Einfluss des Terpentinharzes klebrig wird, so dass es sich nicht in Wasser löst.
(8) Wenn du aber bemerkst, dass das Leiden seinen Anfang im Kopf nimmt, dann behandle zu einem bestimmten Zeitpunkt zyklisch, so wie wir oben (1.18) beim Leiden des Kopfs beschrieben haben, den Kopf selbst zusammen mit der ihm benachbarten Knochenhaut und du wirst heilen.

42. Magenleiden

(1) Das Leiden des Magens nennen die Alten ein Rheumatismus des Magens oder auch Befeuchtung, die sie *pladarosis* nennen. Es befallen die Kranken aber ein ständiger Speichelfluss, Übelkeit, Erbrechen oder Auswurf, häufig auch Erbrechen von Galle, bald von Phlegma, Kälte der Glieder, Pulsschwäche, die sie *microsfyxia* nennen, und Schweißausbrüche in den oberen Teilen der Brust.
(2) Bei der Behandlung muss man aber einen Umschlag anwenden, den sie *dia tu absinthiu* nennen, gegen Schwäche, Befeuchtung und Übelkeit des Magens. Man nimmt aber das zerstoßene Fleisch von 36 Datteln, also für einen Tag 12, dann von Leberaloe, pontischem Wermut, Mastix, von allen dreien je 1½ Unzen, von Polentamehl 3 Teile und von Leinsamen 1 Teil. Koche es zusammen mit warmem Wasser und maßvoll viel Nardenöl oder wenigstens Quittenöl, wenn es Sommer sein sollte, und lege ein Pflaster auf. Und bedecke nach dem Umschlag, wenn es etwa Winter sein sollte, mit sauberer Wolle und binde sie fest.
(3) Nachdem du die Tage des Umschlags erfüllt hast, wende das *epithima dia meliloto* (Steinkleeauflage) an. Das Medikament ist nämlich tonotisch und sympeptisch, also stärkend und die Verdauung fördernd. Es wirkt auch gegen Schwäche und Spannung des Magens und ist für Leber- und Milzkranke. Es ist aber auch vorzüglich für an Zehengicht Leidende. Und es wird wie folgt hergestellt: Echter Speik, Zypergras, Myrrhe, Steckenkrautsaft, Blaue Schwertlilie, von allen fünf Arten je 8 Drachmen, dann Safran und Aloe je 4 Drachmen, 3 Unzen Steinklee, 6 Unzen Kiefernharz aus Kolophon, je 1 Pfund Wachs und zyprisches Öl und ausreichend Essig. Zerreibe aber Safran, Myrrhe, Aloe und Steckenkrautsaft mit Essig und bereite es so zu.
(4) Eine andere Magenbehandlung bei den eben beschriebenen Erkrankungen, damit die Kranken mit einem *embrocismus*, also einem Ölguss, gewärmt werden: Mache zuerst zwei feuchte Wollumschläge aus Filz, die nach

tiliario in modum spaerae formatas, aut certe si ad praesens non fuerit, simpliciter ad horam de lana facies, etiam et unum quactile tenue, quod stomachum et praecordia simul et ventrem operiat. sed si forsitan et ipsum minime occurrerit, dibafos purpureos diligenter consutos similiter facies. et ipsum oleum de quo foveas conficies sic. absinthii Pontici unc. I s aut multum duas, aloes, styracis, mastices, omnium trium scr. quaternas, vini veteris et olei Spani ex aequali modo quantum suffecerit. omnes species pridie infusas coques lento igne in cacabo aeneo stagnato donec vinum consumatur, non tamen nimis ne oleum ardeat.

(5) et ipsum oleum liquatum mittes in gillone, et quando curare volueris, ipsum primo laborantem supino schemate aequalem super laneo stramine iacere facies cruribus competenter collectis, tunc praecordia et stomachum quactili operies, et sic ipsum gillonem in olla ferventi calidae summittes ut oleum ferveat tantum quantum digitus hominis sufferre potuerit, et sic blande stomachum embrocabis. et cum ex parte oleum tepuerit quod stomacho infuderis, iubebis de embrocis laneis suprascriptis ambobus ministris ex utroque laterum astantibus celeriter rapi, et in singula vasa munda exprimes, et iterum plus calidius oleum infundes. hoc tam diu facies quam diu stomachus diligenter ipsa infusione foveatur. et postquam foveris diligenter deterges et purpura sicca operies et fasciabis. hoc autem per dies numero tres facies. per singulos dies ipsum oleum recalefacies.

(6) illud praeterea admonendum, si forte mulier fuerit quae curatur, ut storacem prohibeas, ne iocundo odore matrix invitata ad stomachum levetur. solet enim haec passio frequenter fieri, stomacho per nausiam verso, secundo vel tertio mense praegnantibus rudibus ad conceptum aut certe post longum temporis partum concipientibus. et similiter ut reumatismum stomachi inferius scriptum curabis.

(7) si vero duritia fuerit stomachi et praecordiorum tensio, in primis erit cataplasmandum ex faeni Graeci polline et pane sicco et lini semine et malvae semine. coquuntur in uno cum aqua et oleo modico et melle, et apponitur.

Art einer Kugel geformt sind, oder mache sie wenigstens, wenn Filz nicht zur Verfügung stehen sollte, bei Bedarf einfach aus Wolle, und auch eine dünne Filzdecke, die Magen, Oberbauch und Unterleib zugleich bedeckt. Wenn aber vielleicht auch diese nicht zur Verfügung stehen sollte, dann mache in ähnlicher Weise sorgfältig zusammengenähte Purpurtücher. Und das Öl selbst, mit dem du wärmen sollst, mache wie folgt: 1½ Unzen pontischer Wermut oder bei einer großen Menge 2, dann Aloe, Styrax, Mastix, von allen dreien je 4 Skripel, ausreichend alten Wein und spanisches Öl in gleichen Mengen. Koche alle Zutaten, nachdem sie am Vortag eingeweicht wurden, auf schwachem Feuer in einem Tiegel aus verzinnter Bronze, bis der Wein aufgezehrt ist, doch nicht zu sehr, damit das Öl nicht verbrennt.
(5) Und gib die verflüssigte ölartige Masse in ein Kühlgefäß, und wenn du behandeln möchtest, dann lasse den Kranken zuerst rücklings ebenerdig auf einer Wolldecke liegen mit geeignet angezogenen Beinen, bedecke dann Oberbauch und Magen mit einem Filz, stelle sodann das Kühlgefäß in einen Topf voll warmem Wasser, damit die ölige Masse so warm wird, dass es der Finger ertragen kann, und mache so behutsam einen feuchten Magenumschlag. Und wenn das Öl, das du auf den Magen gießen möchtest, lauwarm wird, dann lasse zwei Helfer, die auf beiden Seiten stehen, die eben beschriebenen Wollumschläge schnell wegnehmen, drücke sie in einzelne saubere Gefäße aus und gieße wieder wärmeres Öl auf. Mache dies so lange, bis der Magen sorgfältig durch das Aufgießen gewärmt ist. Und wenn du gewärmt hast, wische sorgfältig trocken, bedecke mit einer trockenen Purpurdecke und binde sie fest. Tue dies aber 3 Tage lang. Mache an den einzelnen Tagen das Öl immer wieder warm.
(6) Außerdem ist daran zu erinnern, dass du, wenn es etwa eine Frau ist, die behandelt wird, den Styrax weglassen sollst, damit sich die Gebärmutter nicht, durch den angenehmen Geruch veranlasst, zum Magen emporhebt. Dieses Leiden geschieht nämlich häufig, wenn der Magen durch Erbrechen umgekehrt ist, bei im zweiten oder dritten Monat Schwangeren, die nicht empfangen können, oder wenigstens solchen, die erst nach langer Zeit schwanger werden. Und behandle die Erkrankung in ähnlicher Weise wie den Rheumatismus des Magens, der unten (42.10) beschrieben ist.
(7) Wenn aber eine Verhärtung des Magens und eine Spannung im Oberbauch bestehen sollte, dann muss man zuerst einen Umschlag auflegen aus Bockshornkleemehl, trockenem Brot sowie Lein- und Malvensamen. Sie werden in Eins gebracht und mit Wasser, maßvoll viel Öl und Honig gekocht; (der Umschlag) wird aufgebracht.

(8) item vero addes adipes porcinos sufficiente modo, et post dies cataplasmatis expletos malagma Amythaonis a Graecis appellatum appones, id est Amythaonis patris Melampi. facit ad praecordiorum distensiones, dissolvit omnem duritiam, facit et ad difficilem motum articulorum. est etiam et spleneticis diaforeticum medicamentum, et conficitur sic. Ammoniaci unc. II, bdellii, resinae terebintinae, galbani, omnium trium specierum unc. singulas, cerae unc. IIII s, turis masculi et murrae dr. quaternas, olei Cyprini dr. IIII s. conficies et uteris.

(9) aliud quod appellatur a Graecis picra Galeni, id est amara, faciens ad duritiam et ad debilitatem et oppressionem stomachi, quam dyspepsian vocant, et ad fastidium et ad humoris malignitatem, quam cacochymian vocant, et illis qui obtunsionem visus ab stomacho patiuntur. et conficitur sic. accipit aloes epatites dr. I et scr. I, cassiae fistulae, xylobalsami, mastices, asari, croci, spicae Indicae, cinnamomo, omnium septem specierum scr. singulos semis. tundes et tenuissime cernes et dabis coclearium unum cum calida aqua ieiunis.

(10) sin vero reumatismus fuerit stomachi, quem incontinentia cibi vel frequenti vomitu plurimi humoris cognosces, omfacion in potione datum abstinet vomitum.

(11) aliud ad stomachum confortandum et vomitum abstinendum. rosam siccam, absinthii Pontici comam, aloen, alumen scissum, crocum, masticen, omnia ad modum mittes, et quae tundenda sunt tundes et quae terenda sunt teres, et tenuissime cernes. tunc albore ovi tenui stomachum tanges et super asperges et purpura operies et fasciabis.

(12) quod si minus valuerit, cataplasmate uteris ex palmulis et malis Cydoniis et inanthi et alumine Liparo id est liquido et polentae polline et modico rosaceo adiuncto et seminis lini modico, cum aqua coques et cataplasmabis, et post dies cataplasmatis expletos epithimate tonotico uteris id est confortatorio. croci scr. VI, absinthii Pontici comae scr. II, dactylos Nicolaos numero quinque, cerae dr. III, olei nardini dr. VI, vini spatitus quod sufficit.

(8) Füge aber ebenso ausreichend Schweinefett hinzu und lege, nachdem die Tage des Umschlags erfüllt sind, das von den Griechen so genannte *malagma* (erweichender Umschlag) des Amythaon auf, also das des Amythaon, des Vaters des Melampus. Der Umschlag wirkt gegen Auftreibungen des Oberbauchs, löst jede Verhärtung und wirkt auch bei Schwierigkeiten, die Glieder zu bewegen. Er ist auch für Milzkranke ein diaphoretisches Medikament und wird wie folgt zubereitet: 2 Unzen Steckenkrautsaft, dann Bedolach(harz), Terpentinharz, Steckenkrautharz, von allen drei je 1 Unze, 4½ Unzen Wachs, je 4 Drachmen männlichen Weihrauch und Myrrhe und 4½ Drachmen zyprisches Öl. Bereite es zu und wende es an.
(9) Ein anderes Mittel, das von den Griechen *picra* des Galen genannt wird, also Bittermittel, und gegen Verhärtung, Schwäche und Drücken des Magens wirkt, das sie *dyspepsia* nennen, und gegen Ekel und schlechten Saft, den sie *cacochymia* nennen, und bei jenen, die an Sehschwäche vom Magen her leiden. Und es wird so hergestellt: Man nimmt 1 Drachme und 1 Skripel Leberaloe, dann Zimtkassienröhren, Myrrhenbalsam, Mastix, Haselwurz, Safran, indische Narde, Zimt, von allen sieben je 1½ Skripel. Zerstoße sie, siebe sie sehr fein durch und gib nüchtern 1 Esslöffel mit warmem Wasser.
(10) Wenn aber ein Rheumatismus des Magens bestehen sollte, das du an Inkontinenz von Speise oder häufigem Erbrechen von sehr viel Flüssigkeit erkennst, verhindert Omphakion (Öl aus unreifen Oliven), das in einem Getränk gegeben wurde, das Erbrechen.
(11) Ein anderes Mittel zur Stärkung des Magens und um das Erbrechen zu verhindern: Getrocknete Rosen, zarte Sprosse des pontischen Wermuts, Aloe, Spaltalaun, Safran, Mastix, gib alles in rechter Menge hinein; was zerstoßen werden muss, zerstoße, und was zerrieben werden muss, zerreibe, und siebe sehr sorgfältig durch. Dann benetze den Magen mit dünnem Eiklar, streue das Gesiebte darüber, bedecke mit einem Purpurtuch und binde es fest.
(12) Wenn dies aber weniger helfen sollte, dann verwende einen Umschlag aus Datteln, Quitten, Fuchsrebenblüten, liparischem, also flüssigem Alaun, Polentamehl unter Beifügung von maßvoll viel Rosenöl und maßvoll viel Leinsamen. Koche es mit Wasser und mache einen Umschlag. Und nachdem die Tage des Umschlags erfüllt sind, verwende einen tonotischen, also stärkenden Umschlag: 6 Skripel Safran, 2 Skripel zarte Sprosse des pontischen Wermuts, 5 Nikolaos-Datteln, 3 Drachmen Wachs, 6 Drachmen Nardenöl und eine ausreichende Menge Palmwein (*spathites*).

(13) ad stomachi dolorem mitigandum medicamentum appellatum a Graecis anodinon. recipit seminis apii partem unam, feniculi seminis et cumini torrefacti partes binas. hieme vero addes et piperis modicum. tundes et tenuissime cernes, et exinde dabis in potione vini Ascalonii mixti calidi coclearii unius quantitatem.

(14) sin vero paresis fuerit stomachi id est paralysis – agnoscitur autem haec passio quotiens aegroti plurimo fastidio laboraverint tempore prolixo, cessante corporis nutrimento, quam Graeci atrofian vocant – ob diligentiam vero curationis oleo rutaceo admixto butyro tepefacto in anteriori et posteriori parte stomachum diurnis diebus perungues et lanis mundis loca tutabis et fasciabis. etiam et per inferiores podicis partes iniectum magnifice facit.

(15) ad stomachi defectum. vinum nigellum et fortissimum et carnosum calefacies in vase novo testeo aut certe aeneo stagnato, et exinde spongiis duabus latioribus ac rudibus et concavatis alterna mutatione ipsum stomachum diebus tribus aut quinque ieiunis vaporabis. aliquando vero si plus virtutis ipsum vinum habere volueris, quo possit vires laborantis depositas erigere, species tonoticas admisces, id est mastices grana sufficientia, absinthium Ponticum, aloen, squinanthum, storacem, omnia ad modum mittes et coques in vino et sic vaporabis. hieme vero postquam vaporaveris, et nardino oleo calido summisso et diligenter calefacto perungues et sic purpura operies et ut dixi fasciabis.

(16) trociscus faciens ad stomachi atoniam et ad ventris reumatismum infantibus. masuca confecti de vitibus nondum mustariis, maciros corticis robusti quem profert india terra, balaustii, mannae turis, erices carpu, absinthii Pontici suci dr. senas, acaciae, hypoquistidos suci, lapathii seminis, myrtae nigrae granatorum siccorum, ros Syriaci, omnium quinque dr. quaternas vino myrtino colliges et in usum ad nausiam pueris minoribus teres cum aceto et oleo melino, hieme nardino, et lines stomachum hieme tepido, aestate frigido, et super purpura operies et fasciabis. ad reumatismum vero ventris cum oleo lentiscino et aceto, et similiter purpura operies et fasciabis.

(13) Ein Medikament, um den Schmerz des Magens zu lindern, das die Griechen *anodinon* nennen: Man nimmt aber 1 Teil Eppichsamen sowie von Fenchelsamen und gedörrtem Kreuzkümmel je 2 Teile. Im Winter füge aber auch wenig Pfeffer hinzu. Zerstoße es und siebe es sehr fein, und gib hierauf in einem Getränk warmen gemischten Weins aus Askalon die Menge von 1 Esslöffel.

(14) Wenn aber eine *paresis* (Lähmung) des Magens, also eine Paralyse, vorliegen sollte – erkannt wird dieses Leiden aber, wenn die Kranken an sehr großem Ekel über lange Zeit leiden, wobei der Ernährungszustand des Körpers abnimmt, was die Griechen *atrofia* nennen –, salbe zum Zweck einer sorgfältigen Behandlung täglich den Magen im vorderen und hinteren Teil mit Rautenöl, dem warme Butter beigemischt ist, bedecke die Stellen mit sauberer Wolle und verbinde sie. Es wirkt auch wunderbar, wenn es durch den After eingespritzt wurde.

(15) Gegen Erschöpfung des Magens: Wärme dunklen, sehr starken fleischfarbenen Wein in einem neuen Keramikgefäß oder wenigstens in einem aus verzinnter Bronze und erwärme hierauf nüchtern mit zwei großen, rohen und ausgehöhlten Schwämmen den Magen in ständigem Wechsel 3 oder 5 Tage lang. Manchmal aber, wenn du willst, dass der Wein mehr Kraft hat, damit er die niederliegenden Kräfte des Kranken aufrichten kann, mische tonotische (stärkende; s. o. 42.3) Arten bei, also ausreichend Mastixkörner, pontischen Wermut, Aloe, Blüten des wohlriechenden Bartgrases und Styrax, gib alles nach Maß hinein, koche es in Wein und erwärme so. Im Winter aber salbe, nachdem du erwärmt hast, auch mit Nardenöl, das in ein warmes Gefäß gegossen und sorgfältig erwärmt wurde, und bedecke so mit einer Purpurdecke und verbinde, wie ich (eben) gesagt habe.

(16) Eine Pastille, die gegen Magenschwäche und gegen Rheumatismus des Unterleibs bei Kindern wirkt: Von der Masuchas-Zubereitung aus Weinreben, die noch keine Früchte tragen, von der starken Makirrinde, die in Indien wächst, Blüten des Granatapfelbaumes, Weihrauchkörner, Früchte der Baumheide, Saft des pontischen Wermuts, je 6 Drachmen, dann jener der Schwarzen Myrte, Gerbersumach, von allen fünf je 4 Drachmen sammle mit Myrtenwein und reibe es für den Gebrauch gegen Erbrechen für kleinere Kinder mit Essig und Quittenöl, im Winter mit Nardenöl und bestreiche den Magen im Winter mit warmem, im Sommer mit kaltem Öl, und decke eine Purpurdecke darüber und binde sie fest. Bei Rheumatismus des Unterleibs aber sammle die Zutaten mit Mastixöl und Essig, bedecke in ähnlicher Weise mit einer Purpurdecke und binde sie fest.

(17) ad stomachi perfrictionem et singultum. dia trion pipereon antidotum inferius scriptum in modum fabae cum calida aqua ieiunis dabis. aut Filonium antidotum cum frigida apiata dabis, hieme cum tepida. sin vero ex calido humore circa digestionis tempus cum morsu et flaccore stomachi singultus fuerit natus, aqua tepida plurima patientes potabis, et postquam dederis immissis in ore pennis vomitum provocabis. etiam et sternutationem similiter provocabis. sin vero ex plenitudine humorum fuerit singultus praeter febrem acutam, purgatorium dabis, si tamen virium qualitas fuerit suffragata, sin minus acriori clystere ventrem deduces.

(18) ad stomachi ventositatem sive inflationem et tensionem polii Cretici manipulum unum in aqua decoques et ipsam decoctionem ieiunum potabis. aut nepetae aut mentae decoctionem admixto modico melle et piperis grana triginta potui dabis. et post haec epithima dia spermaton Filagrii appones. et conficitur sic: cardamomi, cyperi, herbae Sabinae, nitri, bacarum lauri, cassiae fistulae, meliloti, faeni Graeci pollinis, fascis Gallici, seminis apii, samsuci, anesi, panacis radicis, omnium tredecim uncias ternas, Ammoniaci guttae et resinae terebintinae uncias senas, mellis, olei nardini, adipis taurini, cerae, omnium quattuor libras singulas.

(19) aliqui vero pro oleo nardino Cyprinum mittunt et pro radice panacis opopanacem. et si ad praesens terebintina non fuerit, Colofoniam mittunt. addunt olei dr. III, aceti quod suffecerit ad conterendum. Ammoniaci gutta sola sive cum opopanace facit ad universas inflationes stomachi vel ventositates et epatis et splenis, et ad omnia magnum est medicamentum.

(20) aliud epithima diasamsucum appellatum similia medens. recipit samsuci et bacarum lauri siccarum et faeni Graeci moliti omnium trium libras singulas, nitri dr. II s, storacis calamitae optimi dr. III, cerae olei Cyprini libras singulas semis, resinae terebintinae libras duas. quae sunt sicca diligenter tundes et cernes et sic solubilibus resolutis superasperges, et moves donec coagulentur.

(21) ad vomitum constringendum de Vindiciani Afri. mastices et uvae passae enucleatae uncias singulas, cumini leviter torrefacti scr. III, om-

(17) Gegen Erkältung des Magens und Schluckauf: Gib das Antidot *dia trion pipereon*, das unten (55.5) beschrieben ist, im Maß einer Bohne nüchtern mit warmem Wasser. Oder gib das Antidot des Philon mit kaltem Eppichabsud und im Winter mit warmem. Wenn aber aufgrund warmen Saftes bei der Verdauung ein Schluckauf mit Beißen und Schlaffheit des Magens entstehen sollte, dann gib den Patienten sehr viel warmes Wasser zu trinken und rufe danach durch in den Mund eingebrachte Federn Erbrechen hervor. Erzeuge auch in ähnlicher Weise Niesen. Wenn aber der Schluckauf aufgrund der Saftfülle ohne heftiges Fieber sein sollte, dann gib ein Purgiermittel, jedenfalls wenn freilich der Kräftezustand günstig ist, wenn nicht, dann führe den Unterleib mit einem recht scharfen Klistier ab.
(18) Gegen Aufblähung oder Aufblasung des Magens und Spannung koche 1 Handvoll kretische Poleigamander in Wasser ab und gib von dem Absud nüchtern zu trinken. Oder gib einen Absud von Steinquendel oder Minze unter Beimischung von maßvoll viel Honig und 30 Pfefferkörnern zu trinken. Und lege danach das *epithima dia spermaton* des Philagrius auf. Und es wird so hergestellt: Kardamom, Zypergras, Früchte des Sadebaums, Soda, Lorbeeren, Zimtkassienröhren, Steinklee, Mehl des Bockshornklees, Echten Speik, Eppichsamen, Majoran, Anis, Gummiwurzwurzel, von allen 13 je 3 Unzen, dann Steckenkrautsaft und Terpentinharz je 6 Unzen sowie Honig, Nardenöl, Stierfett, Wachs, von allen vier je 1 Pfund.
(19) Manche nehmen aber statt Nardenöl zyprisches Öl und statt Gummiwurzwurzel Opopanax. Und wenn Terpentinharz nicht zur Verfügung stehen sollte, dann nehmen sie Kiefernharz aus Kolophon. Sie fügen 3 Drachmen Öl hinzu und ausreichend Essig zum Zerreiben. Steckenkrautsaft allein oder zusammen mit Opopanax wirkt gegen alle Aufblasungen des Magens oder Aufblähung von Leber und Milz und ist für alles ein wirkungsvolles Medikament.
(20) Ein anderer Umschlag, der *dia samsucum* heißt und Ähnliches heilt: Man nimmt Majoran, trockene Lorbeeren, gemahlenen Bockshornklee, von allen dreien je 1 Pfund, 2½ Drachmen Soda, dann vom besten Röhrenstyrax 3 Drachmen, von Wachs und zyprischem Öl je 1½ Pfund und 2 Pfund Terpentinharz. Was trocken ist, zerreibe sorgfältig, siebe es durch und streue es darüber, wenn das Lösliche gelöst ist, und rühre, bis die Masse gerinnt.
(21) Ein Mittel zur Beschränkung des Übergebens nach Vindicianus Afer: Von Mastix und kernlosen Rosinen je 1 Unze, 3 Skripel leicht gerösteten

nia in uno contundes, et panno inductum sicut emplastrum stomacho impones.

XLIII. ad splenis passionem

(1) est autem splenetica passio causatio in splene quae contingit cum insurrectione. sequitur patientes extantia et dolor circa sinistram praecordiorum partem et fastidium et corporis totius mala habitudo, quam Graeci cachexian vocant.
(2) curationis vero tempore flebotomia in manu sinistra adhibita circa medium digitum minorem desinit splenis extantia.

(3) trociscus ex Filagrio conveniens spleneticis et orthopnoïcis id est is qui ab splene anhelitum patiuntur vel recto schemate iacentes praefocantur. traditur enim quod per urinam splenem attenuet et extantiam ipsius deducat. accipit autem struthii herbae radicis siccae et capparis radicis siccae corticis et chamaedryos et panacis radicis et tamaricis seminis, omnium quinque paria pondera: cum aceto squillitico colliguntur et trocisci singularum drachmarum informantur et in umbra exsiccantur. ex quibus unum ieiunis cum oxymelle et apiata calida dabis.

(4) aliud ad splenem. Filonium antidotum cum frigida aqua apiata ieiunis dabis, hieme vero cum tepida, et postquam dederis, supra eandem partem aegrotum iacere iubebis ita ut manus ipsius iacentis post dorsum habeat positionem.
(5) potio ad splenem quae per urinam longi temporis splenem attenuando deducit. betonicae herbae tritae dr. III cum vini nigri cyatis III et calidae tantumdem potui dabis per dies III aut V in mense.

(6) item alia potio ad splenem et ad initia hydropis quae per ventrem solvendo humorem deducit. ebuli herbae viridis radices eximito de terra et excutiens lavare noli. quod duobus digitis comprehendis, vel tribus si plurimum humoris deducere volveris, conterito ex vino veteri et potui dato: mirifice sanabis.

Kreuzkümmel; zerstoße alles in Eins und bringe es auf einen Lappen auf und lege es wie ein Pflaster auf den Magen.

43. Milzleiden

(1) Das Milzleiden ist aber eine Erkrankung, die mit deren Anschwellen einhergeht. Es treten bei den Patienten Anschwellung und Schmerzen im linken Oberbauch, Ekel und ein schlechter Zustand des ganzen Körpers auf, den die Griechen *cachexia* nennen.
(2) Wenn man zum Zeitpunkt der Behandlung an der linken Hand in der Region des Ringfingers zur Ader lässt, geht die Erhabenheit der Milz zurück.
(3) Die Pastille nach Philagrius, die gut ist für Milzleidende und *orthopnoïci,* also diejenigen, die wegen der Milz unter Atemnot leiden oder in ausgestreckter Haltung daliegen und ersticken; die Pastille soll nämlich über den Urin die Milz verkleinern und deren Anschwellung verringern. Man nimmt aber getrocknete Schleierkrautwurzel, getrocknete Rinde der Kapernstrauchwurzel, Edelgamander, Gummiwurzwurzel, Tamariskensamen, von allen fünf gleiche Mengen: Sie werden mit Meerzwiebelessig gesammelt, dann werden Pastillen von Drachmengröße gebildet und im Schatten getrocknet; gib eine davon nüchtern mit *Oxymel* (s. o. 1.17) und warmem Eppichabsud.
(4) Ein anderes Mittel für die Milz: Gib nüchtern das Antidot des Philon mit kaltem Eppichabsud, im Winter aber mit warmem, und nachdem du es gegeben hast, lasse den Kranken sich auf denselben Teil legen, in der Weise, dass die Hand des Liegenden auf dem Rücken liegt.
(5) Ein Milztrank, der durch den Urin während langer Zeitdauer die Milz durch Verkleinerung reduziert: Gib 3 Drachmen zerriebene Betonie mit 3 Schöpfbechern schwarzem Wein zu trinken an 3 oder 5 Tagen im Monat.
(6) Ebenso ein anderes Getränk für die Milz und gegen den Anfang der Wassersucht, das durch Entleerung des Unterleibs den Saft abführt: Grabe die Wurzeln des grünen Attichs aus, schüttele sie ab und wasche sie nicht. Was du mit zwei Fingern greifen kannst oder mit dreien, wenn du sehr viel Saft abführen möchtest, zerreibe mit altem Wein und gib es zu trinken; du wirst wunderbar heilen.

(7) item alia potio ad splenem. hederae radicem et capparis radicis corticem viridem vel siccam decoques competenter in vino styptico usque ad tertiam partem et ex ipso liquore ieiunis dabis calicem I minorem.

(8) aliud. hederae folia viridia et nepetam viridem, quam calaminthen vocant, et puleium et squillae medium decoques competenter in aceto acri. post haec proicies herbas et in ipsam decoctionem mittes hordei pollinem et ervi et faeni Graeci, et his sacculo inclusis splenem vaporabis, et post vaporationem Cyprinum oleum cum aceto et nitro aut sale trito ex aequali modo simul fervefacies et in lanis redactum patienti loco appones, et fasciabis.

(9) aliud spleneticum medicamentum desiccatorium et confortatorium ad splenis debilitatem et infusionem humoris, a Graecis citrinon appellatum. recipit cerae, Ammoniaci guttae uncias senas, resinae frixae libram i, auripigmenti, aluminis scissi, olei veteris, omnium trium uncias singulas et semis, aceti acrioris quod sufficit.
(10) aliud ad ventositatem splenis. epithimate dia spermaton aut diasamsuco uteris superius ad ventositatem sive inflationem stomachi scriptis.

(11) aliud ad duritiam splenis vel saxietatem, quam scirrosin dicunt. malagma Amythaonis appones quod superius ad duritiam stomachi scripsimus.

(12) aliud ad duritiam splenis. tus masculum et Ammoniaci guttae aequali pondere teres diligenter, et frequenter sucum supermittes coliculi ex foliis viridioribus expressum ut efficiatur in similitudinem emplastri, et inductum in charta vel aluta spleni appones.

(13) si vero in aegritudine cum febre acuta fuerit splenis causatio, tribus diebus cataplasmabis ex faeni Graeci polline et hordei partibus singulis et lini seminis partibus duabus cum aqua et rosaceo et modico melle concoctis. et oxymel ieiunis cum apiata dabis, et post dies cataplasmatis expletos Nileos splenicon lexipyreton appones. et conficitur sic. cerae, Ammoniaci guttae, olei rosacei unc. III, croci dr. IX, aloes dr. VI. aliqui tamen croci dr. VI mittunt. aceti quod sufficit ad conterendum crocum et guttam Ammoniaci.

(7) Ebenso ein anderes Getränk für die Milz: Koche die Efeuwurzel und die grüne oder getrocknete Rinde des Kapernstrauches angemessen in stopfendem Wein bis auf ein Drittel ein und gib nüchtern von der Flüssigkeit einen Kelch kleinerer Größe.
(8) Ein anderes Mittel: Grüne Efeublätter und grünen Steinquendel, den sie *calaminthe* nennen, Poleiminze und eine halbe Meerzwiebel koche angemessen in scharfem Essig. Nimm danach die Kräuter heraus und bringe in den Absud Gersten-, Erven- und Bockshornkleemehl, schließe es in ein Säckchen ein, erwärme damit die Milz und wärme nach der Erwärmung zyprisches Öl zugleich mit Essig und Soda oder zerriebenem Salz in gleichen Mengen, bringe es auf Wolle auf, lege es auf die leidende Stelle und verbinde.
(9) Ein anderes austrocknendes und stärkendes Milzmedikament gegen die durch Hineinfließen von Saft verursachte Schwäche der Milz, das von den Griechen *citrinon* genannt wird: Man nimmt Zedernpech und Steckenkrautsaft, je 6 Unzen, 1 Pfund geröstetes Harz, dann Auripigment, Spaltalaun, altes Öl, von allen dreien je 1½ Unzen und ausreichend recht scharfen Essig.
(10) Ein anderes Mittel gegen die Aufblähung der Milz: Verwende den Umschlag *dia spermaton* oder den *dia samsucum*, die oben (42.20) gegen die Aufblähung oder Aufblasung des Magens beschrieben wurden.
(11) Ein anderes Mittel gegen die Verhärtung oder Steinhärte der Milz, welche die Griechen *scirrosis* nennen: Lege den erweichenden Umschlag des Amythaon auf, den wir oben (42.8) gegen die Härte des Magens beschrieben haben.
(12) Ein anderes Mittel gegen die Verhärtung der Milz: Zerreibe sorgfältig männlichen Weihrauch und Steckenkrautsaft zu gleichen Mengen und gieße häufig Kohlsaft, der aus den grünen Blättern ausgepresst wurde, darüber, dass es wie ein Pflaster wird, bringe es auf einen Papyrus oder auf Alaunleder auf und lege es auf die Milz.
(13) Wenn aber bei einer Krankheit eine Erkrankung der Milz mit heftigem Fieber vorliegen sollte, dann lege 3 Tage lang einen Umschlag aus Bockshornkleemehl und Gerstenmehl zu je 1 Teil und Leinsamenmehl zu je 2 Teilen auf, nachdem alles mit Wasser, Rosenöl und maßvoll viel Honig gekocht wurde. Und gib nüchtern *Oxymel* (s. o. 1.17) mit Eppichabsud und lege nach Beendigung der Tage des Umschlags das fiebersenkende Milzpflaster des Nileus auf. Und es wird so hergestellt: Von Wachs, Steckenkrautsaft und Rosenöl je 3 Unzen, 9 Drachmen Safran, 6 Drachmen Aloe. Manche nehmen jedoch 6 Drachmen Safran. Von Essig so viel, wie zum Zerreiben des Safrans und Steckenkrautsaftes ausreicht.

XLIV. ad epaticam passionem

(1) est autem epatica passio causatio in epate, quae contingit cum tumore viscerum. haec signa laborantes secuntur. est dolor dextrae partis et extantia viscerum et tumor. dehinc cum passio creverit, indigestio frequenter nascitur.

(2) in curationibus vero flebotomia in brachio dextro in vena cava media secundum vires patientis adhibita utilis comprobatur.

(3) aliud. tritici farina in decoctione absinthii et aneti cocta et apposita in sacculo inclusa dolorem mitigat.

(4) aliud. artomeli cataplasma adhibitum est valde utillimum.

(5) aliud. absinthii Pontici infusione ieiunum potabis.

(6) aliud. costum ieiunis masticandum dabis, ut ipsum humorem inglutiant. et in eodem latere aegrotum iacere iubebis.

(7) aliud. sanguisugae dolenti loco appositae mirifice operantur.

(8) aliud. trociscus dia ton picron amygdalon appellatus ad conclusionem sive obtrusionem epatis, quam enfraxin vocant. petroselini, costi, gentianae, amygdalarum amararum, anisi, aloes epaticae, absinthii Pontici comae, omnium VII paria pondera aqua colliges et facies trociscos drachmarum singularum, ex quibus dabis unum ieiunis non febrientibus cum vino mixto, febrientibus vero cum aqua calida. et in ipsa parte facies iacere laborantes.

(9) antidotum tonoticon id est proficiens adversus debilitatem epatis. recipit spicae Indicae, costi, gentianae, inulae Campanae, omnium IV dr. binas, rei Pontici dr. I, mellis despumati dr. III. dabis in modum avellanae cum vino mulso ex modico melle confecto, febrientibus vero cum decoctione apii.

(10) potio epatica ad enfraxin epatis. costi, ireos Illyricae, ladani omnium trium unc. singulas, piperis grana numero XXVIIII. si vero ladanum non

44. Leberleiden

(1) Das Leberleiden ist aber eine Erkrankung in der Leber, die zusammen mit einer Schwellung der Eingeweide auftritt. Diese Zeichen zeigen sich bei den Kranken: Es besteht ein Schmerz der rechten Seite und eine Erhabenheit und Schwellung der Eingeweide. Dann, wenn das Leiden fortschreitet, entstehen häufig Verdauungsstörungen.
(2) Bei der Behandlung aber wird ein Aderlass, der am rechten Arm in der mittleren Vene der Ellenbeuge entsprechend der Kräfte des Patienten erfolgt, als nützlich befunden.
(3) Ein anderes Mittel: Weizenmehl, das in einem Absud von Wermut und Dill abgekocht und in einem Säckchen aufgelegt wird, lindert den Schmerz.
(4) Ein anderes Mittel: Sehr nützlich ist die Anwendung eines *artomelis*-Umschlags (Brot-Honig-Umschlags).
(5) Ein anderes Mittel: Gib nüchtern einen Aufguss von pontischem Wermut zu trinken.
(6) Ein anderes Mittel: Gib nüchtern Kostwurz zu kauen, damit die Kranken den Saft hinunterschlucken. Und lasse den Kranken auf derselben Seite liegen.
(7) Ein anderes Mittel: Blutegel, die auf die kranke Stelle gelegt werden, wirken wunderbar.
(8) Ein anderes Mittel: Die *dia-ton-pikron-amygdalon*-Pastille gegen Verschluss oder Verstopfung der Leber, die sie *enfraxis* nennen: Petersilie, Kostwurz, Enzian, Bittermandeln, Anis, Leberaloe, Sprosse des pontischen Wermuts, von allen sieben gleiche Mengen; sammle mit Wasser und mache Pastillen von Drachmengröße. Von diesen gib den Patienten, die ohne Fieber sind, einen mit vermischtem Wein, den Patienten mit Fieber aber eine mit warmem Wasser. Und lasse die Kranken auf derselben Seite liegen.
(9) Ein tonotisches (stärkendes; s. o. 42.3) Antidot, also nützlich gegen Leberschwäche: Man nimmt indische Narde, Kostwurz, Enzian, Alant, von allen vier je 2 Drachmen, 1 Drachme Rhabarber und 3 Drachmen abgeschäumten Honig. Gib es in der Größe einer Haselnuss mit Wein-Mulsum, der mit maßvoll viel Honig bereitet wurde, Kranken, die Fieber haben, aber mit Eppichabsud.
(10) Ein Lebertrank gegen Verstopfung der Leber: Kostwurz, Blaue Schwertlilie und Zistrosenharz, von allen dreien je 1 Unze sowie 29 Pfefferkörner. Wenn du aber kein Zistrosenharz finden solltest, dann nimm

inveneris, faeni Graeci leviter torrefacti et molti pollinem mittes, tundes et cernes omnia tenuissime, et dabis coclearium I ieiunis non febrientibus <cum vino mixto, febrientibus> vero cum aqua calida.
(11) cataplasma ad enfraxin epatis. afronitri cibaria numero XV, lini seminis centum, hordei ducenta, calidae et olei quod sufficit.

(12) aliud ad duritiam et tumorem epatis. centauriam, anetum, asfodili radices et papaveris capitella decoques in oleo et modica aqua, et ex eodem oleo lanas appones.

(13) sed si forte apostema in epate fuerit natum, quod ex praecedentibus signis in empyemate superius memoratis agnoveris, diureticis potionibus idem apostema per urinam purgabis, hoc est graminis radicis mundae, feniculi radicis corticis, dauci Cretici seminis, id est pastinacae hortensis, petroselini Macedonici, asari, ysopi, inulae. haec singillatim aut simul in aqua decoquenda, et ipsa decoctio data per urinas ducit.

(14) cataplasma diureticon id est urinale ad idem et ad dolores ex perfrictione natos. pollinis tritici et lini seminis et faeni Graeci paria pondera, cymini seminis, seminis feniculi, ameos id est seminis vilicionis, bacarum lauri, dauci Cretici, omnium quinque uncias singulas semis, caricas pingues numero XV cum aqua et melle et modico oleo coques et appones, et post cataplasma dia spermaton epithimate uteris aut diasamsuco superius ad ventositatem stomachi scripto.

XLV. ad renum dolorem

(1) piperis, petroselini, asari, bacarum lauri, omnium quattuor paria pondera tundes, cernes diligenter et dabis coclearium I in passo tepefacto potionem ieiunis tribus diebus. et si immobiliter se habeat aegrotus, confestim sanabitur. sin vero reperta fuerit arenarum qualitas in urinis post medicaminis potionem acceptam, sicut Galenus in Diagnostice ait, manifestissime nefretica passio intellegitur id est renalis.

leicht gerösteten und gemahlenen Bockshornklee, zerstoße es und siebe alles sehr fein und gib nüchtern 1 Esslöffel mit vermischtem Wein den Patienten ohne Fieber, den Patienten mit Fieber aber mit warmem Wasser.
(11) Ein Umschlag gegen Verstopfung der Leber: 15 Portionen Sodaschaum, 100 Portionen Leinsamen, 200 Portionen Gerste, ausreichend warmes Wasser und Öl.
(12) Ein anderes Mittel gegen Verhärtung und Schwellung der Leber: Tausendgüldenkraut, Dill, Affodillwurzeln und Mohnköpfchen koche in Öl und wenig Wasser und lege mit eben diesem Öl getränkte Wollstücke auf.
(13) Wenn aber etwa ein Abszess in der Leber entsteht, den du aufgrund der vorangehenden – oben (21.2) beim innen liegenden Geschwür erwähnten – Zeichen erkennen dürftest, dann purgiere diesen Abszess durch den Urin mit Urin treibenden Getränken, also von der sauberen Wurzel des Hundszahngrases, der Fenchelwurzelrinde, vom Samen der kretischen Augenwurz, also des Gartenpastinaks, der makedonischen Petersilie, der Haselwurz, des Ysops und des Alants. Koche diese Zutaten einzeln oder zusammen in Wasser ab. Und der Absud führt durch den Urin ab, wenn er verabreicht wird.
(14) Ein diuretischer, also Urin treibender Umschlag gegen dasselbe und gegen Schmerzen, die aufgrund einer Erkältung entstanden sind: Von Weizen-, Leinsamen- und Bockshornkleemehl gleiche Mengen, Kreuzkümmel- und Fenchelsamen, Amei – also Möhrenkümmelsamen –, Lorbeeren, kretische Augenwurz, von allen fünf je 1½ Unzen, sowie 15 fette Feigen; koche mit Wasser, Honig und maßvoll viel Öl und lege es auf. Und nach dem Umschlag verwende den Samenumschlag oder den Umschlag *dia samsucum,* der oben (42.20) gegen die Aufblähung des Magens beschrieben wurde.

45. Nierenschmerzen

(1) Pfeffer, Petersilie, Haselwurz, Lorbeeren, von allen vier gleiche Mengen zerstoße und siebe sorgfältig und gib 1 Esslöffel in warmem Passum als Getränk 3 Tage lang auf nüchternen Magen. Und wenn sich der Kranke nicht bewegt, wird er sofort geheilt. Wenn aber im Urin nach Aufnahme des Medikaments eine sandige Beschaffenheit gefunden werden sollte, dann wird, wie es Galen in seiner *Diagnostik* sagt, ein nephretisches, also Nierenleiden offenkundig.

(2) potio optime confringens lapides in renibus natos. carpobalsami, lapidis qui in spongiis novis reperitur, puleii sicci floris, malvae agrestis seminis, omnium quattuor paria pondera conficies et dabis coclearium I in potione vini tepefacti aut passi conditi.

(3) antidotum nefreticum calculosis aptissimum. recipit betonicae Spanae, fascis Gallici uncias singulas semis, saxifragae petrosae seminis aut petroselini, seminis olusatri, folii barbarici id est malobathri, piperis albi uncias singulas, meu s, omnia diligenter tundes et tenuissime cernes, et melle despumato colliges et exinde a balneo id est mox lotis dabis avellanae magnitudinem cum vino mixto.

(4) confectio conditi nefreticis conveniens et maxime calculosis, quos lithiontas vocant, et minctus difficultate laborantibus, quos dysuruntas vocant. recipit piperis dr. I, saxifragae, betonicae unc. binas, spicae Indicae, petroselini, fu, asari radicis, acori, dauci Cretici seminis, omnium VI dr. singulas, vini Aminaei cotylas quattuor, mellis despumati cotylas II s.

(5) trociscus diafysalidon appellatus faciens ad ulcera quae in renibus sive in vesica nascuntur et indigent in cicatricem duci, et ad eos qui sanguinem mingunt. recipit cucumeris hortini seminis descamati, apii seminis, lapathii seminis, nuclei leviter torrefacti, croci, omnium V dr. IIII, amygdalas dulces descamatas et avellanas similiter purgatas numero denas, herbae fysalidos quam Romani vesicariam appellant, interiora grana numero XXXV. conteres omnia et adiecto passo competenti veluti conspersione in unum rediges, et exinde ieiunis dr. I dabis non febrientibus cum passo tepefacto, febrientibus autem cum aqua calida.

(6) aliud nefreticis et calculosis conveniens id est Bestiane antidotum ieiunis datum lapides in renibus confringit et urinam provocat.

(7) aliud ad renum dolorem. exira medicamentum inferius scriptum in aluta inductum appones, et sanabis.

(2) Ein Getränk, das bestens Steine, die in den Nieren entstehen, zerbricht: Samen des Myrrhenbaumes, Steine, die man in neuen Schwämmen findet, trockene Blüten der Poleiminze, Eibischsamen; bereite von allen vier gleiche Gewichtsmengen und gib 1 Esslöffel in einem Getränk von warmem Wein oder gewürztem Passum.
(3) Ein Nierenantidot, das bei Nierensteinen sehr geeignet ist: Man nimmt spanische Betonie und Echten Speik je 1½ Unzen, Samen des Frauenhaarfarns oder der Petersilie, Samen des Pferdeeppichs, Blätter des Zimtbaums, also des Malobathrum, und weißen Pfeffer je 1 Unze sowie ½ Bärwurz, zerstoße alles sorgfältig, siebe es sehr fein, sammle es mit abgeschäumtem Honig und gib hierauf bald nach dem Baden von der Größe einer Haselnuss mit gemischtem Wein.
(4) Die Zubereitung eines gewürzten Weins, der für Nierenkranke geeignet ist und besonders für die mit Nierensteinen, die sie *lithiontes* nennen, und für die an Urinverhaltung Leidenden, die sie *dysuruntes* nennen: Man nimmt 1 Drachme Pfeffer, dann Frauenhaarfarn und Betonie je 2 Unzen, indische Narde, Petersilie, Baldrian, Haselwurz, Kalmuswurzel, Samen der kretischen Augenwurz, von allen sechs je 1 Drachme, dann 4 Schoppen aminäischen Wein und 2½ Schoppen abgeschäumten Honig.
(5) Die sogenannte *dia-fysalidon*-Pastille, wirksam gegen Geschwüre, die in den Nieren oder in der Blase entstehen und zur Vernarbung gebracht werden müssen, und für diejenigen, die Blut urinieren: Man nimmt geschälte Gurkenkerne, Eppichsamen, Gemüseampfersamen, leicht geröstete Nüsse, Safran, von allen fünf 4 Drachmen, dann geschälte süße Mandeln und Haselnüsse, ähnlich purgiert, je 10, sowie die inneren Körner der Blasenkirsche, welche die Römer *vesicaria* nennen, 35 an der Zahl. Zerreibe alles und bringe es nach Zufügung von wenig Passum gleichsam durch Einstreuen zu einer Masse. Gib hierauf nüchtern 1 Drachme mit warmem Passum bei Fieberfreiheit, mit warmem Wasser aber den Fiebernden.
(6) Ein anderes Mittel für Nierenkranke und diejenigen mit Nierensteinen, nämlich das Antidot Bestiane, das, nüchtern gegeben, Nierensteine zerbricht und den Urin treibt.
(7) Ein anderes Mittel gegen Nierenschmerzen: Trage das *e-xira*-Medikament, das unten (trifft nicht zu)beschrieben ist, auf Alaunleder auf, lege es auf und du wirst heilen.

XLVI. ad vesicae passiones

(1) ea quae vesicae accidunt a Graecis symptomata appellantur, nos autem accidentia dicere poterimus. omnium logicorum testimonio natura vesicae nervosa iudicatur, quae sub ingenti perfrictione aut frigore aut humore venenoso et mordaci nocetur. hoc maxime fieri solet cachexia laborantibus id est mala habitudine corporis. oros enim sanguinis, qui Latine serum appellatur, qui ex sanguine per venam epatis depurgatur mixtus felli rufo descendens vesicae ulcerationes universas vel asperitates aut debilitatem nutrit. unde omnes passiones vesicae difficili curatione medentur. sunt vero supradicta accidentia periculosa ischuria id est ex toto urinae abstinentia, et dysuria id est urinae difficultas, et stranguria id est urinae paulatim per guttas exclusio.

(2) contingit morsus et ulceratio ex antecedenti humoris acredine et dolor fieri solet initio urinae excludendae aut in fine explicandae.

(3) item in vesica paralysi vitiata aut paulatim urina per guttas insensibiliter excluditur, si ex parte fuerit tacta, aut involuntarie simul exclusa ostenditur, si omnis fuerit vitiata.

(4) est iterum altera passio ex incontinentia urinae paralysi vesicae deterior. ex renibus descendens et vesica compatiente efficitur, et appellatur a Graecis diabetes, siquidem mox potione accepta per urinarum viam raritate membrorum interiorum descendat tamquam per inania feratur. rarius quidem contingit haec passio, sed subito nascitur. et est omnino incurabilis. aliqui hanc passionem hydropismo adscribunt, quoniam nimia siti patientes afficiantur et subalbidum et aquosum vultum ostendant.

(5) contingit iterum ex renibus ulceratis sanguinolentus minctus aut saniosus vel subalbidus, aliquando cum gravi odore, attestante renium dolore et ilium. si vero sanguis purus fuerit exclusus, eruptionem venae aut putredinem ipsius significat in renibus aut vesica factam fuisse, qua loca quae patiuntur dolore pulsata desanguinentur.

46. Blasenleiden

(1) Gegen das, was der Blase zustößt, was von den Griechen *symptomata* genannt wird und das wir als Unfälle bezeichnen können. Nach dem Zeugnis aller Logiker wird die Natur der Blase, die unter großer Verkühlung oder Kälte oder von giftigem und scharfem Saft geschädigt wird, als sehnig beurteilt. Besonders geschieht dies jenen, die an *cachexia*, also an schlechtem körperlichen Zustand leiden. Der *oros* des Blutes nämlich, der auf Lateinisch *serum* genannt und aus dem Blut durch die Lebervene purgiert wird, fördert, wenn er, mit rötlicher Galle vermischt, hinabsteigt, alle Geschwüre, Rauigkeiten oder die Schwäche der Blase. Daher werden alle Leiden der Blase durch schwierige Behandlung geheilt. Es sind aber die eben beschriebenen gefährlichen Unfälle die *ischuria*, also vollständige Urinverhaltung, und die *dysuria*, also die erschwerte Urinausscheidung, und die *stranguria*, also die allmähliche tropfenweise Urinausscheidung.
(2) Das Beißen und die Verschwärung entstehen aufgrund einer vorausgehenden Schärfe des Saftes und Schmerz gewöhnlich am Anfang oder Ende des Urinierens.
(3) Ebenso wird, wenn die Blase durch Lähmung geschädigt ist, der Urin entweder tropfenweise nach und nach unbemerkt ausgeschieden, wenn sie zum Teil von der Lähmung betroffen wurde, oder der Urin wird gegen den Willen auf einmal ausgeschieden, wenn sie vollständig geschädigt ist.
(4) Es gibt wiederum auch ein anderes Leiden aufgrund von Urininkontinenz, das schlimmer als Blasenlähmung ist. Das Leiden wird durch die Nieren und unter Mitleiden der Blase bewirkt und von den Griechen *diabetes* (»weit ausschreitend«) genannt, wenn der Urin bald nach dem Trinken aufgrund der Löchrigkeit der inneren Organe hinabsteigt, als würde er durch die Leere getragen. Dieses Leiden kommt jedenfalls seltener vor, aber es entsteht plötzlich. Und es ist völlig unheilbar. Manche rechnen dieses Leiden zur Wassersucht (s. u. 76), da die Patienten von übermäßigem Durst gequält werden und ein weißliches und aufgedunsenes Gesicht aufweisen.
(5) Aufgrund von Nierengeschwüren entsteht wiederum ein blutiger oder eitriger oder aber weißlicher Urin, manchmal mit unangenehmem Geruch, unter Schmerzen der Nieren und Weichen. Wenn aber reines Blut ausgeschieden werden sollte, dann zeigt dies an, dass in den Nieren oder der Blase das Aufbrechen eines Blutgefäßes oder dessen Fäulnis stattgefunden hat, wodurch die leidenden Stellen, die von klopfendem Schmerz erfüllt sind, blutleer werden.

(6) si vero atonia fuerit vesicae id est debilitas, subito urinae egerendae delectationem patiuntur, et cum mingere coeperint cum ingenti conatu et gemitu humorosas urinas excludunt, aut per somnum involuntario lapsu urinam emittunt. et frequenter haec passio paralysin vesicae futuram significat.
(7) contingit iterum dysuria in vesica ulcerata aut ex renibus irruente lapide extensa, aut limosa aut arenosa qualitate solidata, aut gleboso sanguine, quem Graeci thrombon appellant, in ipso urinali meatu obtrusa.

(8) contingit iterum dysuria in aegritudine pessima, cum fuerit natura suo officio privata.
(9) curationis vero tempore si fuerit ex frigore aut profunda perfrictione dysuriae causatio cum ingenti dolore, oleum rutaceum per podicem frequenter aegroto iniciendum est. in feminis vero matrici est infundendum. etiam et extrinsecus pubetenus praeraso pectine vel inguinibus lanae apponendae ex oleo Cyprino calefacto, aliquando admixto castoreo, si forte plus calefieri oportuerit. et si venter abstinuerit, clystere erit deducendus ex decoctione faeni Graeci aut radicis malvae oleo admixto. adhibendae sunt etiam insessionis fomentationes, nam Graeci encathisma vocant, ex calida et oleo. solet enim vesica etiam si fuerit constricta subtili fomento relaxari et urinam retentam reddere.

(10) quod si minime urina fuerit secuta et perseveraverit supra dicta periculosa abstinentia, oportet in cruribus, si vires patiuntur, supra talos interiores venas incidere. et si dolor non minuerit, adhibendum est cataplasma ex lini semine et faeni Graeci et hordei pollinibus, admixto papavere trito et resina pinali et pice. transacto autem dolore apponendum cerotarium ex resina frixa et ysopi suco et ammontaci gutta et oleo Sicyonio confectum.

(11) si vero lapidum vel arenarum fuerit querela, similiter ut nefreticos curabis.
(12) sin vero ex cachexia corporis de humore venenoso et mordaci ulceratione facta asperitatem cum dolore in capite naturae senserint patientes,

(6) Wenn aber eine *atonia*, also Schwäche der Blase vorliegen sollte, dann erleiden sie plötzlich einen Urindrang und wenn sie zu urinieren begonnen haben, dann scheiden sie unter großer Anstrengung und Schmerzen reichlich Urin aus oder sie scheiden im Schlaf unfreiwillig Urin aus. Und häufig zeigt dieses Leiden eine bevorstehende Lähmung der Blase an.
(7) Die *dysuria* tritt andererseits auf bei Blasengeschwüren oder wenn die Blase von einem aus den Nieren eindringenden Stein ausgedehnt oder durch eine schlammige oder sandige Masse verdichtet wurde oder durch klumpiges Blut, das die Griechen *thrombos* nennen, im Uringang verstopft wurde.
(8) Die *dysuria* tritt andererseits bei sehr schwerer Erkrankung auf, wenn die Natur ihre Aufgabe nicht mehr erfüllen kann.
(9) Zum Zeitpunkt der Behandlung muss man, wenn das überaus schmerzhafte Urinieren durch Kälte oder eine in die Tiefe gehende Erkältung verursacht sein sollte, dem Kranken häufig Rautenöl durch den After einspritzen. Bei Frauen aber ist es in die Gebärmutter einzugießen. Auch außen muss man auf das bis zur Scham kahl geschorene Schambein und die Weichen Wollstücke mit warmem zyprischen Öl auflegen, manchmal unter Beimischung von Bibergeil, wenn etwa mehr gewärmt werden muss. Und wenn der Stuhlgang ausbleiben sollte, dann muss abgeführt werden mit einem Klistier aus Bockshornklee- oder Rosspappelwurzelabsud, dem Öl beigemischt wurde. Anzuwenden sind auch Erwärmungen in der Sitzwanne, denn die Griechen nennen es *encathisma* (Sitzbad), mit warmem Wasser und Öl. Gewöhnlich wird nämlich die Blase, auch wenn sie zusammengezogen ist, durch behutsame Erwärmung gelockert und gibt zurückgehaltenen Urin heraus.
(10) Wenn aber keine Urinausscheidung erfolgt und das eben genannte gefährliche Ausbleiben fortbestehen sollte, muss man, wenn es die Kräfte zulassen, im Unterschenkel oberhalb der Innenknöchel die Venen eröffnen. Und wenn der Schmerz nicht nachlassen sollte, so muss man einen Umschlag aus Leinsamen-, Bockshornklee- und Gerstenmehl unter Beimischung von zerriebenem Pfeffer, Pinienharz und Pech auflegen. Wenn der Schmerz aber vergangen ist, muss man eine Wachssalbe anwenden, die aus gebranntem Harz, Ysopsaft, Tropfen des Steckenkrautsaftes und sikyonischem Öl bereitet wurde.
(11) Wenn aber Beschwerden wegen Nierensteinen oder Nierensand bestehen sollten, dann behandle sie ähnlich wie die Nierenkranken (s. o. 45).
(12) Wenn aber aufgrund eines schlechten Körperzustands, der durch giftigen Saft und beißende Verschwärung entstanden ist, die Patienten eine

reumatismo adscribitur. oportet ergo lac asininum tepefactum frequenter ieiunos potare. quod si ad praesens non fuerit, caprinum dabis, et embroce calida ex lanis sucidis et rosaceo et vino mulso aut passo admixto sub umbilico pubetenus pectinem vel utraque ilia cooperies.

(13) mulieribus autem et pessarium ex lacte asinino vel caprino vel muliebri lacte apponendum. in viris vero si in capite naturae morsum cum dolore senserint, per auliscum oticum aeneum lenem, et non osseum ne frangatur, aut certe argenteum fabricatum et vesicae porcinae alligatum, non nimis interius sed in caput naturae inicies cervinam medullam susino oleo resolutam aut butyrum recens aut adipem anserinum vel gallinaceum.

(14) adhibenda etiam encathismata ex decoctione rosarum, lenticulae, myrtae, rubi, lentisci vel his virtute similium. apponendum etiam et diaiteon emplastrum sive illud medicamentum quod Graece ebarbaros appellatur, renibus et pectini praeraso, aut finicinen quam Galenus in libris emplastrorum quos cata gene appellant, nostram dia chalciteos nominavit.
(15) proficiente autem curationis tempore erunt in cibo dandi suini pedis [acrones], testiculi madidi ex aqua et cerebrum assatum, de piscibus autem tor, pedines, aselli, murenae, de pomis vero uva, mala Cydonia granata et his virtute similia. dandum etiam ieiunis aliquid sorbile quod humorem acrem et tenuem et asperum valeat obdulcare et crassificare et lenire, ut est amylum procuratum aut polentam ex aqua elixam et cum vino nigello addulcatam aut oriza aut grana ptisanae et his similia.

(Text nach Fischer 1984, 46.)

(16) probatur etiam dari sorbendum quod conficitur sic. ex nucleis recentibus et cucumeris semine descamato et amygdala dulci et amylo cum lacte in uno diligenter tritis et leviter concoctis dandum ieiunis cum vino Chrysattico. frequenter dare iubebis vel illud quod curandae ulcerationi vesicae aptum a veteribus probatur, et conficitur hoc modo, et magis caniculari tempore. lini seminis et papaveris albi, seminis descamati et draganti tunsi et creti, omnium IIII unc. binas, amyli recentis dr. IIII. aqua colligitur et trociscus informatur.

Rauigkeit mit Schmerz im Penis bemerken sollten, dann ist dies auf den Rheumatismus zurückzuführen. Man muss also häufig warme Eselsmilch nüchtern zu trinken geben. Wenn sie aber nicht verfügbar sein sollte, dann gib Ziegenmilch und bedecke mit einem warmen Guss aus fetter (s. o. 17.2) Wolle unter Beimischung von Rosenöl, Wein-Mulsum oder Passum, unter dem Nabel bis zur Scham das Schambein oder auch beide Weichen.

(13) Den Frauen muss man aber auch ein Vaginalzäpfchen mit Esels-, Ziegen- oder Frauenmilch beibringen. Bei den Männern aber, wenn sie im Penis ein Beißen mit Schmerzen bemerken sollten, spritze Hirschmark durch eine zarte Ohrkanüle aus Bronze ein, nicht aus Knochen, damit sie nicht zerbricht, oder sicherlich durch eine aus Silber hergestellte, die an einer Schweinsblase befestigt ist. Nicht zu sehr nach innen, sondern in den »Kopf« des Penis spritze Hirschmark ein, das in susischem Öl aufgelöst ist, oder frische Butter oder Gänse- oder Hühnerfett.

(14) Anzuwenden sind auch Sitzbäder aus einem Absud von Rosen, Linsen, Myrten, Brombeeren, Mastix oder diesen an Heilwirkung ähnlichem. Auflegen muss man auch das *dia-iteon*-Pflaster oder jenes Medikament, das auf Griechisch *e barbaros* heißt, auf Nieren und die zuvor rasierte Schamregion oder das Dattelpflaster, das Galen in seinen Büchern über die Pflaster, die sie *cata gene* nennen, als unser *dia chalciteo*s bezeichnet hat.

(15) Mit fortschreitender Behandlungszeit muss man bei der Ernährung Schweineklauen, in Wasser weich gekochte Eberhoden und gebackenes Hirn, von den Fischen aber Zitterrochen, Dorsche und Muränen, von den Früchten aber Trauben, Quitten, Granatäpfel und diesen an Heilwirkung ähnlichem geben. Man muss auch nüchtern etwas zu schlürfen geben, das den scharfen, dünnen und rauen Saft abzuschwächen, zu verdicken und zu mildern vermag, wie etwa Stärke oder Polenta, die in Wasser gekocht und mit dunklem Wein versüßt wurden, oder Reis oder Gerstengraupen und diesem ähnlich sind.

(16) Erprobt ist auch etwas zum Schlürfen, das wie folgt bereitet wird: Von frischen Nusskernen, geschälten Gurkenkernen, süßen Mandeln und Stärke, was mit Milch sorgfältig in Eins gerieben und leicht gekocht wurde, muss man nüchtern mit chrysattischem (»golden attischem«) Wein geben. Oder lasse häufig dasjenige geben, das von den Alten für die Behandlung der Blasenverschwärung als geeignet erachtet wird, und so hergestellt wird, und besonders zur Zeit der Hitze der Hundstage (im Hochsommer): Leinsamen, weißer Mohn, geschälte Gurkenkerne, zerstoßenen und gesiebten Tragant, von allen vier je 2 Unzen, sowie 4 Drachmen frische Stärke. Es wird mit Wasser gesammelt und eine Pastille geformt.

(17) etiam et trociscus epuloticus ad obducendam cicatricem dari oportet ex vesicaria herba confectus, quem Graeci diafysalidon vocant, quem superius in nefretica passione conscripsimus. utendum etiam aquis calidis id est naturali calore plantatis – nam Graeci autofye idata vocant. sunt enim virtutis metasyncriticae, hoc est quae valeant naturalem temperiem corporis renovare.

XLVII. ad cholericam passionem et defluxionem

(1) utraeque passiones acutae vel celeres esse noscuntur. sed cholerica passio plus acutissima et molestior a veteribus esse traditur. et est reumatismus ventris et stomachi sursum et deorsum per os atque ventrem subito natus. sequitur autem in passione constitutos articulorum perfrictio et parvitas pulsus, iugis vomitus cum intestinorum tormento, et ventris solutio ac stomachi cum pruritu ventris. efficitur ex antecedenti indigestione aut mali medicaminis accepta potione. et differt a diarria, quoniam cholerica passio sicut diximus per ventrem efficitur et vomitu plurimo, diarria vero non.

(2) in curationibus vero polentam elixam calidam in cibo dabis cum vino melino id est granaticio, et alia quae simili virtute valeant stomachum confortando recreare et vires patientis depositas erigere. sed si forte ea quae acceperit minime stomachus retinuerit, modico interposito iterum reficies. hoc tertio vel quarto facies quousque stomachus aliquid acceptorum retineat, ne vires aegrotantis minuto corporis nutrimento insumantur.

(3) etiam et summitates manuum ac pedum constringi iubebis, et articulos pannis calidis calefacies et lana molli opertos tutabis, et si nimium senserit intestinorum tormentum, spongiis duabus ex calida posca expressis alterna mutatione umbilicum vaporabis et post vaporationem lanis ex oleo melino tepido operies et fasciabis.

(17) Man muss auch eine epulotische Pastille geben, um eine Vernarbung herbeizuführen, die aus der Blasenkirsche hergestellt wird, welche die Griechen *dia fysalidon* nennen und die wir oben (45.5) beim Nierenleiden beschrieben haben. Anwenden muss man auch warmes Wasser aus Quellen mit natürlicher Wärme, denn die Griechen nennen sie *autofye idata* (selbst entspringende Wasser). Sie besitzen nämlich metasynkritische (s. o. S. 13) Kraft, also es sind Heilwasser, welche die natürliche Beschaffenheit des Körpers wiederherstellen können.

47. Choleraleiden und Durchfall

(1) Beide Leiden sind als akut oder schnell bekannt. Aber die Cholera ist nach Überlieferung der Alten sehr akut und recht beschwerlich. Und es ist ein Rheumatismus des Unterleibs und Magens, das aufwärts und abwärts durch Mund und Unterleib plötzlich entsteht. Es befällt die Leidenden aber eine Kälte der Glieder und ein schwacher Puls, ein ständiges Erbrechen mit einer Marter der Gedärme und eine Auflösung des Unterleibs und Magens zusammen mit einem Kribbeln des Unterleibs. Sie wird bewirkt durch vorausgehenden Mangel an Verdauung oder durch die Aufnahme des Getränks eines schlechten Medikaments. Und sie unterscheidet sich vom Durchfall, da die Cholera, wie wir (eben) gesagt haben, sowohl im Unterleib als auch unter starkem Erbrechen verläuft, Durchfall aber nicht.
(2) Bei der Behandlung gib aber warme abgekochte Polenta als Nahrung zusammen mit *melinus*, also Granatapfelwein, und anderes, was mit ähnlicher Wirkung den Magen durch Stärkung zu kräftigen und darniederliegende Kräfte des Kranken aufzurichten vermag. Aber wenn der Magen etwa das, was er aufgenommen hat, nicht behalten sollte, dann erfrische ihn nach Ablauf von maßvoll viel Zeit wieder. Tue dies ein drittes und viertes Mal, so lange, bis der Magen etwas von der aufgenommenen Nahrung behält, damit nicht die Kräfte des Kranken durch mangelnde Ernährung des Körpers aufgezehrt werden.
(3) Man muss auch die Finger und Zehen einwickeln und die Glieder mit warmen Lappen wärmen, mit weicher Wolle bedecken und einwickeln. Und wenn (der Kranke) eine allzu große Marter der Gedärme verspüren sollte, dann erwärme mit zwei Schwämmen, die in warmer Posca ausgedrückt wurden, abwechselnd die Nabelregion, bedecke sie nach der Erwärmung mit Wolle, die in warmem Quittenöl getränkt wurde, und binde sie fest.

(4) et si nimietas vomitus coegerit, cucurbitam stalticam id est constrictoriam ori ventris conglutinabis, et omfacium cum calida aqua dabis. et si adhuc cibos minime tenuerit stomachus, erit accipienda curatio in reumatismo stomachi superius memorata.

XLVIII. ad dysenteriam

(1) est autem dysenterica passio intestinorum causatio cum ulceratione, ex qua excluditur egestio sanguinolenta aut fellita et alia immutatio humoris. et illa noxia a veteribus nuncupatur quae nigram egestionem ab initio ostenderit. nam Hippocrates in Aforismis sic ait: dysenteriae a felle nigro incipientes mortiferae. sequitur autem patientes iugis assellatio inferioris ventris, aliquando fellita, aliquando viridis et sanguinolenta, aliquando mucilaginosa. et rasuras cum gutta sanguinis emittunt, cum morsu intestinorum et umbilici. insomnietatem patiuntur et fastidium, frequenter et febriculam. aliquando etiam et longaonis exclusio contingit, maxime infantibus. et efficitur aliquando ex perfrictione aut ex corruptione acriorum ciborum.

(2) tempore autem curationis mala Cydonia in aqua decocta usque ad tertiam partem, et ipsa decoctio potui data abstinet ventrem.

(3) aliud. palumbus, quem Graeci fassan appellant, in posca decoctus et comestus similiter abstinet.
(4) item ovum in aceto coctum facit similiter.
(5) aliud. acaciae, croci, ges asteros in vino datum coclearium I similiter abstinebit.
(6) aliud. summitates rubi quas vulgo turiones vocant, et murra cum caduco granatae et galla omfacitide in vino styptico simul decocta et in potione data sive per inferiores partes podicis iniecta summe facit.

(7) aliud. ptisana cum plantaginis suco decocta et data abstinet ventrem, iniecta autem eadem perficit.
(8) potio ad dysenteriam. ossa de locusta marina super carbones exusta, gallas leviter subassatas, os sepiae similiter subassatum, crocum sive ca-

(4) Und wenn allzu heftiges Erbrechen (den Kranken) zwingen sollte, dann setze einen staltischen, also zusammenziehenden Schröpfkopf dicht auf den After auf und gib Öl unreifer Oliven mit warmem Wasser. Und wenn der Magen bis dahin die Speisen nicht behalten sollte, ist die Behandlung anzuwenden, die oben (42.10–11) beim Rheumatismus des Magens erwähnt wurde.

48. Ruhr

(1) Es ist aber die Ruhr (*dysenterica passio*) ein Leiden der Gedärme mit Verschwärung, aufgrund derer blutiger oder galliger Kot sowie ein anderer, veränderter Saft ausgeschieden wird. Und jene Ruhr wird von den Alten als schädlich bezeichnet, die von Anfang an eine schwarze Ausscheidung aufweisen sollte. Hippokrates spricht nämlich so in den *Aphorismen*: »Dysenterien, die mit schwarzer Galle beginnen, sind todbringend.« Es befällt die Patienten aber fortwährender Stuhlgang, manchmal gallig, manchmal grün und blutig, manchmal schleimig. Und sie scheiden blutige Darmfetzen aus, verbunden mit Beißen der Gedärme und der Nabelregion. Sie leiden an Schlaflosigkeit und an Ekel, manchmal auch an leichtem Fieber. Manchmal kommt es auch zu einer Ausstülpung des Mastdarms, besonders bei Kindern. Und es entsteht die Ruhr manchmal aufgrund einer Erkältung, manchmal aber aufgrund der zerstörenden Wirkung recht scharfer Speisen.
(2) Zum Zeitpunkt der Behandlung aber werden Quitten in Wasser bis auf ein Drittel abgekocht; dieser Absud, als Getränk verabreicht, wirkt stopfend.
(3) Ein anderes Mittel: Ringeltaube, welche die Griechen *fassa* nennen, in Posca gekocht und verzehrt, stopft in ähnlicher Weise.
(4) Ebenso wirkt in ähnlicher Weise ein Ei, das in Essig gekocht wurde.
(5) Ein anderes Mittel: Von Akaziengummi, Safran und samischer Erde 1 Esslöffel, in Wein gegeben, stopfen in ähnlicher Weise.
(6) Ein anderes Mittel: Brombeerspitzen, die man in der Volkssprache Triebe nennt, und Myrrhe mit abgefallenen Granatapfelblüten und unreifen Galläpfeln zusammen abgekocht in stopfendem Wein und als Getränk oder als Einlauf verabreicht wirken vorzüglich.
(7) Ein anderes Mittel: Gerstengraupen zusammen mit Wegerichsaft abgekocht und verabreicht wirken stopfend, ebenso aber als Einlauf.
(8) Ein Getränk gegen Ruhr: Auf Kohlen eingeäscherter Langustenpanzer, leicht angeröstete Galläpfel, in ähnlicher Weise leicht angerösteter

ducum mali granati, bitumen Iudaicum aut pro bitumine picem siccam, omnium v paria pondera diligenter teres et in posca dabis.

(9) aliud ad dysenteriam. trociscus diasymfytum appellatus, quem superius ad sanguinis reiactationem scripsimus, aut diacoralium aut certe dielectrum aut trigonus trociscus similiter in potione datus magnifice operatur.
(10) aliud. lac asininum aut caprinum schiston confectum et datum abstinet ventrem. schiston dicunt Graeci lac in quo lapides fluviales incensi mittuntur sive extinguntur.
(11) aliud ad dysentericos et ciliacos, id est illos qui ex ventris passione id est ulceratione similiter ut dysenterici reumatizant. lac caprinum optimum et pingue coques moderate super carbones in cacabo fictili novo et admisces amyli recentis sufficientem modum, et sorbendum dabis ieiunis diurnis diebus. et post haec supercomedendum dabis aliquantum sicci panis. etenim hoc adiutorii genus reuma crassescit, acredinem temperat, ulcera cicatricat et intestinorum ac ventris asperitatem lenificat.

(12) trociscus anotericus id est qui sursum in potione datus servando superiores ventris et intestinorum partes medetur, optime faciens dysentericis et ciliacis. recipit iusquiami seminis albi, ameos seminis id est vilicionis, apii seminis, feniculi seminis, hypoquistidis suci, balaustii id est floris <mali granati>, Ammoniaci, omnium specierum dr. IIII, opii, gallarum, amyli, ges asteros, ros Syriaci, acaciae, draganti dr. II. aqua colligitur et fiunt trocisci dr. singularum, ex quibus datur unus non febrientibus vespertino tempore cum vino mixto calido in potione, febrientibus vero cum aqua calida. et lientericis optime facit.

(13) lienterici dicuntur qui ex antecedenti dysenteria intestinorum debilitatem faciente, perdito naturali calore, cibos quos accipiunt continuo indigestos vel crudos tamquam per levem intestinorum lapsum egerunt. unde passio lienteria dicitur. et est incurabilis, maxime in aetate vergenti, unde plerumque laborantes si hanc passionem curare praeterierunt, hydropici postmodum efficiuntur.

Tintenfischschulp, Safran oder abgefallene Granatapfelblüten, judäisches Pech oder statt judäischem Pech (nur) Pech, von allen fünf zerreibe sorgfältig gleiche Gewichtsanteile und gib sie in Posca.

(9) Ein anderes Mittel gegen Ruhr: Die sogenannte *dia-symfytum*-Pastille, die wir oben (39.7) zur Blutstillung beschrieben haben, oder die Korallen- oder wenigstens die Bernstein- oder die Dreieckpastille, in ähnlicher Weise in einem Getränk verabreicht, wirken großartig.

(10) Ein anderes Mittel: Das *schiston* der Esels- oder Ziegenmilch, das gegeben wurde, wirkt stopfend; als *schiston* bezeichnen die Griechen Milch, in die erhitzte Flusssteine eingebracht oder in der sie gelöscht werden.

(11) Ein anderes Mittel für an Ruhr und an *ciliacus* Erkrankte, also für jene, die aufgrund eines Leidens des Unterleibs, also einer Verschwärung, ähnlich wie die Ruhrkranken am Fluss leiden: Koche sehr gute fette Ziegenmilch mäßig über einem Kohlenfeuer in einem neuen Keramiktiegel und mische eine ausreichende Menge frische Stärke bei und gib es jeden Tag nüchtern. Und gib danach zum Darüberessen eine beträchtliche Menge trockenes Brot. Diese Art Hilfsmittel verdichtet nämlich den Fluss, mildert die Schärfe, bringt Geschwüre zur Vernarbung und mildert die Rauheit der Gedärme und des Unterleibs.

(12) Eine *anotericus*-Pastille, also eine, die oben in einem Getränk verabreicht wird und dadurch heilt, dass sie die oberen Bereiche des Unterleibs und der Gedärme schützt, bestens für an Ruhr und an *ciliacus* Erkrankte: Man nimmt Samen des weißen Bilsenkrauts, Amei, also Möhrenkümmelsamen, Eppichsamen, Fenchelsamen, Zistrosenwürgersaft, Balaustium, also Granatapfelbaumblüten sowie Steckenkrautsaft, von allen Arten 4 Drachmen, dann Opium, Galläpfel, Stärke, samische Erde, Gerbersumach, Akaziengummi, Tragant 2 Drachmen. Es wird mit Wasser gesammelt; man macht Pastillen von Drachmengröße, von denen eine bei Fieberfreiheit abends zusammen mit warmem Wein vermischt in einem Getränk gegeben wird, bei Fieber aber mit warmem Wasser. Auch bei *lienterici* hilft es bestens.

(13) Als *lienterici* werden diejenigen bezeichnet, die aufgrund einer vorangehenden Ruhr, die eine Schwäche der Gedärme bewirkt und nach Verlust der natürlichen Wärme, die Speisen, die sie aufnehmen, fortwährend unverdaut oder aber roh wie durch ein glattes Gleiten durch die Gedärme hindurchtreiben. Daher heißt die Krankheit *lienterici*. Und sie ist unheilbar, besonders in einem sich seinem Ende neigenden Lebensalter, weshalb die Kranken meistens, wenn sie es unterlassen haben, dieses Leiden zu heilen, wassersüchtig (s. u. 76) werden.

(14) catapotia ad dysentericos et ciliacos et lientericos. gallae tunsae et cretae dr. II, opii dr. I. aqua colliges et catapotia facies in modum ervi. et post annum a quo confeceris dabis in ovo sorbili euntibus dormitum grana tria aut V, aut multum VII.

(15) cataplasma dysentericis conveniens. mala Cydonia numero VI in partes incides, interius purgata in posca usque ad maturum coques et diligenter teres. simul et palmulas numero XXXVI, id est una die XII exossabis et in posca similiter coques et teres et addes caduci mali granati et acaciae unc. III, mastices dr. II, aloes et aluminis Lipari id est liquidi unc. singulas et semis, rus Syriaci dr. I, pollinis polentae partes III, et lenticulae partem I, mellis et aceti et aquae quod sufficit.

(16) epithima dysentericorum dia finicon appellatum non solum ad dysenteriam faciens verum etiam et solutionem ventris et stomachi ac pulmonis et omnium interaneorum reumatismum compescens. recipit autem palmularum Nicolarum carnium unc. II, acaciae, aluminis scissi, turis masculi, mastices, corticis granatae, hypoquistidis suci, gallarum, aloes, omnium VIII unc. singulas, et si forte hypoquistidis sucum non inveneris acaciae duplum mittes, cerae lib'I, olei myrtini lib'I, aceti ad conterenda quae sunt sicca quod suffecerit. cetera cum oleo resolves et rasum cerotarium in mortario commisces.

(17) trociscus catotericus id est qui deorsum per podicis partes iniectus servando inferiores intestinorum partes medetur, et appellatur a veteribus Faustinianus, conveniens his qui diuturna putredine in dysenteria laboraverint. accipit autem auripigmenti, sandaracae, calcis vivae, omnium trium unc. binas, chartae combustae dr. XXX. colliges suco plantaginis et facies trociscos dr. ternarum et binarum ac singularum. et secundum diversas aetates mensuram temperabis et inicies cum suco orizae aut lenticulae.
(18) alius trociscus optime medens. ubi putredines non fuerint singulariter adhibitus et somnum provocat. nam dormientibus cicatricem inducit. ubi vero putredines fuerint, admixto suprascripto Faustiniano uteris. recipit autem hypoquistidis suci, gallarum, lycii Indici, omnium trium dr. V, cadmiae dr. VIII, acaciae dr. XI, murrae dr. VIIII, balaustii dr. X. colligitur vino myrtino et inicitur cum decoctione rubi aut myrtae aut mali granati

(14) Pillen für Kranke, die an Ruhr leiden, *ciliaci* und *lienterici* sind: 2 Drachmen zerstoßene Galläpfel und Kreide sowie 1 Drachme Opium. Sammle es mit Wasser und mache Pillen nach Art der Erve. Und ein Jahr, nachdem du sie gemacht hast, gib vor dem Schlafengehen 3 oder 5 Körner oder, wenn viel, 7 in einem Ei zu schlürfen.

(15) Ein Umschlag für an Ruhr Erkrankte: Schneide 6 Quitten in Stücke, purgiere sie innen, koche sie in Posca weich und zerreibe sie sorgfältig. Entsteine zugleich 36 Datteln, also für einen Ansatz 12, koche sie in ähnlicher Weise in Posca, zerreibe sie und füge abgefallene Blüten des Granatapfelbaumes und 3 Unzen Akaziengummi hinzu, 2 Drachmen Mastixharz, dann von Aloe, liparischem, also Flüssigalaun je 1½ Unzen, 1 Drachme Gerbersumach, 3 Teile Polentamehl und 1 Teil Linsen sowie ausreichend Honig, Essig und Wasser.

(16) Ein Umschlag für an Ruhr Erkrankte, der *dia finicon* heißt und nicht nur gegen Ruhr wirkt, sondern auch die Erschlaffung des Unterleibs, Magens und der Lunge sowie den Rheumatismus aller Innereien einschränkt: Man nimmt aber 2 Unzen Fleisch der Nikolaos-Datteln, dann Akazienharz, Spaltalaun, männlichen Weihrauch, Mastixharz, Granatapfelschale, Zistrosenwürgersaft, Galläpfel, Aloe, von allen je 8 Unzen, und wenn du etwa keinen Zistrosenwürgersaft haben solltest, dann nimm die doppelte Menge Akazienharz, 1 Pfund Wachs, 1 Pfund Myrtenöl sowie ausreichend Essig, um die Trockenzutaten zu zerreiben. Löse das übrige mit Öl auf und vermische es mit Wachsschabseln in einem Mörser.

(17) Eine *catotericus*-Pastille, also eine, die unten durch das Gesäß eingebracht dadurch heilt, dass sie die unteren Gedärme schützt; sie wird von den Alten Faustinianus genannt und nützt denjenigen, die bei Ruhr an fortdauernder Fäulnis leiden: Man nimmt aber Auripigment, Rauschrot, ungelöschten Kalk, von allen dreien je 2 Unzen, sowie 30 Drachmen Papyrusasche. Sammle es mit Wegerichsaft und mache Pastillen von je 3, 2 und 1 Drachmengröße. Bemesse sie entsprechend der verschiedenen Altersstufen und bringe sie ein mit Reis- oder Linsenschleim.

(18) Eine andere Pastille, die bestens heilt. Wo keine Fäulnis sein sollte, fördert sie einzeln angewendet auch den Schlaf; im Schlaf fördert sie nämlich die Narbenbildung. Wenn aber Fäulnis bestehen sollte, dann verwende sie unter Beimischung der eben beschriebenen Faustinianus-Pastille: Man nimmt Zistrosenwürgersaft, Galläpfel, indisches Lykium, von allen dreien 5 Drachmen, 8 Drachmen Galmei, 11 Drachmen Akaziengummi, 9 Drachmen Myrrhe und 10 Drachmen Blüten des Granatapfelbaumes. Es wird mit Myrtenwein gesammelt und eingespritzt mit

corticis aut rosae siccae aut ramorum siliquae Graecae. decoques in vino et aqua singillatim aut simul in uno, et praevaporatis partibus alterna mutatione spongiarum, supposito clunibus cervicali, inicies per enetera id est tibiam iniectoriam multis cavernulis perforatam quae appellatur polytretos.

(19) collyrium suppositorium, quod Graeci ypotheton vocant, conveniens his maxime qui frequenti deiectione assellationis surgendo fatigantur. somnum etenim provocat, ventrem abstinet et quietam noctem laborantes transire facit. accipit autem croci, styracis, murrae, castorei, acaciae, omnium v dr. singulas, turis masculi dr. III. suco plantaginis colligitur et fiunt collyria sublonga.

(20) ad exclusionem longaonis. erices carpu, gallarum, cerussae, acaciae, hypoquistidis suci, pini corticis, <murrae>, turis masculi, omnium VIII paria pondera. collige cum suco plantaginis et fac collyria sublonga. siccum appones levius confectum praeloto ipso longaone vino bono subaustero aut lentisci vel myrtae decoctione. addunt etiam gallas, cerusam, acaciam supradicto pondere.

XLIX. ad ictericos

(1) icterici dicuntur morbo regio laborantes. et est fortitudo fellis cum totius corporis insumptione. sequitur autem aegrotos ex infectione fellis pallor corporis cum aurium et oculorum crocei vel aurei coloris fantasia. unde ab aliquantis Latine aurigo appellatur. sequitur et ventris egestio humida, urina etiam fellita et corporis pruritus. et sunt ictericorum distantiae duae, una cum febricula, et appellatur a Graecis oxites id est acuta, altera sine febre diuturna quae appellatur chronites. sed illa quae cum febricula fuerit facta oxites ex tumore epatis fieri ostenditur, altera vero quae sine febre est chronites ex fellis dissolutione.

einem Absud von Brombeere, Myrte, Granatapfelschale, getrockneten Rosenblütenblättern oder Zweigen des Johannisbrotbaumes. Koche es einzeln in Wein und Wasser ab oder bringe es in Eins zusammen; nachdem die Region abwechselnd mit Schwämmen gewärmt und unter die Hinterbacken ein Kissen gelegt worden ist, spritze es durch einen Trichter ein, also eine Einspritzröhre, die von vielen Höhlungen durchbohrt ist und *polytretos* genannt wird.

(19) Ein Zäpfchen-*collyrium*, das die Griechen *ypotheton* nennen, und das denen am meisten nützt, die wegen häufigen Stuhlgangs durch das Aufstehen geschwächt werden. Es fördert nämlich den Schlaf, wirkt stopfend und bewirkt, dass die Kranken eine ruhige Nacht verbringen: Man nimmt aber Safran, Styraxharz, Myrrhenharz, Bibergeil, Akazienharz, von allen fünf je 1 Drachme, und 3 Drachmen männlichen Weihrauch. Es wird mit Wegerichsaft gesammelt und es werden längliche Zäpfchen geformt.

(20) Gegen Analprolaps: Von Erikasamen, Galläpfeln, Bleiweiß, Akazienharz, Zistrosenwürgersaft, Pinienrinde, Myrrhenharz, männlichem Weihrauch, von allen acht gleiche Mengen. Bringe es trocken und von recht leichter Konsistenz auf, nachdem der Mastdarm zuvor mit gutem, etwas herbem Wein oder einem Absud von Mastix oder Myrte gewaschen wurde. Man fügt auch Galläpfel, Bleiweiß, Akazienharz vom eben genannten Gewicht hinzu.

49. An Gelbsucht Leidende

(1) Als *icterici* benennt man diejenigen, die an der »königlichen Krankheit« (Gelbsucht) leiden. Und es ist ein Übermaß an Galle zusammen mit einem Dahinschwinden des ganzen Körpers. Es befällt die Kranken aber aufgrund einer Anfärbung mit Galle eine Blässe des Körpers mit einem safran- oder goldfarbenen Aussehen der Ohren und Augen. Daher wird sie von recht vielen auf Lateinisch *aurigo* (Gelbsucht) genannt. Es folgt aber eine feuchte Entleerung des Unterleibs, gallenfarbener Urin und Körperjucken. Und es gibt zwei Arten von Gelbsucht: eine mit leichtem Fieber, die von den Griechen *oxites*, also akut, genannt wird, die andere, ohne Fieber, ist chronisch und wird *chronites* genannt. Aber jene, die mit leichtem Fieber akut geworden ist, entsteht offenbar aufgrund einer Schwellung der Leber, die andere aber, die ohne Fieber langdauernd ist, entsteht offenbar aufgrund einer Auflösung von Galle.

(2) ob diligentiam vero curationis eam quam ex tumore epatis fieri intellexeris flebotomia in manu dextra in vena cava media adhibita curabis. et post dies detractionis sanguinis expletos oleo anetino diligenter toto corpore perunctos lavacro ex aqua dulci lavabis.

(3) aliud. apium cum modico aceto decoques usque ad tertiam partem et ipsam decoctionem cum modico melle potui dabis ieiunis ante lavacrum. hoc autem summe per urinas fel deducit.

(4) alia potio ictericis. ervi subtorrefacti dr. VI, fascis Gallici, cornu cervini exusti dr. binas, cyperi dr. I, meu scrup. I. dabis coclearium cum aquae mulsae calidae cyatis III in lavacro.

(5) aliud. piperis, rutae hortinae siccae, seminis melanthii, iuniperi bacarum quas Graeci arceutidas vocant, cymini Alexandrini agrii sicci, nitri vernicarii, omnium dr. I. tundes et cernes et dabis ante lavacrum ieiunis coclearium I cum vino dulci. et si venter non fecerit, clystere deducendus erit ex decoctione cantabri et betae et coloquintidae cum oleo et afronitro et melle modico.

(fecerit statt fuerit nach Bendz 1954.)

(6) aliud conveniens his qui sine febre fuerint. in una coloquintida excavata mittes passum aut mulsam ex vino melle temperato, quam appellant Graeci inomelitos, et calefacies et potui dabis per dies III.

(7) aliud. silfii coclearium I cum vino mulso ante duas horas lavacri potui dabis. aut marrubii viridis suci coclearium unum cum vini mulsi cyatis III potui dabis aut anchusae coclearium I cum vino.

(8) aliud. apoflegmatismum qui naribus infunditur, et a Graecis appellatur rinenchyton, eo modo quo superius in capitis passionibus scripsimus per triduum naribus infundes, et sanabis.

(2) Zum Zweck einer sorgfältigen Behandlung aber wirst du diejenige Art, die du aufgrund einer Schwellung der Leber entstehen siehst, durch Aderlass der mittleren hohlen Blutader der rechten Hand heilen. Und nachdem die Tage der Blutabnahme erfüllt sind, wirst du die Kranken, nachdem sie am ganzen Körper sorgfältig mit Dillöl gesalbt wurden, in einem warmen Süßwasserbad waschen.
(3) Ein anderes Mittel: Koche Eppich mit maßvoll viel Essig bis auf ein Drittel ein und gib den Absud selbst mit maßvoll viel Honig nüchtern vor dem Baden zu trinken. Dies führt aber vorzüglich die Galle durch den Urin ab.
(4) Ein anderes Getränk für an Gelbsucht Erkrankte: 6 Drachmen leicht gedörrte Erve, keltische Narde und eingeäschertes Hirschhorn je 2 Drachmen, 1 Drachme Zypergras und 1 Skripel Bärwurz. Gib 1 Esslöffel mit 3 Schöpfbechern warmem Wasser-Mulsum, wenn der Kranke im Bad sitzt.
(5) Ein anderes Mittel: Pfeffer, Weinraute, Schwarzkümmelsamen und Wacholderbeeren, welche die Griechen *arceutides* nennen, getrockneter wilder alexandrinischer Kreuzkümmel, *vernicarius*-Soda (*berenikarios,* »Berenike-Soda«), von allen 1 Drachme. Zerstoße es, siebe es und gib nüchtern vor dem Bad 1 Esslöffel mit süßem Wein. Und wenn der Stuhlgang ausbleiben sollte, dann muss abgeführt werden mit einem Klistier aus einem Absud von Kleie, Mangold, Koloquinten mit Öl, Sodaschaum und maßvoll viel Honig.
(6) Ein anderes Mittel, das gut für diejenigen ist, die ohne Fieber sind: Gib in eine ausgehöhlte Koloquinte Passum oder Wasser-Mulsum aus Wein, der mit Honig gemischt wurde, den die Griechen *inomelitos* nennen. Mache es warm und gib es 3 Tage lang zu trinken.
(7) Ein anderes Mittel: Gib 1 Esslöffel Silphion (s. o. 41.4) mit Wein-Mulsum zwei Stunden vor dem Baden zu trinken. Oder gib 1 Esslöffel Saft des grünen Andorns mit 3 Schöpfbechern Wein-Mulsum zu trinken oder 1 Esslöffel Alkannawurzel mit Wein.
(8) Ein anderes Mittel: Ein Phlegma abführendes Mittel, das in die Nase gegossen und von den Griechen *rinenchyton* genannt wird. Gieße es auf die Weise, wie wir oben (1.10) bei den Leiden des Kopfs beschrieben haben, 3 Tage lang in die Nase ein und du wirst heilen.

L. ad ventris et intestinorum reumatismum

(1) est autem reumatismum ventris et intestinorum praeter febrem assellatio ventris humida, et aliquando cum morsu et aliquando sine morsu.

(2) cura autem eorum talis est, sicut Galenus ad Glauconem scribens ait: uti lavacris debebis calidis et constrictiva cibatione.

LI. ad colicam et iliacam

(1) est autem colica passio tumor cum ingenti dolore totius ipsius intestini coli quod Graeci consuete colon appellant, quod aliquanti inferiorem ventriculum dicunt. sequitur autem aegrotos dolor iuxta umbilicum initians frequenter a sinistro ilio, aliquando a dextro, cum constrictione ventris et doloris punctione discurrente per singula ventris loca, aliquando usque ad splenis partes vel epatis. efficitur cogente interclusa ventositate inter cutem et peritonaeon, membranam quam vulgo mappam dicunt, quae ventrem sub cute circumvestit. et cum passio augmento dierum creverit, sequitur insomnietas, febricula et nausia cum frequenti vomitu humoris flegmatici, aliquando felliti. sin vero modico retro circa renes aut circa urinales vias, quas Graeci ureticus porus vocant, subito natus fuerit dolor similiter ut colicis praeter vomitum et constrictionem ventris et febriculam, vastioris lapidis constrictionem in renibus significat.

(2) ileos autem sive chordapsus est acutissima et molestissima cum abstinentia ventris et vomitu et omnium intestinorum tumore distentio cum tortione simili torturae chordarum. unde nomen ileos sive chordapsus accepit. et cum passio increscere coeperit, spe sanitatis consumpta nimio intestinorum tumore, stercorum vomitus efficitur, ultimo etiam pulsus concadit et corpus nigro colore fuscatur. efficitur ex antecedenti malorum ciborum indigestione frequenti aut profunda perfrictione aut letali cibo

50. Rheumatismus des Unterleibs und der Gedärme

(1) Beim Rheumatismus des Unterleibs und der Gedärme handelt es sich um einen feuchten Stuhlgang ohne Fieber, manchmal mit Beißen, manchmal ohne Beißen.
(2) Die Behandlung dieser Flüsse aber ist so, wie Galen in seiner Schrift *An Glaukon* sagt: Du musst warme Bäder und stopfende Nahrung anwenden.

51. Darmkolik und Darmverschluss

(1) Es ist aber die Erkrankung des Dickdarms (*colica passio*) eine Schwellung mit gewaltigem Schmerz des ganzen Darmes, den die Griechen gewöhnlich *kolon* und den einige das »untere Bäuchlein« nennen. Es befällt die Kranken aber ein Schmerz in der Nabelregion, der häufig von der linken Weiche ausgeht, manchmal von der rechten, zusammen mit einer Einschnürung des Unterleibs und mit einem sich über die einzelnen Unterleibsregionen ausbreitenden stechenden Schmerz, der sich manchmal bis zur Milz- oder Leberregion erstreckt. Der Schmerz entsteht dadurch, dass sich eine Aufblähung zwischen Haut und *peritonaeon* ansammelt; das ist eine Haut, die man in der Volkssprache *mappa* nennt und die den Unterleib unter der Haut umkleidet (Bauchfell). Und wenn das Leiden mit fortschreitenden Tagen anwachsen sollte, dann folgen Schlaflosigkeit, leichtes Fieber und Übelkeit mit häufigem Erbrechen von Phlegma, manchmal von Galle. Wenn aber der Schmerz maßvoll viel rückwärts in der Nierenregion oder den Urinleitern, welche die Griechen *uretici pori* nennen, plötzlich entstehen sollte, in ähnlicher Weise wie bei Dickdarmerkrankungen, ohne Erbrechen, Unterleibskrämpfe und Fieber, dann weist dies auf die Existenz eines größeren Nierensteines hin.
(2) Der Darmverschluss (*ileos*) oder *chordapsus* aber ist eine hochakute und äußerst beschwerliche Ausdehnung, zusammen mit Ausbleiben von Stuhlgang, Erbrechen und Schwellung aller Gedärme mit einer gleichen Marter der Darmschlingen (*chorda*). Deshalb hat die Erkrankung den Namen *ileos* oder aber *chordapsus* erhalten. Und wenn das Leiden sich zu steigern beginnt und keine Hoffnung auf Heilung wegen allzu großer Schwellung der Gedärme besteht, dann wird Kot erbrochen, zuletzt bricht auch der Puls zusammen und der Körper färbt sich dunkel. Das Leiden entsteht aufgrund vorangehender häufiger mangelhafter Verdau-

sive potione accepta quam Graeci deleterion dicunt, ut fungis venenosis comestis aut quotiens intrinsecus in ipsis vitalibus membris aut in ipso omento conquassatio aut diruptio fuerit facta.

(3) in curationibus vero colicos oportet, id est qui coli intestini tantum causa laboraverint, primitus in cruribus si vires patiuntur supra talos interiores venas flebotomare et ventris constrictionem acriori clystere relaxare ex decoctione cantabri et betae et coloquintidae cum oleo anetino et afronitro cum melle modico. utendum etiam et sacculo calido ex cantabro, in quo antea fuerit decoctus aneti manipulus admixto modico oleo, et sub ipsa vaporatione adhibita tenui linteolo ac mundo et calefacto sudorem excitatum deterges, et manu calefacta chalastico perungues superius in tetanica passione memorato, et molli lana loca tutabis et fasciabis. etiam et lenticulam aeream vel testeam calida repletam ipsis locis dolentibus appones ob mitigandum dolorem.

(4) aliud. anetum et cyminum decoques in olei unc. IIII, et inicies post depositionem ventris. aut rutam decoques similiter in oleo et admisces resinam terebintinam ad modum coclearii unius, et inicies.

(5) aliud. enema, id est iniectio, faciens ad tumores. anetino oleo admisces butyri coclearia II, et uteris. aut pro butyro adipem anserinum mittes aut medullam cervinam.

(6) aliud. enema colico anodynon id est dolorem detrahens. recipit autem haec. opii dr. I, alii capita integra numero III, rutae viridis manipulos II, olei dulcis et butyri libras singulas, picis liquidae dr. IIII, cedriae dr. II. rutam et alia conquassata coques in oleo donec frigantur, liquabis et cetera alia commisces et in usum reserva, et inicies post depositionem ventris medicaminis dr. II, cum olei corporis dr. IIII et s.

(7) trociscus iniectorius anodynus colicis conveniens, et magis in ipso superpositionis tempore, quam Graeci epithesin vocant, id est in quo passio superimponendo dolores increscere facit. recipit castorei obolos IIII, opii dr. II, iusquiami seminis dr. I, styracis optimi Isaurici dr. III. aqua colliges

ung größerer Speisebrocken oder einer tiefgehenden Erkältung oder aber nach Genuss von verderblicher Speise oder Getränk, was die Griechen *deleterion* nennen, wie etwa nach Genuss giftiger Pilze oder wenn es in lebenswichtigen Organen oder im Omentum (Bauchdecke) selbst zu einer Erschütterung oder einem Riss gekommen ist.

(3) Bei der Behandlung aber muss man die *colici*, also diejenigen, die nur an der Erkrankung des Dickdarms leiden, zuerst, falls es die Kräfte erlauben, an den Unterschenkeln oberhalb der inneren Fußknöchel zur Ader lassen und die Einschnürung des Unterleibs mit einem sehr scharfen Klistier mildern aus einem Absud von Kleie, Mangold und Koloquinten zusammen mit Dillöl und Sodaschaum mit maßvoll viel Honig. Anzuwenden ist auch ein warmes Säckchen mit Kleie, in der vorher 1 Handvoll Dill unter Beimengung einer angemessenen Menge Öl abgekocht wurde. Und wische unmittelbar nach der Erwärmung mit einem feinen, sauberen und erwärmten Tuch den hervorgerufenen Schweiß ab und salbe mit warmen Händen mit einem *chalasticon*, das oben (38.2) beim Wundstarrkrampf erwähnt wurde, und bedecke die Stellen mit weicher Wolle und verbinde sie. Lege auch eine Bronze- oder Keramikwärmflasche, die mit warmem Wasser gefüllt ist, auf die schmerzenden Stellen, um den Schmerz zu lindern.

(4) Ein anderes Mittel: Koche Dill und Kreuzkümmel in 4 Unzen Öl ab und spritze es nach dem Stuhlgang ein. Oder koche Weinblätter in ähnlicher Weise in Öl ab, mische Terpentinharz in der Menge von 1 Esslöffel bei und spritze es ein.

(5) Ein anderes Mittel: Ein *enema*, also eine Einspritzung, die gegen Schwellungen wirkt. Mische Dillöl 2 Esslöffel Butter bei und wende es an. Oder nimm statt Butter Gänsefett oder Hirschmark.

(6) Ein anderes Mittel: Ein *enema colicon anodynon*, also Schmerz lindernd. Man nimmt aber folgendes: 1 Drachme Opium, 3 ganze Knoblauchköpfe, 2 Handvoll grüne Weinblätter, je 1 Pfund süßes Öl und Butter, 4 Drachmen Teer, 2 Drachmen Zedernpech. Koche die Weinblätter und das andere nach dem Zerstoßen in Öl, bis es erhitzt ist, verflüssige es und vermische das andere Flüssige und hebe es auf. Spritze 2 Drachmen des Medikaments nach dem Stuhlgang ein, zusammen mit einer Ölmenge von 4½ Drachmen.

(7) Eine schmerzlindernde Pastille, die für *colici* gut ist, und besonders zur Zeit der hochgradigen Steigerung, welche die Griechen *epithesis* nennen, also wenn das Leiden durch Zunahme bewirkt, dass die Schmerzen zunehmen: Man nimmt 4 Obolen Bibergeil, 2 Drachmen Opium, 1 Drachme Bilsenkrautsamen und 3 Drachmen besten isaurischen Styrax.

et facies trociscos dr. singularum aut binarum, et in usum conteres cum suco cantabri et inicies. summe operatur.

(8) si nimietas fuerit doloris, Filonium antidotum in potione dabis.

(9) aliud. ad colum et ischuriam id est urinae abstinentiam et ad strofum id est tortum ventris. cymini torrefacti et salis scrup. singulos, piperis grana XXX. dabis totum bibere cum aqua tepida sufficienti modo. etiam et conditum nefreticum frequenter dari oportet, maxime si sine febre fuerit.

(10) aliud. ad inflationem. epithima dia spermaton aut diasamsucum superius ad inflationem stomachi conscriptum appones.

(11) aliud. ad colum. alium siccum cum modico melle, pipere et coriandri foliis contritum addito modico liquamine cum oleo Spano, aut cum iure pullino, non oleo sed condito commixto, mirabiliter colicis auxiliatur. aut certe ipsius alii spicas purgatas integras, si grandiores numero tres, si minutas V aut VII, vespertino tempore transvoret: omnem ventositatem cum flegmatico humore deducit.

(12) si vero iliacam passionem signis supra memoratis agnoveris, praedictae passionis periculo, permittentibus viribus, ante quam ad stercorum vomitum perveniant, in brachio venam cavam mediam flebotomabis. si tamen nimietas doloris coegerit, etiam et vaporationibus et iniectionibus supra memoratis uti oportet.

(13) sed si forte nimia intestinorum verticula sive involutione acceptum clysterem retinuerint aegrotantes, simul et ventris officio negato, oportet ex folliculo aerarii curam adhibere, quo possit supra memorata intestinorum verticula sive involutio accepto vento replicari. et fit hoc modo. intestina bubula mensura cubiti unius tubulo folliculi diligenter sparto ab una parte ligabis. similiter iterum alteram partem ipsius intestini osseo aulisco ligabis, et supino schemate iacenti aegroto inicies, subposito prius clunibus cervicali, et per podicem eremizato folle competenter ventum

Sammle es mit Wasser und forme Pastillen von einer oder zwei Drachmengrößen, zerreibe sie zur Anwendung mit Kleienschleim und spritze es ein. Es wirkt vorzüglich.
(8) Wenn der Schmerz zu stark sein sollte, dann gib das Antidot des Philon in einem Getränk.
(9) Ein anderes Mittel: Gegen Dickdarmschmerzen und *ischuria*, also Urinverhaltung (s. o. 46.1), und gegen *strophus*, also Unterleibschmerzen (»Krümmen«). Je 1 Skripel gedörrten Kreuzkümmel und Salz und 30 Pfefferkörner. Gib es ganz zu trinken mit einer ausreichenden Menge warmen Wassers. Auch ist häufig eine Nierenzubereitung zu verabreichen, besonders, wenn die Erkrankung ohne Fieber auftreten sollte.
(10) Ein anderes Mittel: Gegen Auftreibung. Lege das *epithima dia spermaton* oder den Umschlag *dia samsucum* auf, der oben (42.20) gegen Aufblähung des Magens beschrieben wurde.
(11) Ein anderes Mittel: Gegen Dickdarmschmerzen. Getrockneter Knoblauch mit maßvoll viel Honig, Pfeffer und Korianderblättern zerrieben unter Beifügung von wenig *Liquamen* mit spanischem Öl oder mit Fleischbrühe, die nicht mit Öl, sondern gewürztem Wein vermischt wurde; es hilft wunderbar bei Dickdarmerkrankungen. Oder wenigstens möge der Kranke purgierte und unversehrte Knoblauchzehen, wenn sie größer sind, 3, wenn sie klein sind, 5 oder 7 abends schlucken: Es beseitigt alle Aufblähungen zusammen mit Phlegma.
(12) Wenn du aber aufgrund der oben (51.2) erwähnten Symptome einen Darmverschluss erkennen solltest – auf die Gefährlichkeit der Krankheit wurde oben (51.2) hingewiesen – dann schlage, sofern es die Kräfte zulassen, vor einem Kot-Erbrechen die mittlere hohle Vene in der Armbeuge. Wenn dennoch die Heftigkeit des Schmerzes dazu zwingen sollte, muss man ebenfalls die eben erwähnten Erwärmungen und Einspritzungen anwenden.
(13) Wenn aber die Kranken aufgrund allzu großer Einbiegung oder aber Verschlingung der Gedärme das verabreichte Klistier zurückbehalten sollten und zugleich die Entleerung des Unterleibs versagt bleibt, dann muss man mit dem Blasebalg des Schmiedes behandeln, damit die eben erwähnte Einbiegung oder aber Verschlingung der Gedärme durch Luft zurückgewickelt werden kann. Und es geschieht auf folgende Weise: Binde Rinderdärme von 1 Elle Länge mit einer Schnur auf einer Seite sorgfältig an die Röhre des Blasebalgs. Den anderen Teil des Darmes binde wieder in ähnlicher Weise an eine Kanüle aus Knochen und bringe sie in den Kranken ein, der rücklings liegt, nachdem zuvor unter das Gesäß ein Kissen gelegt wurde, und blase durch den After unter Entleerung des

inflabis vel quam diu sibi patiens ventum usque ad stomachum sentiat. tunc auliscum detrahes et spongia calida expressa podicem obtrudes, et cum nimie assellare desideraverit auferes. sic enim poterit omnium stercorum vetustas correctis intestinis nimia ventositate excludi. dehinc ventri et praecordiis ex calida et oleo sufficienti ptygmata dabis. si vero nimia siccitas corporis fuerit, etiam ex calida et oleo semicupio depositos, embasim adhibebis.

LII. ad podagram et arthriticam

(1) est autem podagra causatio pedum nervorum partium ultimarum, ex qua contingit patientibus gressus corporis impediri. sequitur autem laborantes in ipso initio sensus doloris maioris digiti, nullis praecedentibus causis, cum rubore circa articulorum locum, et magis nocturno tempore. increscente vero passione plurimum articuli compatiuntur et digiti invertuntur et durescunt. veterescente autem passione, diuturno doloris tempore etiam et pori nascuntur, ex quibus aegrotantes lapides similes gypso emittunt. et torpor quidam accessionis tempore per membra patientibus discurrit. aliquando rigorem sentiunt, aliquando calorem.

(2) et sunt ipsius podagrae distantiae duae, est enim frigida et calida. cognitio autem illarum talis est. in calidiori fervor incendiosus cum vehementi dolore sentitur, apparente rubicundo tumore. in frigidiori vero inflatio subalbida efficitur. utrarumque autem sanatio ista est, in calidiori refrigeratiua, in frigidiori calefactoria et eiectoria, quam Graeci diaforeticam vocant. et differt podagricus ab arthritico, quia podagrici in crure solum causationem habent, arthritici autem in omnibus articulis.

(3) in curationibus autem ad calidam podagram mustelae sanguinem cum plantaginis suco inter ipsa initia illines.
(4) aliud. coriandri folia aut iusquiami aut coliculi folia, non praesente iusquiamo, teres diligenter et supermittes medium panis mundi frigida et

Blasebalgs angemessen Luft ein oder auch solange, bis der Kranke bei sich die Luft bis zum Magen bemerkt. Nimm dann die Kanüle heraus, verstopfe den After mit einem ausgepressten, warmen Schwamm und nimm ihn, wenn der Kranke allzu großen Stuhldrang verspürt, heraus. So nämlich kann jeglicher alter Kot nach Wiedereinrichtung der Gedärme durch übermäßige Aufblähung ausgeschieden werden. Bringe danach auf Unterleib und Oberbauch *ptygmata* aus warmem Wasser und ausreichend Öl auf. Wenn aber die Trockenheit des Körpers allzu groß sein sollte, lasse die Kranken sich nach einem Sitzbad aus warmen Wasser und Öl hinsetzen und wende ein Fußbad an.

52. Zehengicht und Arthritis

(1) Es ist aber die Zehengicht eine Erkrankung der äußersten Teile der Fußsehnen, aufgrund derer bei den Kranken eine Bewegung des Körpers gehindert wird. Es befällt die Kranken aber gleich zu Beginn ein Schmerzgefühl der großen Zehe, ohne vorausgehende Ursachen, zusammen mit einer Rötung der Gelenkregion und besonders in der Nacht. Mit Anwachsen der Krankheit aber leiden die Gelenke sehr, die Zehen biegen sich um und werden steif. Nach längerer Krankheit aber entstehen unter beständigen Schmerzen auch Gänge (*pori*), aus denen die Kranken gipsähnliche Kristalle ausscheiden. Und im Stadium der Steigerung breitet sich über die Glieder der Kranken eine gewisse Erstarrung aus. Manchmal fühlen sie Kälte, manchmal Wärme.
(2) Und es gibt zwei Arten der Zehengicht, nämlich eine kalte und eine warme. Die Diagnose jener Arten aber ist folgende: Bei der warmen Zehengicht wird eine brennende Hitze mit heftigem Schmerz verspürt unter Auftreten einer geröteten Schwellung. Bei der kalten aber zeigt sich eine weißliche Aufblähung. Die Heilung beider Arten aber ist jene, bei der warmen eine kalte, bei der kalten eine wärmende und austreibende, welche die Griechen diaphoretisch (s. o. 17.2) nennen. Und es unterscheidet sich der Gichtkranke vom Arthritiskranken dadurch, dass die Zehengichtkranken nur im Unterschenkel Beschwerden haben, die Arthritiskranken aber in allen Gelenken.
(3) Bei der Behandlung aber streiche auf die warme Zehengicht Wieselblut mit Wegerichsaft gleich zu Beginn auf.
(4) Ein anderes Mittel: Zerreibe sorgfältig Koriander- oder Bilsenkrautblätter oder, wenn kein Bilsenkraut verfügbar ist, Kohlblätter, gib darüber

aquata posca infusi, et simul teres et iterum admisces adipem porcinum recentem sufficienti modo, aut pro adipe oleum roseum modicum mittes et induces et appones bis in die, aliquando et semel in nocte, ad noctem vero praefotis pedibus, si aestas fuerit et iuvenis aetate, frigida aqua aut certe posca aquata, et postquam foveris deterges et sic appones. hieme vero posca calida fomentabis.

(5) aliud. ad fervidos tumores. herbam lenticulatam de stagnis virentibus colliges et cum modico aceto tritam impones, et iugiter mutabis.

(6) aliud. uvae lupinae sucum et coriandri sucum et iusquiami sucum in uno commisces et illines.

LIII. ad ischiadicam et psiadicam

(1) utraeque passiones sub aquoso et frigido reumatismo efficiuntur. et est ischiadica causatio in vertebro, quod Graeci cotile vocant, quotiens ipse nervus interior inter vertebrum frigidissimo flegmate fuerit infusus. psiadicis vero musculi patiuntur similiter supra lumbos iuxta spinae finem adhaerentes exterioribus coniunctis sibi.

(2) curationis vero tempore primitus oportet saccello calido torrido sale repleto loca dolentia vaporare et sub ipsa vaporatione oleo simplici tepefacto perunguere et post vaporationem adhibitam linteolo mundo calefacto sudorem excitatum detergere, et sic oleo laurino aut acopo metasyncritico defricare, donec sibi cutis virtutem medicamenti bene retineat, et post defricationem adhibitam lana munda operire et molli ac tenui Calabrica ligare.

(3) quod autem acopum conficitur sic. olei communis et radicum cucumeris agrestis libras singulas. radices purgatas et concisas friges in oleo donec carbonescant mediocriter. post haec proicies radices et supermittes oleo colato cerae dr. III, adipis porcini et taurini unc. quaternas, et post-

ein halbes sauberes Brot, das in kalter, mit Wasser versetzter Posca eingeweicht wurde, zerreibe es zusammen und mische wieder in ausreichender Menge frisches Schweinefett bei oder gib statt des Fetts eine angemessene Menge Rosenöl hinzu, ziehe es auf ein Tuch und lege es zweimal am Tag auf, manchmal auch einmal in der Nacht, in der Nacht aber, nachdem zuvor die Füße gewärmt worden sind. Wenn es Sommer und der Kranke jung sein sollte, dann wende kaltes Wasser oder mit Wasser verdünnte Posca an. Und wische nach dem Wärmen trocken und lege dann den Umschlag auf. Im Winter aber erwärme mit warmer Posca.
(5) Ein anderes Mittel: Gegen heiße Schwellungen: Sammle von grünen, stehenden Gewässern Meerlinsenkraut, zerreibe es mit maßvoll viel Essig, lege es auf und wechsle es fortwährend.
(6) Ein anderes Mittel: Mische den Saft des Schwarzen Nachtschattens, Korianders und Bilsenkrauts in Eins und streiche es auf.

53. Hüft- und Lendenschmerzen

(1) Beide Leiden werden verursacht durch wässrigen und kalten Rheumatismus. Und es ist die *ischiadica causatio* im Hüftbein, das die Griechen *cotile* nennen, wenn der innere Nerv zwischen dem Hüftbein mit sehr kaltem Phlegma benetzt wurde. Bei denjenigen, die Lendenschmerzen haben, leiden aber in ähnlicher Weise die Muskeln, die oberhalb der Lenden nahe am Ende des Rückgrats angeheftet und von innen und außen miteinander verbunden sind.
(2) Zum Zeitpunkt der Behandlung aber muss man zuerst mit einem mit warmem gerösteten Salz gefüllten Säckchen die schmerzenden Regionen wärmen und unmittelbar vor der Erwärmung mit einfachem warmen Öl salben. Und danach muss man mit einem warmen sauberen Tuch den erzeugten Schweiß abwischen und solange mit Lorbeeröl oder einem metasynkritischen (s. o. S. 13), schmerzlindernden Mittel abreiben, bis die Haut die Wirksamkeit des Medikaments gut in sich aufnimmt. Und nach der Abreibung muss man mit sauberer Wolle bedecken und mit weichen und dünnen kalabrischen Binden verbinden.
(3) Dieses schmerzlindernde Mittel wird aber wie folgt zubereitet: Je 1 Pfund einfaches Öl und Wurzeln der Spritzgurke. Die purgierten und klein geschnittenen Wurzeln röste solange in Öl, bis sie mittelmäßig dunkel werden. Nimm danach die Wurzeln heraus und streue nach Durchseihen des Öls 3 Drachmen Wachs darüber, je 4 Unzen Schweine- und

quam soluta fuerint mittes galbani dr. I, storacis calamitae optimi et resinae Colofoniae dr. quaternas, samsuci et stafisagriae dr. binas, afronitri cibaria XIIII, pyretri, bacarum lauri, adarces, omnium trium dr. senas, et moves in uno donec coagulentur, et uteris.

(4) aliud ischiadicis et psiadicis. iniectio ex decoctione coloquintidae et centauriae et cantabri modico cum oleo veteri et nitro et melle modico adhibita vertebri humorem frigidum depurgat. si vero post secundam vel tertiam iniectionem minime fuerint relevati patientes, extrinsecus sub cubantibus humor ipse ostenditur, praeterea oportet ipsos laborantes calido uti lavacro et loca quae fuerint oleo vel unguento polluta diligentissime pridie sapone lavari. dehinc alia die thapsiae suco ipsas illines partes et sines donec inflentur sive pustulescant, et post dies III aut V cerotario ex diachylon confecto uteris.

(5) sin vero nimis acerbus coegerit dolor, etiam et in cruribus supra talos interiores venas incides et post detractionem sanguinis factam medicamento emplastro ischiadico et psiadico uteris. et conficitur sic. recipit adarces, sinapis, pyretri, stafisagriae, bacarum lauri, samsuci, nitri, piperis, omnium octo unc. singulas, resinae frixae dr. VI, cerae et olei veteris libras singulas. ne molle exeat, dr. VI mittes olei.

LIV. ad paralysim

(1) est autem paralysis causatio nervorum qui singulis motibus membrorum inseruiunt aut quorum naturali colligatione singula membra reguntur. ex qua contingit sine operatione effici partes quae patiuntur. et sunt distantiae paralysis duae. aliquanti perdito sensu tactus cum torpore paralysim patiuntur, hoc est ut neque frigus neque calidum cuti appositum sentiant patientes. aliquanti ex parte suprascripto sensu manente patiuntur. sequitur autem in passione constitutos, cum difficultate sensus et insolito usu, difficilis motus aut ex toto amputatus. et efficitur aliquando aut totius corporis aut partis, aut membrorum multorum aut aliquorum

Stierfett und gib, nachdem es gelöst ist, 1 Drachme Steckenkrautharz, je 4 Drachmen besten Röhrenstyrax und Kiefernharz aus Kolophon hinzu, dann je 2 Drachmen Majoran und Läusekraut, 14 Portionen Sodaschaum, von Bertram, Lorbeeren und Salzschaum, von allen dreien je 6 Drachmen. Rühre es in Eins, bis es dick wird, und wende es an.
(4) Ein anderes Mittel für an Hüft- und Lendenschmerzen Leidende: Die Anwendung eines Klistiers aus einem Absud von Koloquinte, Tausendgüldenkraut und Kleie mit maßvoll viel altem Öl, Soda und Honig purgiert den kalten Saft des Hüftgelenks. Wenn aber nach dem zweiten oder dritten Klistier die Kranken nicht erleichtert sind und sich außen unter dem Gesäß auch der Saft selbst zeigt, dann müssen die Kranken außerdem ein warmes Bad nehmen und es müssen die Stellen, die mit Öl oder Salbe verunreinigt sind, am Vortag sehr sorgfältig mit Seife gereinigt werden. Bestreiche dann am darauf folgenden Tag die Stellen mit dem Saft der Thapsie und belasse ihn, bis die Stellen aufgeblasen werden oder aber Blasen ziehen und wende nach 3 oder 5 Tagen eine Wachssalbe an, die aus *dia chylon* (s. o. 38.4) bereitet ist.
(5) Wenn aber allzu heftiger Schmerz dazu zwingen sollte, dann schlage auch die inneren Venen am Unterschenkel oberhalb der Knöchel und verwende nach dem Aderlass ein Ischias-Pflastermedikament. Und dieses wird wie folgt bereitet: Man nimmt Salzschaum, Senf, Bertram, Läusekraut, Lorbeeren, Majoran, Soda, Pfeffer, von allen acht je 1 Unze, 6 Drachmen geröstetes Harz sowie je 1 Pfund Wachs und altes Öl. Damit die Masse nicht weich wird, gib 6 Drachmen Öl hinzu.

54. Lähmung

(1) Lähmung (*paralysis*) ist aber eine Erkrankung der Sehnen, die den einzelnen Bewegungen der Glieder dienen oder durch deren natürliche Verbindung die einzelnen Glieder gelenkt werden. Daher kommt es, dass diejenigen Teile, die leiden, ohne Bewegung sind. Und es gibt zwei Arten der Lähmung: Manche erleiden nach Verlust des Tastsinns eine Lähmung zusammen mit Gefühllosigkeit, also dass die Kranken weder Kälte noch Wärme auf der Haut bemerken. Andere leiden, nachdem zum Teil der eben beschriebene Sinn erhalten bleibt; es befällt die Kranken aber zusammen mit der Schwierigkeit zu fühlen und einem ungewohnten Gebrauch der Glieder eine Schwierigkeit oder eine gänzliche Verhinderung einer Bewegung. Und es tritt manchmal eine Lähmung des gesamten

aut membri unius. et contingit frequenter aut ex frigore nimis acuto aut vinolentia aut indigestione frequenti aut immodico usu Venerio.

(2) in curationibus vero oportet ipsa prima die flebotomiam in brachio adhibere quod fuerit patienti parti contrarium, quod antispasin vocant. si vero sub plenitudine cibi aut vini fuerint aegrotantes, vomitum ad praesens provocabis ex ydrelaeo calido, id est ex aqua calida et oleo admixto modico sale, et sic secunda die flebotomabis et mundis ac mollibus lanis ex oleo calido membra patientis involves et fasciolis levibus fasciabis. post haec acopo thermantico ischiadicis superius scripto uteris et scarifatione ex levibus laceraturis, quas Graeci amychas vocant.

(3) et si forte in lingua contigerit, similiter scarifabis, et post scarifationem mulsam calidam frequenter colvendam dabis et a salsamentis vel liquamine, quod est paralyticis noxium, observabis. solicatione vero uteris, quam eliosin dicunt, et gymnasio id est exercitio, et sinapismum et dropacem et drimyfagiam, omnia cyclico modo adhibebis, sicuti superius in passione capitis scribentes docuimus. et si nimius rubor in vultu apparuerit, et purgatorium cholagogum dabis, si tamen senilis aetas minime impedierit.

LV. ad quartanam

(1) simplex quartana typica ordinatione prima die movetur et biduo interposito quarta die reformatur. si vero duobus diebus typi formam ostenderit, id est ut ipsum biduum prima die cum febre sola efficiatur et secunda die post exagitationem frigoris accessio febrium nascatur, et una die interposita quarta die reformetur, duplex quartana ostenditur. si vero per ipsum biduum inter horas diurnas et nocturnas tertio accessionem typi-

Körpers, manchmal die Lähmung eines Teils oder vieler oder einiger Glieder oder eines einzigen Gliedes auf. Und die Lähmung entsteht häufig entweder aufgrund allzu starker Kälte oder Trunkenheit oder häufigen Verdauungsschwierigkeiten oder unmäßigem Liebesgenuss.

(2) Bei der Behandlung aber muss man gleich am 1. Tag an dem Arm zur Ader lassen, der dem leidenden Teil entgegengesetzt ist, was die Griechen *antispasis* nennen. Wenn aber die Kranken unter dem Einfluss übermäßiger Speise oder Weins stehen, dann muss man sofort mit einem warmen *ydrelaeum*, also mit warmem Wasser und Öl, dem maßvoll viel Salz beigemischt wurde, zum Erbrechen reizen. Und so muss man am 2. Tag zur Ader lassen und die Glieder des Patienten mit sauberer und weicher, mit warmem Öl getränkter Wolle einhüllen und mit leichten Binden verbinden. Verwende danach ein *thermanticon* (wärmendes) schmerzlinderndes Mittel, das oben (53.3) bei den Hüftgelenkserkrankungen beschrieben wurde und ritze mit leichten Hieben, welche die Griechen *amyches* nennen.

(3) Wenn die Lähmung etwa die Zunge befallen sollte, ritze in ähnlicher Weise ein, gib nach der Einritzung häufig warmen Wasser-Mulsum zum Spülen und warne vor dem Genuss von Pökelfisch oder *Liquamen*, was für Gelähmte schädlich ist. Wende aber Sonnenbäder an, welche die Griechen *eliosis* nennen, und Gymnastik, also Übungen, und wende einen Senfumschlag, Pechhauben und *drimyfagia* (Ernährung mit scharfen Speisen) an, alles in zyklischer Weise, so wie wir gelehrt haben, als wir oben (1.12 und 18) über das Leiden des Kopfs geschrieben haben. Und wenn sich eine allzu starke Rötung im Gesicht zeigen sollte, dann wende ein *cholagogus*-Purgiermmittel an, wenn freilich ein hohes Alter nicht daran hindern sollte.

55. Quartanfieber

(1) Das einfache Quartanfieber entsteht mit einer typischen Regelhaftigkeit am 1.Tag und erneuert sich nach einem Zeitraum von 2 (fieberfreien) Tagen am 4. Tag. Wenn das Fieber aber die Erscheinungsform des 2-Tage-Typs zeigen sollte, also, dass sich der 2-Tages-Zeitraum nur am 1. Tag mit Fieber zeigt und am 2. Tag nach dem Auftreten der Abkühlung eine Zunahme von Fieber einsetzt und sich das Fieber nach Einschaltung eines (fieberfreien) Tages am 4. Tag wiederholt, dann handelt es sich um ein zweifaches Quartanfieber. Wenn die Kranken aber im Verlauf des 2-Tages-Zeitraumes während der Tages- und Nachtstunden zum dritten

cam senserint aegrotantes, una die sicut dixi interposita leviorem habeant et quarta die reformetur, tres quartanae esse significantur. et nascitur ex melancholico humore.

(2) in curationibus nero quartanarios ab initio oportet mediocriter et mite haberi et neque eis medicamentum aliquod fortissimum dare vel apponere neque vacuationem aliquam facere, quam cenosin dicunt, sive per clysterem acrem adhibitum sive per purgatorium datum sive per flebotomiam. sed postquam aegritudo pepsin fecerit, id est digestionem, post VIIII aut XI accessiones, quas Graeci episemasias vocant, adiutoria oportet impendere.

(3) nam et Galenus ad glauconem scribens ait: quotquot in ipso initio aliquod medicamentum dederunt, de simplici quartana frequenter duplicem fecerunt, similiter et in duplici dantes triplicem quartanam fecerunt. et iterum ait ipse supra memoratus Galenus, se scisse medicum quendam in ipso initio aegritudinis ausum fuisse dare sub tribus quartanis laboranti antidotum quod appellatur diechidnon theriace sub ipso tempore augmenti, et increscentibus febribus ardentibus ac iugibus vel continuis hominem occidit. unde olim senior Hippocrates commotus in Aforismo generaliter dixisse ostenditur, maturatas causas debere curare, crudas vero minime.

(4) propterea admoneo ut post VIIII vel XI periodum, si forte nimia sanguinis plenitudo coegerit, in brachio sinistro venam medianam flebotomes, ita ut cum diviseris venam sanguinem currentem inspicias. quod si apparuerit niger et crassus, competenter detrahes quantum vires ipsius laborantis et causa et aetas et temporis et regionis qualitas exegerit.<et> maxime in spleneticis talis sanguis ostenditur. si vero ex contrario flavus et tenuis apparuerit sanguis, continuo abstinebis et nihil omnino detrahes, sed tantum diaetam eius ordinabis, id est vitae regulam, quae non inflet sed magis ventrem molliat cibis maxime consuetis.

(5) quod si minime fecerit ventrem, oportet inter ipsa initia molli clystere deducere, novissime vero acriori. et a porcinis carnibus abstinendum et

Mal ein typisches Ansteigen des Fiebers bemerken und sie, wie eben gesagt, an einem Tag leichteres Fieber und am 4. Tag wieder starkes Fieber haben, dann zeigt dies an, dass es drei Quartanfieber sind. Und es entsteht aufgrund von schwarzer Galle.

(2) Bei der Behandlung aber muss man die an Quartanfieber Erkrankten gleich zu Beginn ganz gewöhnlich und gemächlich behandeln und ihnen weder irgendein sehr starkes Medikament geben oder auflegen noch irgendeine Entleerung durchführen, die sie *cenosis* nennen, sei es durch Anwendung eines scharfen Klistiers, sei es durch Verabreichung eines Purgiermittels, sei es durch Aderlass. Und nachdem die Erkrankung eine *pepsis* durchgemacht hat, also eine Verdauung, muss man nach 9 oder 11 Zunahmen des Fiebers, welche die Griechen *episemasiai* nennen, Hilfsmittel anwenden.

(3) Auch Galen sagt nämlich in seiner *Schrift an Glaukon*: »Wenn man gleich zu Beginn ein Medikament gegeben hat, dann hat man häufig aus einem einfachen Quartanfieber ein doppeltes gemacht. In ähnlicher Weise, wenn man bei einem zweifachen etwas gegeben hat, hat man ein dreifaches gemacht.« Und wieder sagt eben erwähnter Galen, er kenne einen Arzt, der es gleich zu Beginn der Krankheit gewagt habe, dem Kranken bei drei Quartanfiebern das Antidot, das *di echidnon theriace* heiße, zum Zeitpunkt der Zunahme zu geben; er habe den Kranken durch das Ansteigen brennender und anhaltender oder aber beständiger Fieber getötet. Daher soll einst der alte Hippokrates in seinen *Aphorismen* leidenschaftlich und prinzipiell gesagt haben, dass man nur Krankheiten im Zustand der Reife behandeln dürfe, aber überhaupt nicht unreife.

(4) Daher weise ich darauf hin, dass man nach einem Zeitraum von 9 oder 11 Tagen, wenn etwa die Überfülle des Blutes dazu zwingen sollte, die mittlere Vene der linken Armbeuge eröffnet, so dass man mittels der Spalten der Vene das fließende Blut prüft. Wenn es aber dunkel und dickflüssig sein sollte, dann nimm angemessen Blut ab, soweit es die Kräfte des Kranken, die Krankheit, das Alter und die Beschaffenheit der Zeit und der Gegend fordern sollten. Und besonders bei den Milzkranken zeigt sich ein solches Blut. Wenn sich im Gegenteil aber ein gelbes, dünnes Blut zeigen sollte, dann halte dich fortwährend von einem Blutentzug zurück und lasse überhaupt nicht zur Ader, sondern ordne nur eine Diät für den Kranken an, also eine Lebensregel, die nicht bläht, sondern eher durch sehr gewöhnliche Speisen den Unterleib erweicht.

(5) Wenn der Kranke aber an Verstopfung leiden sollte, muss man gleich zu Beginn mit einem sanften Klistier abführen, zuletzt aber mit einem

ab omnibus quae similiter tenacissimum vel crassum humorem nutriunt et digestionis tardae esse probantur. vino vero utendum tenui et albo et mediocri virtute calido, et omnibus volatilibus praeter illa quae in aqua nascuntur et piscibus digestibilibus molliorem carnem habentibus et nihil in se crassi humoris retinentibus. etiam et salsamentis et sinapi uti oportet, et diebus aliquantis et dia trion pepereon antidotum in magnitudine fabae maioris Aegyptiae cum calida ante unam vel duas horas accessionis dare. aut certe antidotum quod Filagrius synpepticon lexopyreton appellavit, similiter dabis, aut Diospoliten medicamentum. aut piper solum cum calida aqua diurnis diebus ieiunis si dederis, recte facies. etiam et defricationibus ceromaticis et deambulationibus et lavacris calidioribus et ceteris exercitationibus usualibus omnino non prohibebis.

(6) et viscera eorum tali cataplasmate curabis, hoc est apii seminis, malvae seminis, bacarum lauri, cymini, pollinis lolli aut tritici, faeni Graeci seminis, omnium VI cotylas singulas, lini seminis cotylas II, caricarum pinguium diligenter tunsarum numero C, mellis lib. I s cum calida et oleo concoques et cataplasmabis per dies numero III aut V. etiam et urinas provocabis potionibus diureticis supra memoratis. et purgatorium ex epithymo confectum, quod melancholicum depurget humorem, non solum semel sed frequenter dabis. cuius confectionem purgatorii superius ad maculas nigras scripsimus. et post purgationem adhibitam dia spermaton epithimate uteris, quod superius ad ventositatem stomachi scribentes memoravimus.

LVI. ad emitritaeum

(1) emitritaeo laborantes sic intellegis. die inter diem accessionem patiuntur praeter tremorem frigoris. in initio accessionis impetum sentiunt in superiores pectoris partes circa arterias cum sudore calido et roscido in vultu vel fronte cum ingenti impetu excluso cum pulsu valido. contingit autem frequenter aestatis tempore iuvenibus ex commotione rubei fellis.

schärferen. Und man muss sich vor Schweinefleisch hüten und vor allem, was in ähnlicher Weise einen zähen oder dicken Saft fördert und als schwer verdaulich angesehen wird. Man muss aber dünnen, mittelstarken, warmen Weißwein anwenden und alles Geflügel verzehren außer demjenigen, das im Wasser geboren wird, und verdauliche Fische, die recht weiches Fleisch besitzen und nichts von einem dichten Saft in sich haben. Auch Pökelfisch und Senf muss man anwenden und einige Tage lang auch das Antidot *dia trion pepereon* von der Größe einer recht großen ägyptischen Bohne mit warmem Wasser ein oder zwei Stunden vor der Zunahme des Fiebers geben. Oder gib wenigstens in ähnlicher Weise das Antidot, das Philagrius *synpeptikon lexopyreton* genannt hat, oder das Diospolites-Medikament. Oder du handelst richtig, wenn du nur Pfeffer mit warmem Wasser täglich nüchtern gibst. Auch vor dem Abreiben mit Wachssalben und Spaziergängen, recht warmen Bädern sowie den übrigen gewöhnlichen Übungen halte auf keinen Fall ab.
(6) Und behandle seine Eingeweide mit einem Umschlag wie folgt, nämlich: Eppichsamen, Malvensamen, Lorbeeren, Kreuzkümmel, Taumellolch- oder Weizenmehl, Bockshornkleesamen, von allen sechs je 1 Schoppen, vom Leinsamen 2 Schoppen, dann 100 sorgfältig zerstoßene fette Feigen und 1½ Pfund Honig; koche es mit warmem Wasser und Öl zusammen und bringe 3 oder 5 Tage lang einen Umschlag auf. Provoziere auch Urin durch die oben (21.10; vgl. 43.13) erwähnten Urin treibenden Getränke. Gib auch häufig ein Purgiermittel aus Quendelseidenblüten, das melancholischen Saft purgiert, nicht nur einmal, sondern häufig. Die Zubereitung dieses Purgiermittels haben wir oben (9.2) bei der Behandlung der schwarzen Flecken beschrieben. Gebrauche nach der Purgierung den Samenumschlag, den wir oben (42.18 und 20) bei unserer Beschreibung der Aufblähung des Magens erwähnt haben.

56. Halbtertianfieber

(1) Die an Halbtertianfieber Leidenden erkennst du wie folgt: Sie erleiden am Tag nach dem (fieberfreien) Tag eine Fieberzunahme ohne Schüttelfrost. Zu Beginn der Fieberzunahme bemerken sie einen Andrang in der oberen Brustregion nahe der Luftröhre zusammen mit warmem und tauartigem Schweiß im Gesicht oder auf der Stirn mit gewaltigem Druck und kräftigem Pulsschlag. Häufig entsteht es bei jungen Leuten im Sommer aufgrund einer Erschütterung rötlicher Galle.

(2) ob diligentiam vero curationis ante solis ortum herbae semperviventis, quam aizoon vocant, folia x rapies et tempore Galli cantus prima die folia v teres et cum aqua cisternae calicem unum potui dabis, ita ut ex ipsa potione modicum in calice restet, et ex ipso residuo liquore tanges leviter nervos cervicis cum collo et thorace et spina, et levi ac tenui et trito operimento operies patientes. hoc per triduum facies sicut dixi. prima die v folia dabis, secunda VII, tertia VIIII, et sanabis.

LVII. ad typum tertianum manifestum

(1) tertianus manifestus a Graecis acribes appellatur. et efficitur maxime tempore aestatis sub ingenti commotione flavi fellis id est rubei, quod Graeci xanthen cholen vocant.
(2) curationis vero tempore postquam aegritudo pepsin fecerit, hoc est post III vel IIII periodos sive accessiones, quas episemasias vocant, die inter diem ipsa anetica die, id est dimissoria, oportet cumprime aegrotum ydrelaeo calido perunctum lavare calidiori lavacro ex aqua dulci praeparato, et maxime illos lavacrorum amatores, quos Graeci filolutruntas appellant. et postquam calidioribus cellis egressus fuerit, <in> piscinam descendere facies.

(3) etiam et urinas simplici apozimate provocabis ex decoctione apii et aneti, quo possit humor ille fellitus per urinas depurgari. vinum vero antequam aegritudo pepsin faciat prohibebis. postquam vero fecerit pepsin, tenue et aquatum concedes. et mulsam frigidam sub hora accessionis post primam periodum potui dabis, quoniam fel rubeum, ex quo causa movetur, super omnes humores in corpore calida, sicca et amara virtute viget, ideoque ut supra dictum est competenter humectando et refrigerando et obdulcando sanabis. sic enim omnia contrariis sibi rebus curantur.

(2) Zum Zweck einer sorgfältigen Behandlung aber pflücke vor Sonnenaufgang vom Dachhauswurz, den die Griechen *aizoon* nennen, 10 Blätter und zerreibe 5 Blätter am 1. Tag, wenn der Hahn kräht, und gib sie mit einem Kelch Zisternenwasser zu trinken, derart, dass eine angemessene Menge des Getränks im Kelch zurückbleibt; benetze mit der übrigen Flüssigkeit leicht die Sehnen des Nackens zusammen mit dem Hals, der Brust und dem Rückgrat und bedecke die Patienten mit einer leichten, dünnen und abgenutzten Decke. Tue dies 3 Tage lang, wie ich gesagt habe. Gib am 1. Tag 5 Blätter, am 2. dann 7 und am 3. schließlich 9 und du wirst heilen.

57. Echtes Tertianfieber

(1) Echtes Tertianfieber wird von den Griechen *acribes* genannt und es entsteht besonders im Sommer aufgrund einer starken Erschütterung der gelben, also der rötlichen Galle, welche die Griechen *xanthe chole* nennen.
(2) Zum Zeitpunkt der Behandlung aber, nachdem die Krankheit eine *pepsis* durchgemacht hat (s. o. 55.2), also nach drei oder vier Perioden oder Zunahmen, die sie *episemasiai* nennen, muss man am Tag zwischen den Fiebertagen – und zwar am ersten anetischen Tag, also amTag des Nachlassens – den Kranken besonders mit einem warmen Wasser-Öl-Gemisch salben, in einem sehr warmem Bad aus zubereitetem Süßwasser waschen, besonders jene, die Bäder lieben, welche die Griechen *filolutruntes* nennen. Und wenn der Kranke aus den warmen Räumen herausgekommen ist, lasse ihn in einen Fischteich steigen.
(3) Provoziere auch Urin durch eine einfache Abkochung aus einem Absud von Eppich und Dill, damit jener gallige Saft durch Urin gereinigt werden kann. Hindere aber am Genuss von Wein, bevor die Krankheit eine *pepsis* durchgemacht hat. Nach der *pepsis* aber gestatte leichten gewässerten Wein. Gib auch kalten Wasser-Mulsum zur Zeit der Zunahme nach der ersten Periode zu trinken, weil die rötliche Galle, aus der die Krankheit bewirkt wird, über alle Körpersäfte aufgrund ihrer warmen, trockenen und bitteren Eigenschaft dominiert, und du wirst ebenso, wie eben gesagt ist, durch angemessenes Befeuchten, Kühlen und Versüßen heilen. So nämlich wird alles durch das ihm Gegensätzliche behandelt (s. o. S. 14).

(4) fysicum ad typum tertianum. coriandri seminis grana III post tertiam vel quartam periodum dabis nescienti in ovo sorbendum ante solis ortum ante accessionem, et sanabis.

LVIII. ad typum tertianum non manifestum

(1) non manifestus tertianus a Graecis nothus appellatur. hic typus sordidus a Graecis ryparos appellatus sub frigidiori flegmate et fellis flavi commixtione efficitur, et similiter die inter diem sicut acribes tertianus movetur, sed in ipsis accessionis horis inordinatus invenitur, et si autumno tempore fuerit natus, in quartanum frequenter vertitur typum.

(2) propterea curationis tempore ex initio die inter diem reficies aegrotantes, hoc est ut die ipsa qua accessionem patiuntur ieiunent et die anetica reficiant. sed si forte ieiunium minime potuerint tolerare, remissionis tempore reficiant. et postquam pepsin fecerit aegritudo, id est post IIII periodos sive accessiones, quas Graeci episemasias vocant, praecordia eorum cataplasmabis, sicut in cotidianariis, et lanis mundis loca tutabis et fasciabis, et si venter non fecerit, non valde molli clystere deduces. dabis etiam his et ptisanae sucum ex aceto et melle, puleio, pipere, cymino, origano confectum. etiam et urinas provocabis ex decoctione apii et dauci et aneti et spicae Indicae, et post haec absinthii Pontici infusionem per triduum ieiunis dabis aut oxymellis, vel ea quae ventrem emolliunt, et sanabis.

LIX. ad typum cotidianum

(1) typus cotidianus Graeco vocabulo amfemerinos sive cathemerinos appellatur. et efficitur sub frigidissimo flegmate quotiens os ventris ipso humore fuerit infrigidatum.

(4) Ein Wundermittel gegen Tertianfieber: Gib 3 Körner Koriandersamen nach der dritten oder vierten Periode, ohne dass es der Kranke weiß, in einem Ei vor Sonnenaufgang vor der Zunahme zu schlürfen und du wirst heilen.

58. Unechtes Tertianfieber

(1) Unechtes Tertianfieber wird von den Griechen *nothos* genannt. Dieser schmutzige Fiebertyp, der von den Griechen *ryparos* genannt wird, entsteht durch recht kaltes Phlegma und Vermischung mit gelber Galle und entsteht in ähnlicher Weise am fieberfreien Tag zwischen den Fiebertagen so wie echtes Tertianfieber, verhält sich aber zu den Stunden der Zunahme regelwidrig. Und wenn er zur Herbstzeit entstehen sollte, dann entwickelt er sich häufig zum Quartanfieber.
(2) Deshalb erfrische zur Zeit der Behandlung die Kranken gleich zu Beginn des (fieberfreien) Tages zwischen den Fiebertagen, so dass sie am Tag selbst, an dem sie die Zunahme erleiden, fasten und erst am Tag der Abnahme Speise aufnehmen. Wenn sie aber etwa Fasten nicht ertragen können, dann sollen sie bereits zur Zeit des Nachlassens Speise aufnehmen. Und wenn die Krankheit eine Verdauung durchgemacht hat, also nach vier Perioden oder aber Zunahmen, welche die Griechen *episemasiai* nennen, dann bringe auf den Oberbauch einen Umschlag auf – so wie bei denen, die an Quotidianfieber (s. u. 59) leiden –, bedecke die Region mit sauberer Wolle und binde sie fest. Und wenn der Stuhlgang ausbleiben sollte, dann führe sie mit einem nicht sehr sanften Klistier ab. Gib diesen auch Gerstengraupenschleim, der mit Essig, Honig, Poleiminze, Kreuzkümmel und Dost zubereitet ist. Provoziere auch Urin mit einer Abkochung aus Eppich, Augenwurz, Dill und indischer Narde und gib danach 3 Tage lang nüchtern einen Aufguss von pontischem Wermut oder gib *Oxymel* (s. o. 1.17) oder das, was den Unterleib zu erweichen vermag, und du wirst heilen.

59. Quotidianfieber

(1) Quotidianfieber wird mit seinem griechischen Namen *amfemerinos* oder auch *cathemerinos* genannt. Es entsteht unter der Wirkung von sehr kaltem Phlegma, wenn der After durch das Phlegma verkühlt worden ist.

(2) in curationibus vero primitus aegrotum trispermo cataplasmabis, id est tribus seminibus ex faeni Graeci et seminis lini et hordei pollinibus cum aqua et oleo et modico melle concoctis. et postquam tuleris cataplasma, ipsa loca calido sabano deterges et oleo anetino tepefacto perungues, et sic lana munda ac molli operies et fasciabis. etiam et oxymel diurnis diebus ieiunis cum aqua apiata calida dabis. novit enim crassitudinem flegmatis incidere. etiam et urinas eorum provocabis ex decoctione apii et feniculi radicum cortice. etiam et ventrem flegma deducentibus et vomitum ex radicibus provocabis. post haec epithima dia spermaton appones.

LX. ad efemeras

(1) simplices febres Hippocrates efemeras appellavit, sicuti Galenus ad glauconem scribens primo libro edocuit. et contingunt frequenter ex antecedenti labore aut vinolentia aut iracundia aut tristitia aut ex indigestionibus aut aliqua cogitatione animi vehementi, aliquando et ex inguinum dolore, quotiens glandulosa praeter aliqua ulcera fuerint ipsa inguina.

(2) in curationibus autem oportet aegrotos plurimo oleo mollioribus manibus defricari et lavacris frequentioribus curari; etiam et cibo diurnis diebus reficies, sed tamen ab indigestione custodi. vinum vero aquatissimum et lene potabis, et illos maxime qui nimia corporis ariditate laboraverint, plus solio immorari quam in aere iubebis, et sanabis.

LXI. ad causon

(1) causos Latino sermone febris incendiosa dicitur. et fit aliquando cum deliratione, et maxime quotiens tumor epatis et splenis apparuerit, ex multa ciborum comestione inflammatio erigitur et inurit cerebrum et maniam facit, quam nos insaniam dicimus.

(2) curationis vero tempore oportet in ipso initio permittentibus viribus aegrotum in brachio flebotomare, si tamen aetate iuvenis fuerit. et si ex

(2) Zur Behandlung aber lege zuerst den *trispermon*-Umschlag (s. o. 34.5) auf, also aus drei Samen, nämlich aus Bockshornklee, Leinsamen und Gerstenmehl, die mit Wasser, Öl und maßvoll viel Honig gekocht wurden. Und nachdem du den Umschlag entfernt hast, wische die Stellen selbst mit einem warmen Lappen ab, salbe mit warmem Dillöl, bedecke so mit sauberer weicher Wolle und mache sie fest. Gib auch täglich nüchtern *Oxymel* (s. o. 1.17) mit warmem Eppichabsud. Er vermag nämlich die Dicke des Phlegmas zu beseitigen. Rufe auch Urin hervor mit einer Abkochung von Eppich und Fenchelwurzeln. Provoziere auch Stuhlgang mit Phlegma abführenden Mitteln und Erbrechen mit Rettich. Lege danach den Umschlag *dia spermaton* auf.

60. Eintagsfieber

(1) Einfache Fieber nennt Hippokrates *efemerae* (»Eintags«-Fieber), wie Galen in seiner *Schrift an Glaukon* im 1. Buch lehrt. Und sie entstehen häufig aufgrund vorangehender Anstrengung, Trunkenheit, Zorn, Trauer oder aufgrund von Verdauungsstörungen oder intensivem Nachdenken, manchmal auch aufgrund von Schmerzen in den Weichen, wenn die Drüsen in der Leiste wegen irgendwelcher Geschwüre angeschwollen sind.
(2) Bei der Behandlung aber muss man die Kranken mit recht weichen Händen mit sehr viel Öl abreiben und mit häufigen Bädern behandeln, auch täglich mit Speise erfrischen, aber dennoch vor Verdauungsstörungen schützen. Gib aber leichten, stark gewässerten Wein zu trinken und lasse besonders diejenigen, die unter allzu großer Trockenheit des Körpers leiden, sich eher in der Badewanne als an der frischen Luft aufhalten und du wirst heilen.

61. Brennfieber

(1) Der *causos* wird auf Lateinisch *febris incendiosa* (Brennfieber) genannt. Er entsteht manchmal mit Wahnvorstellungen; besonders, wenn sich eine Schwellung der Leber und der Milz zeigen sollte, entsteht durch übermäßigen Genuss von Speisen eine Entzündung und sie verbrennt das Gehirn und erzeugt *mania*, die wir Wahnsinn nennen.
(2) Zum Zeitpunkt der Behandlung aber muss man gleich zu Beginn, falls es die Kräfte gestatten, den Kranken in der Ellenbeuge zur Ader lassen,

encauseos caput dolverit laborantes, id est ex adustione, ex oleo omfacino embroce uteris aut ex aceto et rosaceo, quod oxyrodinon vocant. non praesenti vero rosaceo pro rosaceo oleo omfacino frigido uteris, id est IIII olei partibus unam aceti admisces. sin vero plus infrigidare volueris, ex aequali modo temperabis. et si venter non fecerit, clystere deducendus erit ex decoctione cantabri aut betae cum oleo et afronitro et melle modico.

(3) aliud. clyster lexipyretos conveniens maxime post depositionem ventris. sucum ptisanae et lini seminis, ovi crudi medium, olei rosacei et chamaemelini quod suffecerit. post haec humido et frigido cibo reficies, id est lactucarum murturias elixatas et frigidas cum modico sale et cisternina aqua et oleo Spano et aceto in cibo dabis, aut cucurbitam incisam cum suo corio elixatam similiter dabis, si tamen nimia fuerit sitis. si nero sitis minime fuerit, non frigidis sed humidis tantum cibis nutries, id est sorbilibus multa aqua solutis, ut sunt ptisanae, ova sorbilia, micae panis diligenter elutae et cetera quae in sorbitionibus similiter accipiunt.

(4) alimma lexipyreton id est perunctio ad febres aestatis tempore, si aeger nimio febrium aestu bullire coeperit, et magis in aetate ferventi. cucurbitam viridem rades et eius corticem exprimes et adiunges sucum uvae immaturae et acetum excellens et oleum rosaceum aequali mensura. omnia commisces et adicies ovum unum crudum et in ampulla mittes, quam in frigida aqua submissam infrigidabis. et quando uti volveris, agitabis ut unum corpus liquor ipse faciat, et sic de embroca lanea aegrotum perungues, etiam et capiti eius aliquantum infundes.

(5) alia perunctio lexipyretos, ad causon et ad iugem sive continuam febrem, quam Graeci synochon dicunt. cucurbitae rasuram exprimes et rosaceum oleum admisces aequali modo, et cum diligenter miscueris ut frigidum sit, totum corpus perungues. aliquando et ptygmata frigida in eodem liquore infusa sufficientia visceribus superimpones, si tamen aestas fuerit. hieme vero calida et oleo rosaceo ptygmata infundes et similiter visceribus appones.

aber nur, wenn er jung ist. Und wenn der Kranke aufgrund der *encausis* an Kopfschmerz leiden sollte, also aufgrund der Verbrennung, dann verwende einen Kopfguss aus Omphakion (s. o. 42.10) oder Essig und Rosenöl, was sie *oxyrodinon* nennen (s. o. 1.7). Wenn aber kein Rosenöl vorhanden ist, dann verwende stattdessen kaltes Omphakion, also mische 4 Teile Öl mit 1 Teil Essig bei. Wenn du aber stärker kühlen willst, dann stelle in ähnlicher Weise ein entsprechendes Mischungsverhältnis her. Und wenn der Stuhlgang ausbleiben sollte, dann wird der Kranke abzuführen sein mit einem Klistier aus einem Absud von Kleie oder Mangold zusammen mit Öl, Sodaschaum und maßvoll viel Honig.

(3) Ein anderes fiebersenkendes Klistier, das besonders nach der Entleerung des Unterleibs geeignet ist: Gerstengraupen- und Leinsamenschleim, ein halbes rohes Ei und ausreichend Rosen und Kamillenöl. Erfrische danach mit feuchter und kalter Speise, also gib gekochte und abgekühlte Kopfsalatblätter mit maßvoll viel Salz, Zisternenwasser, spanischem Öl und Essig als Speise oder gib in ähnlicher Weise Kürbisschnitzel, die mit Schale gekocht wurden, wenn der Durst allzu groß ist. Wenn aber der Kranke keinen Durst hat, dann ernähre ihn nicht mit kalten, sondern nur mit feuchten Speisen, also mit schlürfbaren, die in viel Wasser gelöst sind, wie etwa Gerstengraupensuppe, Flüssigei, sorgfältig abgewaschene Brotbrocken und anderes, was in ähnlicher Weise durch Schlürfen aufgenommen werden kann.

(4) Ein *alimma lexipyreton*, also eine Salbe gegen Sommerfieber, wenn der Kranke durch allzu große Fieberhitze zu kochen beginnt, besonders in einem heißblütigen Alter: Schabe grünen Kürbis und presse die Schale aus, füge den Saft einer unreifen Traube, guten Essig und in derselben Menge Rosenöl hinzu. Mische alles zusammen und füge ein rohes Ei hinzu und bringe es in eine Flasche, die du durch Eintauchen in kaltes Wasser kühlst. Schüttele sie vor Gebrauch, dass die Flüssigkeit eine homogene Masse bildet, salbe den Kranken mit einem feuchten Wolltuch und gieße auch eine gewisse Menge auf seinen Kopf.

(5) Eine andere fiebersenkende Einreibung gegen Brennfieber und ein fortdauerndes oder aber beständiges Fieber, das die Griechen *synochos* nennen: Presse Kürbisschabsel aus und mische Rosenöl in gleicher Menge bei; nachdem du es sorgfältig vermischt hast, so dass es kalt ist, salbe den ganzen Körper. Lege manchmal auch kalte *ptygmata*, die mit derselben Flüssigkeit ausreichend benetzt sind, auf die Eingeweide, wenn es Sommer sein sollte, im Winter aber benetze die *ptygmata* mit warmem Wasser und Rosenöl und lege sie in ähnlicher Weise auf die Eingeweide.

(6) sed si forte aliqua tensio praecordiis occurrerit, cataplasmate uteris. dactylos Nicolaos numero V per diem in aqua calida infundes et conteres et in calida resolves et adiunges olei rosacei modicum et supermittes lini seminis partes II et olei partem I. et post dies cataplasmatis expletos, lexipyreto uteris. facit enim ad febrem calidam intercidendam vel si fervor fuerit in stomacho. croci dr. s teres cum suco cucurbitae et suco lini seminis et suco portulacae aequali modo, cerae dr. VI concisas cum sufficienti oleo rosaceo solves et cum infrigidaverit rades et in mortario simul commisces. et exinde duos inductos facies, unum appones et cum calere coeperit tolles et alterum frigidum impones. hieme autem Nileos lexipyreto uteris, quod superius in splenetica passione scripsimus.

(7) si tarde desudaverint, oleo chamaemelino cum modica tepida die critica perungues et sufficienter aegrotum operies, et statim sudorem provocat. quod si non provocaverit, periculi indicium est aut prolixam aegritudinem ostendit, quam macronosiam dicunt. sunt autem dies critici quibus per sudorem prospera aegrotis determinatio febrium sive discussio fieri solet, id est aut III aut V aut VII aut VIIII aut XI aut XIIII, hoc est duae ebdomades coniunctae, aut XVII aut XXI aut XXX.

(8) si vero nimia febre corpus aegrotantis desiccatum fuerit, ut etiam et lingua ariditatem ostenderit, die critica, ut supra dictum est, oleo chamaemelino singulariter totum corpus perungues et in calida semicupio depositum usque ad guttur embasi adhibita fomentabis et exinde in lectulo competenter operies, et continuo sudabit. et si forte sitis nimia eos adstrinxerit, rodomeli aquae calidae admixtum potui dabis.

(9) aliud ad repulsandam sitim, quod adipson vocant. myxa aqua infundes et ipsam infusionem dabis ut in ore contineant frequenter.

(10) aliud. lini seminis sucus collutioni oris adhibitus sive transvoratus sitim mitigat.

(11) aliud. olei rosacei dimidium coclearium et ovi album et tenue simili quantitate commisces et sorbendum dabis.

(6) Aber wenn etwa eine Spannung im Oberbauch bestehen sollte, wende einen Umschlag an: Weiche 5 Datteln des Nikolaos 1 Tag lang in warmem Wasser ein, zerreibe sie und löse sie in warmem Wasser auf, füge angemessen Rosenöl hinzu und gib 2 Teile Leinsamen und 1 Teil Öl darüber. Und wenn die Tage des Umschlags erfüllt sind, wende eine fiebersenkende Salbe an. Sie wirkt nämlich zur Beseitigung der Fieberhitze oder wenn Hitze im Magen sein sollte. Zerreibe ½ Drachme Safran mit Kürbissaft, Leinsamenschleim und Portulaksaft in gleicher Menge, löse 6 Drachmen Wachsschabsel mit einer ausreichenden Menge Rosenöl, schabe es nach dem Erkalten und mische es in einem Mörser. Bringe es danach auf zwei Leintücher und lege das eine auf; wenn es warm zu werden beginnt, nimm es weg und lege das andere, kühle auf. Im Winter aber verwende die fiebersenkende Salbe des Nileus, die wir oben (43.13) bei den Leiden der Milz beschrieben haben.
(7) Wenn (die Kranken) wenig schwitzen, dann salbe sie am kritischen Tag mit Kamillenöl und ausreichend warmem Wasser und decke den Kranken ausreichend zu und sofort wird es Schweiß austreiben. Wenn es aber keinen Schweiß hervorruft, dann ist es ein gefährliches Zeichen oder weist auf eine langwierige Erkrankung hin, die sie *macronosia* nennen. Kritische Tage sind aber diejenigen, an denen durch das Schwitzen eine günstige Bestimmung der Fieber oder aber eine Erschütterung zu geschehen pflegt, also entweder der 3., 6., 7., 9., 11. oder 14. Tag, also die Summe von zwei Siebenzahlen, oder der 17., 21. oder 30. Tag.
(8) Wenn aber der Körper des Kranken durch allzu starkes Fieber ausgetrocknet ist, so dass auch die Zunge trocken ist, dann salbe am kritischen Tag, wie eben gesagt, den gesamten Körper nur mit Kamillenöl, wärme den Kranken, indem du ihn in einem halbhohen Bottich mit warmem Wasser bis zum Hals sitzen lässt und auch ein Fußbad anwendest und decke ihn dann angemessen im Bett zu, und er wird beständig schwitzen. Und wenn (die Kranken) etwa großer Durst plagt, dann gib ihnen Rosenöl-Honig-Mischung zu trinken, die mit warmem Wasser vermischt worden ist.
(9) Ein anderes Mittel, um den Durst zu vertreiben, das sie *adipson* (»durstlos«) nennen: Weiche Brustbeeren in Wasser ein und gib das Einweichwasser, dass er es häufig im Mund behalten soll.
(10) Ein anderes Mittel: Leinsamensaft, der als Mundspülung angewendet oder geschluckt wird, lindert den Durst.
(11) Ein anderes Mittel: Mische ½ Esslöffel Rosenöl und flüssiges Eiklar in gleicher Menge zusammen und gib es zu schlürfen.

(12) aliud quod appellatur a Graecis oenomeli, faciens ad nimiam sitim et fervorem extinguendum, et conficitur sic. mellis optimi partem I et vini partes II in uno commisces et repones, dehinc tempore caniculari soli dabis diebus XL, et uteris.

(13) aliud. ad linguae asperitatem. oleum rosaceum suco seminis lini admixtum; frequenter de penna tanges.

(14) aliud. ad causon. postquam pepsin fecerit aegritudo, die critica captato tempore imminentis discussionis secundum aetatem et vires et causae magnitudinem et temporis et regionis qualitatem, frigidam nimis aquam ad satietatem bibendam dabis, et sanabis.

LXII. ad freneticos

(1) est autem frenesis immutatio mentis cum febre in uno perseverans. et efficitur maxime ex nimia adustione, quam ex encauseos dicunt, aut ex vinolentia. sequitur autem aegrotos febris acuta, rubor vultus, multa mobilitas oculorum cum tensione, lucubratio sive insomnietas, pulsus parvitas, quam microsfyxian dicunt, mentis alienatio et crocydismos id est flocorum electio, si quidem digitis frequenter ipsi patientes operimenta attractare videantur. aliquando e parietibus stipulas legunt, quod Graeci carfologian appellant. et aliquando <cum> hilaritate frenetizant, aliquando vero cum tristitia.

(2) in curationibus vero inter scapulas circa spondyli locum cucurbita cum scarifatione uteris, et post haec praetonso pressius capite lanis oxyrodino infusis operies. et si venter non fecerit, clystere deducendus erit.

(3) aliud. hederae albae folia in aqua decocta cum aceto et rosaceo trita et per linteolum eliquata et capiti supino schemate iacentis infusa frequenter; somnum adducit freneticis.

(12) Ein anderes Mittel, das von den Griechen *oenomeli* genannt wird und gegen starken Durst und zum Löschen von Hitze dient; es wird wie folgt zubereitet: 1 Teil bester Honig und 2 Teile Wein, mische in Eins, bewahre die Mischung auf, setze sie dann zur Zeit der Hitze der Hundstage (im Hochsommer) 40 Tage der Sonne aus und wende sie an.
(13) Ein anderes Mittel: Gegen die Rauigkeit der Zunge. Benetze sie häufig mit einer Feder getränkt mit Rosenöl, dem Leinsamenschleim beigemischt wurde.
(14) Ein anderes Mittel: Gegen Brennfieber. Nachdem die Krankheit eine *pepsis* durchgemacht hat (s. o. 55.2), gib am kritischen Tag, wenn du die Zeit der bevorstehenden Erschütterung gemäß dem Alter, den Kräften, der Größe der Krankheit und der Beschaffenheit der Zeit und des Ortes erhascht hast, sehr kaltes Wasser bis zur Sättigung zu trinken und du wirst heilen.

62. Tobsüchtige

(1) Tobsucht (*frenesis*) ist aber eine Veränderung des Verstandes zusammen mit Fieber, das in Einem fortdauert. Und es wird sehr oft bewirkt durch starke Verbrennung, was sie »durch *encausis*« nennen oder aufgrund von Trunkenheit. Es befallen die Kranken aber ein heftiges Fieber, Rötung des Gesichts, heftige Bewegungen der Augen mit Anspannung, nächtliche Unrast oder Schlaflosigkeit, schwacher Puls, den sie *microsfyxia* nennen. Geistesabwesenheit und *crocydismos*, also Flockenlesen, wenn die Kranken jedenfalls mit ihren Fingern häufig die Bettdecke zu verzwirbeln scheinen. Manchmal pulen sie Strohhalme aus den Lehmwänden, was die Griechen *carfologia* nennen. Und manchmal sind sie tobsüchtig mit Heiterkeit, manchmal mit Traurigkeit.
(2) Zur Behandlung aber muss man zwischen den Schulterblättern in der Wirbelregion einen Schröpfkopf zusammen mit einer Einritzung setzen; danach bedecke, nachdem der Kopf recht kahl geschoren worden ist, mit in Rosenessig eingeweichter Wolle. Und wenn der Stuhlgang ausbleiben sollte, ist er durch ein Klistier abzuführen.
(3) Ein anderes Mittel: Koche die Blätter von weißem Efeu in Wasser ab, zerreibe sie mit Essig und Rosenöl, verflüssige sie durch ein Tuch und begieße damit den Kopf des auf dem Rücken Daliegenden häufig. Es bringt den Tobsüchtigen Schlaf.

(4) aliud. in calida et oleo rosaceo ptygmata infusa et apposita a tergo inter scapulas et pectori, frequenter humectato thorace; somnum facit.

(5) aliud. opium aceto resolutum et fronti illinitum et naribus appositum somnum facit. aut certe ipsum opium floculo inclusum et filo ligatum inicies, et cum soporati fuerint detrahes.

(6) unguentum soporiferum freneticis conveniens. codyas id est papaveris agrestis capitella, serpillum, hederae folia, castoreum, omnia IIII in aqua et oleo decoques et ipso oleo uteris.
(7) aliud. hederae folia, chamaemeli flores, spondylion, herpyllon, herbam papaveris hortini, sisymbrium, omnia sex simul in aqua et oleo decocta et capitis fotui adhibita; dormire facit freneticos.

LXIII. ad lethargicos

(1) lethargici dicuntur hi qui sensibus obtusis cum oblivione mentis acuta febre iactantur. sequitur autem patientes ut supra diximus febris acuta, sensuum pressura somno similis, insensibilitas, motus difficultas cum pulsu extanti et inani. et contingit frequenter haec passio senibus magis aetate quam iuvenibus, tempore vernali.

(2) in curationibus vero primitus sicut in freneticis scarifabis aut acriori clystere evacuabis et caput oxyrodino embrocabis. post haec sub umbilico ilia utraque et coxas et manuum et pedum summitates rutaceo aut Sicyonio aut oleo veteri perungues.

(3) aliud. sinapi cum caricis et farina hordeacea cum aceto decocta et in cataplasmate visceribus adhibita excitat lethargicos.

(4) aliud. domus luminosa et stramina dura aut certe frigida stratoria substrata excitant similiter.
(5) aliud. thymi comam in aceto decoctam cum melle sufficienti; ipsum liquorem ori infusum, educit flegma et excitat lethargicos.

(4) Ein anderes Mittel: *Ptygmata*, die in Rosenöl und warmem Wasser eingeweicht und auf den Rücken zwischen den Schulterblättern und auf die Brust aufgebracht wurden, unter häufiger Benetzung der Brust, führen Schlaf herbei.
(5) Ein anderes Mittel: Löse Opium in Essig auf, streiche es auf die Stirn und bringe es an die Nase; es bringt Schlaf. Oder bringe wenigstens Opium auf einen Wollbausch, binde ihn an einen Faden und stopfe ihn in den After; wenn die Kranken benommen sind, ziehe ihn wieder heraus.
(6) Eine Schlaf bringende Salbe, die bei Tobsüchtigen hilft: *codyes*, also Köpfchen des wilden Mohns, Thymian, Efeublätter und Bibergeil; koche alle vier in Wasser und Öl und verwende die ölige Flüssigkeit.
(7) Ein anderes Mittel: Efeublätter, Kamillenblüten, Bärenklau, Thymian, Gartenmohn, Brunnenkresse; koche alle sechs Zutaten zusammen in Wasser und Öl ab, wende sie zur Wärmung des Kopfs an, und sie bewirken, dass die Tobsüchtigen einschlafen.

63. Schlafsüchtige

(1) Als Schlafsüchtige (*lethargici*) werden die bezeichnet, die mit betäubten Sinnen und Gedächtnisausfall von heftigem Fieber geschüttelt werden. Es befällt aber die Patienten, wie eben gesagt, heftiges Fieber, eine Beeinträchtigung der Sinne, die dem Schlaf ähnlich ist, Unfähigkeit der Empfindung, Schwierigkeit, Bewegungen auszuführen zusammen mit starkem und hohlem Puls. Und häufig befällt dieses Leiden eher Alte als Junge zur Zeit des Frühjahrs.
(2) Bei der Behandlung aber ritze zuerst wie bei den Tobsüchtigen (s. o. 62.2) oder entleere durch ein recht scharfes Klistier und befeuchte das Haupt mit *oxyrodinon* (s. o. 1.7). Salbe danach unter der Nabelregion beide Weichen, Schultern sowie Fuß- und Fingerspitzen mit Rautenöl, Öl aus Sikyon oder altem Öl.
(3) Ein anderes Mittel: Senf mit Feigen und Gerstenmehl, mit Essig abgekocht und als Umschlag auf die Eingeweide aufgebracht, weckt die Schlafsüchtigen auf.
(4) Ein anderes Mittel: Lichterfüllte Wohnungen, harte Strohlager oder kalte Betten wirken in ähnlicher Weise.
(5) Ein anderes Mittel: Thymianspitzen, in Essig mit ausreichend Honig abgekocht, vertreiben, wenn der Saft eingeflößt wurde, das Phlegma und wecken die Schlafsüchtigen auf.

(6) aliud. sternutatio spissa ex euforbio vel struthio aut ex pipere et castoreo excitat.
(7) aliud. capitis rasura excitat si urtica feriatur aut sale fricetur.

LXIV. ad cardiacos

(1) est autem cardiaca passio distensio membranae cordis, ex qua contingit exhalatio fieri animae per sudorem tetricum, tumente membrana cordis ex antecedenti perfrictione aut vomitu frequenti aut ex adustione, quam ex encauseos dicunt. sequitur autem aegrotos perfrictio articulorum, nimia parvitas pulsus, quam microsfyxian dicunt, et multi cursus sudorum, adiuncta febricula parva. aliquantos et sitis sequitur. aliquanti etiam vero hanc passionem syncopen appellaverunt, id est amputationem, si quidem ab ossibus et nervis per singula membra patientes occidantur, cum per sudorem mortiferum animam obmiserint.

(2) in curationibus vero oleum melinum aut myrtinum aut lentiscinum cum vino austero in lanis redactum et appositum stomacho et praecordiis et umbilico syncope laborantibus abstinet sudorem.

(3) aliud. in cubiculum aeris boni et neque satis oppressum neque aestuosum ramulos virides myrtae et cetera simili virtute redargventia in circuitu iacentis apposita; relevat aegrotantes.

(4) aliud. myrta sicca et tenuissime creta et singulariter aspersa aut pollini polentae aut cretae admixta syncope laborantibus abstinet.

(5) aliud. glebula multa de pariete aqua frigida perfusa et in circuitu iacentis apposita et naribus odoratui applicata sudores abstinet et vires aegrotantis confirmat.

(6) aliud. polenta cum vino granaticio resoluta et potata et cataplasmate adhibita non calida abstinet sudores et vires depositas erigit.

(6) Ein anderes Mittel: Häufiges Niesen durch Mohn, Schleierkraut oder Pfeffer und Bibergeil weckt auf.
(7) Ein anderes Mittel: Das Kahlscheren des Kopfs wirkt aufweckend, wenn der Kopf mit Brennnesseln geschlagen oder mit Salz eingerieben wird.

64. Herzkranke

(1) Das Herzleiden ist aber eine Aufblähung der Herzhaut, weshalb es zu einer Aushauchung des Lebensgeistes durch dunklen Schweiß kommt, wobei die Herzhaut aufgrund vorangehender Verkühlung oder häufigem Erbrechen oder aufgrund einer Entzündung geschwollen ist, was sie mit »durch *encausis*« bezeichnen (s. o. 62.1). Es befallen die Kranken aber eine Kälte der Glieder, schwacher Puls, den sie *microsfyxia* nennen, und häufige Schweißausbrüche unter Auftreten von leichtem Fieber. Nicht wenige quält auch Durst. Viele haben dieses Leiden auch *syncope* genannt, also Abschneidung, weil jedenfalls die Kranken von den Knochen und Sehnen der einzelnen Glieder abgeschnitten werden, da sie durch den todbringenden Schweiß ihren Lebensgeist verloren haben.
(2) Bei der Behandlung aber hält Quitten-, Myrten- oder Mastixöl mit herbem Wein, das auf Wolle gebracht und auf den Magen, den Oberbauch und den Nabel der an *syncope* Leidenden aufgebracht wurde, den Schweiß ab.
(3) Ein anderes Mittel: Wenn in ein Zimmer mit guter Luft, das weder zu sehr verschlossen noch warm ist, grüne Myrtenzweige und anderes mit ähnlicher Wirkung um den Kranken herum gelegt worden sind, verschafft es ihnen Erleichterung.
(4) Ein anderes Mittel: Trockene Myrte, die sehr fein gesiebt und vereinzelt einem Polentamehl oder der Kreide beigemischt wurde, hält den an *syncope* Leidenden den Schweiß ab.
(5) Ein anderes Mittel: Viele Erdklümpchen von der Hauswand, die, mit kaltem Wasser getränkt, kreisförmig um den Liegenden hingelegt und in die Nasenregion zum Riechen gebracht wurden, halten den Schweiß ab und stärken die Kräfte des Kranken.
(6) Ein anderes Mittel: Polenta, die in Granatapfelwein aufgelöst als Getränk oder als Umschlag nicht warm angewendet wurde, hält den Schweiß ab und richtet die darniederliegenden Kräfte (des Kranken) wieder auf.

(7) confectio cerotarii stypticae virtutis conveniens syncope laborantibus. recipit granatae siccae corticis dr. VI, aluminis scissi dr. I, cerae dr. IIII, olei lentiscini aut myrtini unc. III. facies sic. granatae corium tundes et tenuissime cernes, cum alumine in mortario simul teres, et sic crassum cerotarium admisces.

LXV. ad apoplexiam

(1) apoplexia est dicta passio ab eo quod mortifero ictu corporis simul et animae concidant patientes. et est paralysis acuta nervorum qui singulis motibus membrorum inseruiunt cum animi compatientis insensibilitate. sequitur autem patientes insensibilitas totius corporis et oppressio subita praeter rationem et paralysis, ut etiam repentino casu obmutescant et sensibus omnibus priventur. et aliquanti in dextra parte paralysim patiuntur, aliquanti in sinistra. et sunt distantiae passionis duae. nam dicitur apoplexia et paraplexia. sed apoplexia quam primam diximus totius corporis esse intellegitur cum mentis et sensus paralysi, paraplexia vero in una parte corporis efficitur aut dextra aut sinistra. nam ipse Hippocrates senior dogmatum princeps duas distantias passionis scribens in Aforismis sic ait, solvere apoplexiam fortissimam impossibile, imbecillem vero non facile.

(2) ob diligentiam curationis vomitum in praesenti provocabis ex ydrelaeo, id est ex aqua calida et oleo, admixto et modico sale. tunc et flebotomia in praedictae passionis periculo adhibita adiuvat. et lanarum mundarum ex oleo chamaemelino involutionem adhibebis, et caput ipsorum ex aceto et rosaceo oleo embrocabis, et humorem collectum in arterias gutturis et thoracis, ex quo praefocationis causatio efficitur, sicut in lethargicis apoflegmatismis depurgabis. etiam et oxymel propinabis. novit enim incidere omnem humorem crassum.

(7) Zubereitung einer Wachssalbe mit stopfender Wirkung, die nützlich ist für die an *syncope* Leidenden: Man nimmt 6 Drachmen getrocknete Granatapfelschale, 1 Drachme Spaltalaun, 4 Drachmen Wachs und 3 Unzen Mastix oder Myrtenöl. Bereite es wie folgt: Zerstoße die Granatapfelschale, siebe sie sehr fein und zerreibe sie mit Alaun in einem Mörser und mische so eine dicke Wachssalbe.

65. Schlaganfall

(1) Der Schlaganfall (*apoplexia*) ist danach benannt, dass die Patienten zugleich durch einen tödlichen Niederschlag des Körpers und des Verstandes zusammenbrechen. Und es handelt sich um eine heftige Lähmung der Sehnen, die den einzelnen Bewegungen der Glieder dienen, verbunden mit einer Lähmung des mitbetroffenen Verstandes. Es befallen die Kranken aber eine Gefühllosigkeit des ganzen Körpers, ein plötzliches Niederdrücken ohne Besinnung und eine Lähmung in der Weise, dass sie beim plötzlichen Niederfallen verstummen und aller Sinne beraubt werden. Und manche erleiden die Lähmung auf der rechten, manche auf der linken Seite. Und es gibt zwei Erscheinungsarten des Leidens; es wird nämlich *apoplexia* und *paraplexia* genannt. Die *apoplexia* aber, die wir als erste genannt haben, betrifft den ganzen Körper zusammen mit einer Lähmung des Verstandes und der Sinne, die *paraplexia* aber befällt nur einen Körperteil, entweder den rechten oder den linken. Der alte Hippokrates selbst, die erste Autorität für die medizinischen Lehrsätze, schreibt nämlich in seinen *Aphorismen*, dass es zwei Erscheinungsarten gebe, und stellt wie folgt fest, dass es unmöglich sei, eine sehr starke *apoplexia* zu lösen, eine schwache aber zu lösen sei nicht leicht.

(2) Zum Zweck einer sorgfältigen Behandlung aber provoziere sogleich ein Erbrechen durch *hydrelaeum*, also mit warmem Wasser und Öl, dem auch maßvoll viel Salz beigemischt ist. Außerdem hilft auch bei einem drohenden Bevorstehen dieses Leidens der Aderlass. Wende auch Wickelverbände aus sauberer Wolle und Kamillenöl an und befeuchte den Kopf der Kranken mit Essig und Rosenöl und entferne den Saft, der sich in den Luftgefäßen des Halses und der Brust gesammelt hat und aufgrund dessen eine Erstickung droht, genauso wie bei den Schlafsüchtigen mit Phlegma abführenden Mitteln. Gib auch *Oxymel* (s. o. 1.17) zu trinken. Es vermag nämlich jeden dicken Saft zu beseitigen.

LXVI. ad pleureticos

(1) est autem pleureticis causatio in una parte pulmonis et hypezocotos, laterum membranae, ex qua contingit fieri dolor lateri patienti. sequitur autem patientes febris acuta, dolor lateris patientis loci ingens usque ad iugulum et palam. tussicula etiam et reiactatio flegmatis aliquando viscosi aliquando tenuis et spumosi aliquando sanguinolenti. et aliquanti super dolens latus schema iacendi libenter habent. et fit vel nascitur in masculis magis quam in feminis, et secundum aetatem senibus magis quam iuvenibus, in puero vero difficile. et secundum annualia tempora frequenter hieme et autumni fine contingit, et magis quando hiems inchoatur, verno autem et aestate difficile.

(2) peripleumonia vero est causatio in toto pulmone, ex quo contingit tumor fieri in visceribus. sequitur autem aegrotos febris acuta, thoracis gravedo cum contractione, et supino magis schemate et altius capite iacere delectantur, in latus vero difficile. sputa etiam similiter ut pleuretici proiciunt, linguam subalbidam proferunt. tunc accessionis tempore anhelitus increscit, rubor malarum in vultu ostenditur. peiorante vero passione cum ad ultimum venerint aegrotantes, stridor ille interior gutturis resonat quem Graeci rogmon appellant.

(3) efficiuntur frequenter ex antecedentibus similiter causis quibus et synanchica passio efficitur. aliquando ex violento percussu contingit aut concubitu plurimo aut indigestione, aut si quis pondus grave baiulaverit et post ipsum laborem sitiens nimis frigidam potionem praesumpserit.

(4) in curationibus autem si nimius fuerit dolor oportet in brachio flebotomiam adhibere, si tamen ventris solutio minime impedierit, ex eo scilicet brachio quod fuerit patienti lateri contrarium, quod antispasin vocant, et tantum detrahere quantum aetas et virium qualitas et regio et tempus et causa et magnitudo poposcerit. et si venter non fecerit, blando et chalastico clystere deducendus erit ex decoctione cantabri et oleo et modico sale.

66. An Pleuritis (Rippenfellentzündung) Leidende

(1) Es ist aber die Pleuritis eine Erkrankung in einem Teil der Lunge und der *hypezokos*, also der Haut der Seite, weshalb ein Seitenschmerz des Kranken auftritt. Es befällt die Kranken aber ein starkes Fieber, ein sehr starker Schmerz der betroffenen Stelle bis zur Kehle und dem Schulterblatt. Auch ein Hüsteln und ein Ausspucken von manchmal zähem, manchmal dünnem und schaumigem, manchmal blutigem Phlegma. Und manche legen sich gern auf die schmerzende Seite. Und die Krankheit entsteht bei den Männern eher als bei den Frauen und bezogen auf das Alter eher bei Älteren als bei Jungen. Bei Kindern aber entsteht die Krankheit nicht ohne Weiteres. Hinsichtlich der Jahreszeiten entsteht sie häufig im Winter und gegen Ende des Herbstes und besonders, wenn der Winter anfängt. Im Frühling und im Sommer entsteht sie nur schwer.
(2) Die Peripleumonie (Lungenentzündung) aber ist eine Erkrankung der ganzen Lunge, wodurch es zu einer Schwellung der Eingeweide kommt. Es befällt die Kranken aber ein heftiges Fieber, ein Schweregefühl mit Beengung in der Brust; die Kranken verspüren eine Erleichterung, wenn sie auf dem Rücken und mit dem Kopf höher liegen, wenn sie auf der Seite liegen, aber nicht. Sie speien auch in ähnlicher Weise wie die an Pleuritis Erkrankten und haben eine weißliche Zunge. Dann nimmt zum Zeitpunkt der Zunahme das Keuchen zu und es zeigt sich eine Rötung der Wangen im Gesicht. Bei Verschlechterung des Leidens aber, wenn die Kranken im Sterben liegen, dröhnt jenes innere Rasseln im Hals, das die Griechen *rogmos* (Schnarchen) nennen.
(3) Die Erkrankungen entstehen häufig in ähnlicher Weise durch dieselben Ursachen wie die Diphtherie (s. o. 37). Manchmal entsteht die Krankheit durch eine heftige Erschütterung, sehr häufigen Geschlechtsverkehr oder Verdauungsmangel oder wenn jemand eine schwere Last auf dem Rücken getragen hat und, nach der Anstrengung durstig, sehr kalt getrunken hat.
(4) Bei der Behandlung aber muss man, wenn der Schmerz zu groß sein sollte, am Arm zur Ader lassen, jedenfalls wenn die Verdauung nicht hindern sollte, und zwar an dem Arm, welcher der leidenden Seite entgegengesetzt ist, was sie *antispasis* nennen, und man darf nur so viel Blut abziehen, wie es das Alter, der körperliche Zustand, die Gegend, der Zeitpunkt, die Ursache und die Stärke der Krankheit verlangen. Und wenn der Stuhlgang ausbleiben sollte, dann muss mit einem gelinden und entspannenden Klistier abgeführt werden aus einer Abkochung von Kleie, Öl und maßvoll viel Salz.

(5) aliud. marrubium, ysopum, puleium, omnia tria simul in aqua decoques, et cum modico melle ipsa decoctio potui data desinet dolorem.

(6) aliud. si forte thoracis nimia fuerit strictura, cogente tumore patientium locorum, maxime si et viscosa ostendit, faenum Graecum coques eo modo quo superius ad tussim aridam conscripsimus.

(7) aliud. tritici farinam crassam, id est similam quam mola ceciderit, <aut> farinam hordeaceam simul coques in decoctione aneti et marrubi et sacculo inclusam quotiens dolverit appones et loca dolentia vaporabis et lana molli ac munda ipsa loca tutabis et fasciabis. aut lenticulam testeam vel aeream calida repletam appones ob mitigandum dolorem.

(8) si vero sputa tenuia et spumam emiserit, sacculo ex sale torrefacto vaporabis, et postquam vaporaveris, calido sabano sudorem deterges, et sic medicamentum diatessaron id est de IIII speciebus confectum appones. et conficitur sic. recipit cerae, picis siccae, resinae terebintinae, iris Illyricae, omnium quattuor paria pondera. tundes ireos <radicem> et tenuissime cernes et ceteris lento igne resolutis et a foco depositis et leviter infrigidatis superasperges, et moves donec coagulentur. et exinde magdalia facies, et in linteolo densum induces et appones. hoc autem emplastrum cum diligenter cuti inhaeserit, dolores mitigat. hieme vero si forte durum fuerit medicamentum, praetactis digitis modico Cyprino oleo ad molles carbones malaxabis.

(9) sed si forte tensio in praecordiis inspicientibus digitis praeter effusionem ventris occurrerit, trispermo id est tribus seminibus in aqua mulsa adiecto modico oleo simplici decoctis cataplasmabis, hoc est ex tritici polline et faeni Graeci et lini seminis. et postquam tuleris cataplasma, calido sabano deterges, et oleo Cyprino tepefacto non solum praecordia sed etiam cetera quae dolent perungues, et molli lana operies et fasciabis. et a vino et omnibus carnibus omnino abstinebis quousque minuant febres.

(10) sed si forte suprascriptum flebotomi usum aut virium imbecillitas aut solutio ventris impedierit, topicis adiutoriis uteris id est localibus.

(5) Ein anderes Mittel: Koche Andorn, Ysop, Poleiminze, alles drei zusammen, in Wasser ab und gib den Absud mit maßvoll viel Honig zu trinken. Der Schmerz hört auf.
(6) Ein anderes Mittel: Wenn etwa die Einschnürung der Brust allzu groß sein sollte, unter dem Zwang der Schwellung der leidenden Stelle, dann koche besonders, wenn sich ein zähes Phlegma zeigt, Bockshornklee in der Weise, wie wir oben (34.4) beim trockenen Husten beschrieben haben.
(7) Ein anderes Mittel: Koche dichtes Weizenmehl, also sehr feines Mehl, das der Mahlstein erzeugt hat, oder Gerstenmehl zusammen in einem Absud von Dill und Andorn. Bringe es in ein Säckchen und lege es auf, so oft (der Kranke) Schmerzen hat, erwärme die schmerzenden Stellen und bedecke sie mit weicher, sauberer Wolle und binde sie fest. Oder fülle eine Keramik- oder Bronzewärmflasche mit warmem Wasser und lege sie zur Schmerzlinderung auf.
(8) Wenn (der Kranke) aber dünne und schaumige Spucke speien sollte, dann wärme mit einem mit geröstetem Salz gefüllten Säckchen und nachdem du gewärmt hast, wische den Schweiß mit einem warmen Lappen ab und lege so das Medikament *dia tessaron* auf, also aus vier Bestandteilen bereitet. Und es wird wie folgt zubereitet: Man nimmt Wachs, Pech, Terpentinharz, Blaue Schwertlilie, von allen vier gleiche Mengen. Zerstoße die Schwertlilienwurzel, siebe sie sehr fein und streue sie dem übrigen darüber, das auf leichtem Feuer gelöst, vom Herd genommen und leicht abgekühlt ist; rühre, bis es dick wird, und mache dann *Magdalia*, bringe sie auf ein dichtes Tuch und lege dies auf. Wenn aber dieses Pflaster sorgfältig der Haut anliegt, mildert es Schmerzen. Wenn aber das Medikament im Winter fest sein sollte, dann knete es vorher durch und mache es mit maßvoll viel zyprischem Öl auf sanftem Kohlenfeuer weich.
(9) Aber wenn etwa eine Spannung im Oberbauch beim Palpieren ohne Entleerung des Unterleibs auftreten sollte, dann lege den *trispermon*-Umschlag (s. o. 34.5) auf, also den aus drei Samen, die in Wasser-Mulsum mit maßvoll viel gewöhnlichem Öl abgekocht wurden, nämlich aus Weizenmehl, Bockshornklee- und Leinsamenmehl (s. o. 34.5). Und nachdem du den Umschlag entfernt hast, wische mit einem warmen Lappen ab und salbe mit erwärmtem zyprischen Öl nicht nur den Oberbauch, sondern alle schmerzenden Regionen, bedecke sie mit weicher Wolle und verbinde sie. Halte sie von Wein und allem Fleisch völlig fern, bis das Fieber vermindert ist.
(10) Aber wenn etwa Schwäche oder Durchfall den eben beschriebenen Aderlass verhindern sollten, dann wende topische, also lokale Heilmittel

praeterea sanguisugas ipsis locis dolentibus appones, cuius adiutorii usum superius in empyemate conscripsimus.

(11) si vero cogentibus febribus sub ingenti siccitate corporis dolverint laborantes, ptygmatis id est pannis calidis ex decoctione faeni Graeci et aneti adiuncto oleo uteris. post haec etiam cerotarium ex diachylon confectum appones, quod superius in tetanica passione scripsimus. aut cerotarium pleureticum ex oleo Cyprino confectum et linteolo densum inductum similiter appones. et conficitur sic. olei Cyprini dr. VIII, cerae dr. VI, adipis anserini et faeni Graeci moliti et meliloti, omnium trium unc. binas.

(12) electuarium pleureticis et peripleumonicis conveniens dia ton picron amygdalon a Graecis appellatum id est ex amaris amygdalis. recipit autem nuclei leviter <torrefacti> et lini seminis similiter torrefacti, ambarum specierum unc. singulas, amygdali amari decoriati leviter torrefacti scrip. XVI, faeni Graeci moliti scrip. VIII, draganti tunsi et creti scrip. VI, mellis despumati quod sufficit.

(13) aliud. post minutum dolorem si forte sputa purulenta proiecerint, diaprassii superius in pthisica passione conscripti coclearium I cum faeni Graeci suco ieiunis et ad vesperam potui dabis.

(14) aliud. catapotia bechica, id est tussicularia, vespertino tempore cubaturis in ova sorbilia aut certe tepida aqua dabis. et somnum provocant et tussiculam mitigant.
(15) aliud conveniens maxime his qui cum solutione ventris dolverint et sputa sanguinolenta emiserint. diacodyon electuarium vespertino tempore dabis. habet enim virtutem tollendi pleureticis dolorem et somnum provocandi, quod Graeci anodynon ce ypnopion dicunt.

an. Lege außerdem Blutegel auf die schmerzenden Stellen, ein Heilmittel, dessen Anwendung wir oben (21.4) bei den innen liegenden Geschwüren beschrieben haben.

(11) Wenn aber unter dem Einfluss von Fiebern die Kranken an starker Austrocknung des Körpers leiden sollten, dann wende *ptygmata* an, also Lappen, die in einem Absud von Bockshornklee und Dill unter Beifügung von Öl gewärmt wurden. Lege danach auch die Wachssalbe auf, die aus *dia chylon* bereitet wurde und die wir oben (38.4) beim Wundstarrkrampf beschrieben haben. Oder bringe die *Pleuritis*-Wachssalbe, die aus zyprischem Öl bereitet ist, auf ein dichtes Tuch und lege dies ebenso auf. Und es wird so bereitet: 8 Drachmen zyprisches Öl, 6 Drachmen Wachs, dann Gänsefett, gemahlenen Bockshornklee und Steinklee, von allen dreien je 2 Unzen.

(12) Eine Latwerge, die für an Pleuritis und Peripleumonie Erkrankte gut ist und von den Griechen *dia ton picron amygdalon* genannt wird, also aus Bittermandeln: Man nimmt aber leicht geröstete Haselnusskerne und ebenso gerösteten Leinsamen, von beiden Sorten je 1 Unze, von geschälten und leicht gerösteten Bittermandeln 16 Skripel, von gemahlenem Bockshornklee 8 Skripel, von zerstoßenem und gesiebtem Tragant 6 Skripel und ausreichend abgeschäumten Honig.

(13) Ein anderes Mittel: Wenn die Kranken etwa nach Verminderung der Schmerzen eitrigen Auswurf haben sollten, dann gib 1 Esslöffel des Mittels *dia prassiu*, das oben (40.9) bei der Lungenschwindsucht beschrieben wurde, zusammen mit Bockshornkleeschleim nüchtern und abends zu trinken.

(14) Ein anderes Mittel: Gib *catapotia bechica*, also Hustenpillen, abends vor dem Schlafengehen in einem Flüssigei oder wenigstens warmem Wasser. Und sie bewirken Schlaf und mildern das Hüsteln.

(15) Ein anderes Mittel, besonders gut für diejenigen, die Schmerzen in Verbindung mit Durchfall haben und blutigen Auswurf speien: Gib die *dia-codyon*-Latwerge abends. Sie hat nämlich bei Pleuritiskranken eine Schmerz lindernde und Schlaf hervorrufende Wirkung, was die Griechen *anodynon hypnopion* nennen.

LXVII. ad canis rabidi morsum

(1) in primis, hoc est in praesenti, morsum ipsum medicinali scalpello circum incides competenter et salem contritum asperges et sanguisugas et cucurbitas appones. attrahunt enim venenum sanguini canis commixtum. etiam et cautere vulnus inures, quo possit supra dictum venenum cum scara, quam nos crustam dicimus, in eodem loco retineri, ne sanguinem persequendo ad vitalia omne corpus invadat. et ipsa vulnera appositione medicamentorum acriorum multo tempore servabis, usque ad XL diem vel eo amplius. praeterea piscis salsi carnem tritam vulneri appones.

(2) medicamentum aliud. nuces combures et ex ipsa favilla cum aceto cataplasmabis, et desuper spongia madidata operies et fasciolabis. et a vino et omnibus carnibus et leguminibus aegrotum abstinebis. poscam vero subacram diurnis diebus per dies numero XL bibendum dabis, et non solum extrinsecus, sed intrinsecus certis potionibus infra scriptis rabidi canis morsus sanantibus ab initio dando curabis.

(3) potio ad canis rabidi morsum. cancros fluviales vivos in olla aerea rubri aeris combures supra carbones donec cinerescant, et expendes ex ipsa favilla drachmas X, et adiunges turis masculi dr. I, gentianae tunsae et cretae dr. V, et exinde dabis bibere cum posca ieiunis per dies numero XL.

(4) alia potio rustica fortioris virtutis quae per triduum datur ad morsum canis rabidi. cani, pecori, animali, homini, ad omnia ita facies et dabis. mittes in partes II aquae ad modum librae unius et vini veteris dimidiam partem careum quantum tenuerint IIII digiti, cumini tantundem, bacarum lauri grana V, radices de cesisboum lotas V minores quae possint habere scrip. VIIII, quod cesisboum habet folia similia feniculo. quae sunt sicca tundes et cernes et radices separatim tundes, et sic in mortario simul in uno adiecto modico mero usque ad ultimam tenuitatem conteres, et omnem humorem sive vini sive aquae admisces, et in ampulla rediges et dabis. sed propter vim potionis primo dabis I coclearium olei Spani sorbendum, et sic super dabis potionem. triduo recte per singulos dies cyatos ternos vel quaternos, secundum aetatem uniuscuiusque, potionem dabis.

67. Biss eines tollwütigen Hundes

(1) Insbesondere, also zuerst, schneide den Biss ringsum mit einem medizinischen Skalpell gehörig ein, streue zerriebenes Salz auf und lege Blutegel und Schröpfköpfe auf. Sie ziehen nämlich das Gift des Hundes an sich, das dem Blut beigemischt ist. Brenne die Wunde auch mit einem Kauter aus, damit eben genanntes Gift zusammen mit *scara*, was wir Wundschorf nennen, an derselben Stelle zurückgehalten wird, so dass es nicht durch Eindringen ins Blut bis zu den lebenswichtigen Organen den ganzen Körper verseucht. Und schütze die Wunden selbst durch Auflegen recht scharfer Medikamente über lange Zeit bis zum 40. Tag oder länger. Lege außerdem auf die Wunde zerriebenes Fleisch von Pökelfisch.
(2) Ein anderes Medikament: Äschere Haselnüsse ein, lege aus der Asche zusammen mit Essig einen Umschlag auf, decke darüber feuchte Schwämme und mache sie fest. Und halte den Kranken von Wein, allem Fleisch und Hülsenfrüchten fern. Gib aber auch täglich 40 Tage lang wenig gesäuerte Posca zu trinken und behandle von Anfang an nicht nur außerhalb, sondern auch innerlich durch Verabreichung bestimmter Getränke, die (jetzt gleich) unten beschrieben sind und den Biss des tollwütigen Hundes heilen.
(3) Ein Getränk gegen den Biss des tollwütigen Hundes: Brenne lebendige Flusskrebse in einem Topf aus rotem Kupfer über einem Kohlenfeuer, bis sie zu Asche werden, nimm von dieser Asche 10 Drachmen und füge 1 Drachme männlichen Weihrauch zu, 5 Drachmen zerstoßenen Enzian und Kreide, dann gib hierauf davon nüchtern 40 Tage lang mit Posca zu trinken.
(4) Ein anderes einfaches Getränk mit recht starker Wirkung, der 3 Tage lang gegen den Biss des tollwütigen Hundes gegeben wird: Bei Hund, Rind, Tier und Mensch, also bei allem, handle so und verabreiche das Getränk. Gib in 2 Teile Wasser von der Menge 1 Pfundes und in ½ Teil alten Wein so viel Wiesenkümmel, wie vier Finger fassen können, ebenso viel Kreuzkümmel, 5 Lorbeeren, 5 kleinere gewaschene *Cesisboum*-Wurzeln, die 9 Skripel haben. Dieses *Cesisboum* hat fenchelähnliche Blätter. Zerstoße die trockenen Bestandteile, siebe sie, zerstoße die Wurzeln getrennt und zerreibe es so zugleich in Eins zusammen in einem Mörser, bis es sehr fein ist, unter Zufügung von maßvoll viel ungewässertem Wein. Und mische die gesamte Flüssigkeit des Weins und Wassers hinzu, fülle es in eine Flasche und gib es. Gib wegen der Stärke des Getränks zuerst 1 Esslöffel spanisches Öl und gib erst darüber das Getränk. Gib genau 3 Tage lang an den einzelnen Tagen je 3 oder 4 Schöpfbecher in einem Getränk, entsprechend dem Alter eines jeden Patienten.

(5) hi autem lyssodecti, id est qui rabidos morsus incurrerunt, si ab initio secundum rationem quod Graeci cata logon appellant, minime fuerint curati, post XL vel LX dies hydrofobici efficiuntur, id est aquam timentes. et est acutissima et molestissima passio. est namque causatio in stomacho et corde ex veneno canis concepta. sequitur autem laborantes ex aqua tumor stomachi et cordis. difficultas etiam transvorandi potus aut ex toto negatio sequitur et singultus. tunc increscente passione ipsi cum insanire coeperint, veneno peruasi vocem latratui canum similem emittunt et praesentes mordent et aqua perfusi vehementi raptu interficiuntur.

LXVIII. ad phalangionis morsum

(1) caponis cerebrum cum pipere modico et rutae hortinae viridis folia numero X cum posca potione una ieiunis totum potui dabis. hoc per triduum facies, et extrinsecus ab initio ipsa hora qua morditus fuerit primo impones herbam quam dicunt zaccarionem sic integram in loco ubi fuerit morsus, et cum arefacta fuerit, alterum folium viride mutabis. hoc per triduum facies cottidie, et cum se ulcus ostenderit, avellanae pulpam conteres et appones aliquantis diebus.

(2) post haec appones cataplasma de polline hordei et suco uvae lupinae. coques in eundem sucum sincerum et inductum appones quam diu se scara levet, id est crusta. et cum se levaverit tali medicamento cicatricem duces, id est adipes anserinos, coagulum caprinum, radices cerdae quae latioris folia ostendit rutae silvestris, et oleum stellionis in quo vivus fuerit necatus et in ampulla in sole et aura caniculari tempore diebus numero XL fuerit suspensus. aequis ponderibus tundes in se omnia et appones ad locum tam diu quam diu ad perfectum sanetur.

(3) interea ipsum patientem admonebis ne forte ignoranter in cibo avellanas accipiat. sicuti extrinsecus in cute morsui apposita avellana venenum ad se ducit, similiter comesta ad semet intrinsecus venenum adducendo hominem necat.

(5) Wenn aber diese *lyssodecti*, also diejenigen, die tollwütige Bisse erlitten haben, nicht von Anfang an systematisch behandelt worden sind, was die Griechen *cata logon* nennen, werden sie nach 40 oder 60 Tagen *hydrofobici*, also Wasserscheue, und es ist eine sehr heftige und beschwerliche Erkrankung. Es ist nämlich auch eine Erkrankung im Magen und im Herz, die durch das Gift des Hundes empfangen wurde. Es befällt aber die Kranken aufgrund des Wassers eine Anschwellung des Magens und Herzens. Eine Folge ist auch die Schwierigkeit, Getränke hinunterzuschlucken, oder überhaupt eine gänzliche Ablehnung des Getränks und ein Schluckauf. Dann, wenn sie bei Zunahme des Leidens wahnsinnig zu werden beginnen, brüllen sie, vom Gift durchdrungen, wie Hunde, fallen die Anwesenden an und sterben, vom Wasser durchdrungen, unter entsetzlichem Winden.

68. Giftspinnenbiss

(1) Gib Kapaunenhirn mit maßvoll viel Pfeffer und 10 Blätter der grünen Gartenraute mit Posca nüchtern in einem Getränk vollständig zu trinken. Tue dies 3 Tage lang und lege außen von Anfang an in der Stunde, zu welcher der Biss erfolgte, zuerst ein Kraut, das sie *zaccario* nennen (Keuschlamm?), unversehrt auf die Bissstelle auf, und wenn es vertrocknet ist, so ersetze es durch ein anderes grünes Blatt. Tue dies 3 Tage lang täglich und wenn sich ein Geschwür zeigt, dann zerreibe Haselnusskerne und lege sie einige Tage lang auf.
(2) Bringe danach einen Umschlag auf aus Gerstenmehl und dem Saft des Schwarzen Nachtschattens. Koche diesen Saft unvermischt, bringe ihn auf ein Tuch und lege es auf, bis sich die *scara*, also der Wundschorf löst, und wenn sie sich gelöst hat, bringe die Wunde mit einem Medikament folgender Art zur Vernarbung, nämlich Gänsefett, Ziegenlab, Wurzeln der *cerda*, die breitere Blätter als die wilde Raute hat, und Öl der Sterneidechse, in dem sie lebend getötet wurde und in dem sie in einer Flasche an der Sonne und Luft zur Hitze der Hundstage (im Hochsommer) 40 Tage lang aufbewahrt war. Zerstoße alles in gleicher Menge unter sich und lege es solange auf die Stelle, bis sie völlig geheilt ist.
(3) Ermahne inzwischen den Patienten, nicht etwa in der Nahrung unwissend Haselnüsse aufzunehmen. So wie außen auf der Haut auf den Biss aufgebrachte Haselnüsse das Gift an sich ziehen, so töten sie auch, wenn sie verzehrt werden, den Menschen, weil sie das Gift nach innen ziehen.

LXIX. ad scorpionis ictum

(1) scribes in charta rudi hoc nomen ΑΣΠΙΣ et postquam scripseris plicabis. pones in ipso puncto percussurae chartam conscriptam et trahes illam usque ad locum ubi descenderit dolor, et confestim sine dolore efficietur. hoc fysicum de viri illustris Vindiciani est. etiam et theriacam. diatessaron in potione vini dabis.

LXX. ad fugandos serpentes

(1) capillos de capra aut mulieris aut cervinum cornu aut fel fumigatum serpentes fugiunt.
(2) aliud. cervina pellis substrata facit non timere serpentes.

LXXI. ad epilepsiam

(1) est autem epilepsia subitus corporis casus cum spumatione et raptu membrorum effecta. et sunt distantiae passionis duae. aliquando enim sub diverso raptu membrorum efficitur, aliquando cum somno. sequitur autem patientes, ut dixi, subitus casus, aliquando cum contractione corporis vel membrorum, aliquando cum oppressione, spumatio etiam et insensibilitas et tenebratio. in his cerebrum patitur et omnis nervositas a cerebro descendens sub melancholico humore et frigido flegmate. aliquando a stomacho patiuntur. est enim stomachus multis nervis sensibilibus perplexus. et si forte, ut dixi, a stomacho passio fuerit nata et cerebrum petierit, accessionis tempore fantasiae oculis efficiuntur, ut illis quibus suffusio imminere ostenditur. etiam et vapor quidam in eis ab inferiore ventris parte super fertur, quo vapore mininga pulsata concutitur, et cadunt. aliquotiens vero sub melancholico humore laborantes difficile cadunt et ieiuni flegma subamarum et spumosum in faucibus sentiunt. aliquando et cibos non digerunt, sed crudos post cenam emittunt. et est

69. Skorpionstich

(1) Schreibe auf einen sauberen Papyrus den Begriff ΑΣΠΙΣ (»Schild«) und falte es, wenn du es geschrieben hast. Lege das beschriebene Blatt auf den Stich und führe es bis zu jener Stelle, wohin der Schmerz hinabsteigt, und sofort wird er ohne Schmerz sein. Dieses Wundermittel geht auf den berühmten Vindicianus zurück. Verwende auch *theriaca* (s. o. 55.3). Gib das Mittel *dia tessaron* in einem Weingetränk.

70. Vertreibung von Schlangen

(1) Vor Ziegen- oder Frauenhaaren, Hirschhorn oder Galle, die angebrannt wurden, flüchten die Schlangen.
(2) Ein anderes Mittel: Eine darunter ausgebreitete Hirschhaut bewirkt, dass man sich nicht vor Schlangen fürchtet.

71. Epilepsie

(1) Epilepsie ist aber ein plötzliches Hinstürzen des Körpers mit Schaum vor dem Mund und mit Zucken der Glieder. Es gibt zwei Arten der Krankheit. Manchmal nämlich tritt sie auf mit Hin- und Herzucken der Glieder, manchmal mit Schläfrigkeit. Es befällt aber die Kranken, wie gesagt, ein plötzliches Hinstürzen, manchmal mit einem Zusammenziehen der Glieder, manchmal mit Bewusstlosigkeit, auch ein Schäumen, Gefühllosigkeit und Schwarzwerden vor den Augen. Bei diesen Kranken ist das Gehirn befallen und alle Nerven, die vom Gehirn abgehen, aufgrund schwarzer Galle und kaltem Phlegma. Manchmal leiden sie auch am Magen. Der Magen ist nämlich von vielen sensiblen Nerven durchflochten und wenn zufällig, wie gesagt, das Leiden im Magen begonnen und das Gehirn erreicht hat, dann werden zur Zeit der Zunahme Trugbilder vor den Augen erzeugt, wie bei jenen, denen der Graue Star bevorzustehen scheint. Auch wird eine Wärme in ihnen vom unteren Teil des Unterleibs nach oben getragen, wodurch die Hirnhaut beunruhigt und erschüttert wird, und sie brechen zusammen. Oft aber stürzen die an schwarzer Galle Leidenden schwer nieder und bemerken im nüchternen Zustand ein etwas bitteres und schaumiges Phlegma im Rachen. Manchmal verdauen sie die Nahrungsmittel nicht, sondern geben sie unverdaut nach dem

molesta passio maxime infantibus brevissimis et novellae aetatis pueris. fit vel nascitur omni tempore, sed plus verno frequentare manifestum est.

(2) in curationibus autem in primis a tergo inter scapulas circa spondyli locum praevaporabis spongiis calida aqua expressis. aut cantabro in linteolo ligato et calida ebullienti infuso et expresso vaporabis, et sic scarifabis et per cucurbitae raptum competentem sanguinem detrahes. etiam et stomacho, ubi ferrum operari non poterit, sanguisugas appones eodem modo quo superius in empyemate conscripsimus. et post detractionem sanguinis factam, post unum vel duos dies si forte venter a solito officio abstinuerit, clystere subdeducendus erit ex decoctione coloquintidae et betae et cantabri cum melle et oleo veteri et afronitro. erunt praeterea duabus ebdomadis in lectulo custodiendi, et caput embroce curandi ex rosaceo et aceto, quod oxyrodinon vocant, aliquando et castoreo admixto, maxime si forte hieme contingit. sed oportet ante caput pressius detondere et sic curam ipsi capiti adhibere. et postquam embrocaveris, caput pileo operies. post haec summitates manuum et pedum oleo veteri aut Sicyonio perungues et tenuissimis ac levioribus fasciolis ligabis. etiam et castorei scrip. I ieiunis in potione aquae mulsae dabis, singulariter aut foliis rutae hortinae admixtum.

(3) si vero sub melancholico humore cum insomnietate fuerit passio, epithymi decoctionem diurnis diebus ieiunis dabis aut die inter diem. post haec vespertinum lavacrum adhibebis. sin vero sub crasso vel tenacissimo humore fuerit passio, oxymel ieiunis dabis ex ysopo et peucedano et puleio et origano confectum. nec non etiam et cucurbitas cufas id est levi cum appositione deduces inprimis spondyli loco et spinae et lumbis, novissimo etiam thoraci et praecordiis, in feminis vero et pubetenus sub umbilico et inguinibus. post haec cucurbitis cum scarifatione uti oportet in utraque capitis parte iuxta auriculas in ipsis arteriosis locis, aliquando et venam mediam si extantior apparuerit in fronte incides, et post III vel V detractionis dies ptarmico medicamento, id est sternutatorio, nares sicut

Essen wieder von sich. Und die beschwerliche Krankheit trifft besonders Kleinkinder und junge Kinder. Sie geschieht oder aber entsteht zu jeder Zeit, besonders aber ist sie im Frühling offensichtlich häufig.

(2) Bei der Behandlung aber wärme besonders auf dem Rücken zwischen den Schulterblättern in der Wirbelregion mit Schwämmen, die in warmem Wasser ausgedrückt wurden. Oder wärme mit Kleie, die in einem Tuch eingeschlossen, mit kochendem Wasser übergossen und ausgedrückt wurde, ritze und ziehe mit einem angemessenen Zug des Schröpfkopfs Blut ab. Lege auch auf den Magen, wo man nicht mit dem Messer wirken kann, Blutegel an, auf die Art, wie wir oben (21.4) bei den innen liegenden Geschwüren beschrieben haben. Und nach der Blutabnahme, nach 1 oder 2 Tagen, wenn der Unterleib seine gewohnte Aufgabe nicht leisten sollte, muss mit einem Klistier abgeführt werden aus einem Absud von Kürbis, Mangold, Kleie mit Honig, altem Wein und Sodaschaum. Außerdem müssen sie zwei Wochen lang im Bett bleiben, und der Kopf ist zu behandeln mit einem Guss aus Rosenöl und Essig, was sie *oxyrodinon* nennen (s. o. 1.7), manchmal unter Beimischung von Bibergeil, besonders, wenn das Leiden etwa zur Winterszeit auftreten sollte. Aber zuvor muss man den Kopf recht kahl scheren und so die Kopfbehandlung durchführen. Und nachdem du den Kopf befeuchtet hast, bedecke den Kopf mit einer Haube. Salbe danach die Finger und Zehen mit altem oder sikyonischem Öl und wickele sie mit sehr zarten und leichten Binden ein. Gib auch nüchtern 1 Skripel Bibergeil in einem Getränk von Wasser-Mulsum allein oder den Blättern des Weinstocks beigemischt.

(3) Wenn das Leiden aber aufgrund von schwarzer Galle zusammen mit Schlaflosigkeit entstanden ist, dann gib einige Tage lang oder in eintägigem Abstand nüchtern einen Absud von Quendelseide. Wende danach abends ein Bad an. Wenn das Leiden aber aufgrund von dickem und zähem Saft auftritt, dann gib nüchtern *Oxymel* (s. o. 1.17), mit Ysop, Haarstrang, Poleiminze und Dost zubereitet. Auf jeden Fall wende auch leichte Schröpfköpfe an, also unter leichtem Ansetzen, besonders in der Nähe der Wirbel, des Rückgrats und an den Lenden, zuletzt auch auf der Brust und dem Oberbauch, bei Frauen aber in der Unterleibsregion unter dem Nabel und den Weichen. Danach muss man unter Einritzung Schröpfköpfe anwenden auf beiden Seiten des Kopfs in der Nähe des Ohrläppchens auf den blutaderreichen Stellen; schlage manchmal auch die mittlere Vene, wenn sie sich erhaben auf der Stirn abzeichnen sollte; 3 oder 5 Tage nach der Blutentnahme führe mit einem *ptarmicon*, also einem Niesen veranlassenden Medikament, das Phlegma durch die

in lethargicis apoflegmatizabis, et post dies III apoflegmatismo expleto ieiunis ex radicibus vomitum provocabis, et cibis inprimis triticeis et holerosis nutries, nam Graeci sitodis ce lachanodis dicunt, novissimo vero variis. observandum autem a carnibus suinis et bubulinis ac caprinis et a leguminibus universis et a vino et lavacris usque ad menses VI.

(4) trociscus scotomaticis, id est qui subito ante oculos tenebras patiuntur, et spiritu inflatis epilepticis. recipit autem fel leporis, castorei, turis masculi, murrae, omnium III dr. singulas, mustelae iecoris sicci dr. III, aceti cyatum I. conficies et facies trociscos drachmales et dabis cum passo aut cum mulsa per dies VII aut VIIII.

(5) aliud. trociscus conveniens epilepticis qui cum tremore membrorum accessionem patiuntur. recipit castorei, abrotani, radicum panacis, omnium trium dr. IIII, piperis albi, rutae hortinae summitatum dr. binas, croci et cyperi dr. singulas. aceto colliges et facies trociscos drachmales, ex quibus unum in potione dabis, iuxta habitudinem corporis fortioribus cum vino mulso cyatis IIII, debilibus vero cum aqua mulsa. oportet autem patientes post acceptam potionem currere. et post haec epithima dia spermaton aut diasamsucum appones, et sanabis.

(6) ad epilepsiam. hirundininum pullum de primario fetu luna prima apprehendens aperies, et invenies <lapides in ventre> unum formosum et alium malefactum. et ita ut terram non tangant, ligabis in pelle vitulina aut cervina et in collo aut in brachio sinistro suspendes.

LXXII. ad lumbricos

(1) fiunt vel generantur lumbrici, quos Graeci elminthas dicunt, plerumque ex multo cibo accepto aut indigestione frequenti. sequitur autem laborantes morsus stomachi et ventris nullis praecedentibus causis, et tussiculae modicissima ex causa provocatae, somni etiam flegmatici id

Nase ab, so wie bei den Schlafsüchtigen. Und nach 3 Tagen, nachdem die Anwendung des Phlegma abführenden Mittels erfüllt ist, provoziere im nüchternen Zustand mit Rettich Erbrechen und ernähre besonders mit Mehlspeisen und Gemüse, denn die Griechen nennen es *sitodis ce lachanodis*, zuletzt aber mit verschiedenen Speisen. Hüten muss man sich aber vor Schweine-, Rind- und Ziegenfleisch, vor allen Hülsenfrüchten, vor Wein und Bädern, und das 6 Monate lang.

(4) Eine Pastille für *scotomatici*, also für diejenigen denen es plötzlich schwarz vor den Augen wird, und für die Epileptiker, die von der Aura angeblasen werden: Man nimmt aber Hasengalle, dann Bibergeil, männlichen Weihrauch, Myrrhe, von allen dreien je 1 Drachme, 3 Drachmen getrocknete Dorschleber und 1 Schöpfbecher Essig. Bereite es; forme Pastillen von Drachmengröße und gib sie mit Passum oder mit Wasser-Mulsum 7 oder 9 Tage lang.

(5) Ein anderes Mittel: Eine Pastille, die für Epileptiker geeignet ist, die einen Anfall zusammen mit Gliederzittern erleiden. Man nimmt Bibergeil, Eberraute, Gummiwurz, von allen dreien 4 Drachmen, weißen Pfeffer und Weinraute je 2 Drachmen, je 1 Drachme Safran- und Zypergras. Sammle es mit Essig und forme Pastillen von Drachmengröße, von diesen gib einen in einem Getränk, den kräftigeren Patienten zusammen mit 4 Schöpfbechern Wein-Mulsum, den schwächeren aber mit Wasser-Mulsum. Die Patienten müssen aber nach Aufnahme des Getränks umherlaufen. Und danach lege den Umschlag *dia spermaton* oder *dia samsucum* auf (s. o. 44.20) und du wirst heilen.

(6) Bei Epilepsie: Nimm ein Schwalbenjunges aus dem ersten Gelege am 1. Tag nach dem Neumond, eröffne es und du wirst Steinchen im Unterleib finden, eines wohlgeformt und das andere schlecht geformt. Und binde sie so, dass sie nicht mit dem Boden in Berührung kommen, in eine Kälber- oder Hirschhaut ein und befestige sie am Hals oder am linken Arm.

72. Darmwürmer

(1) Darmwürmer, welche die Griechen *elminthes* nennen, entstehen – oder werden erzeugt – meist durch Aufnahme von reichlich Speise oder häufiger Verdauungsstörung. Es befällt die Kranken aber ein Beißen des Magens und des Unterleibs ohne vorangehende Ursachen und ein Hüsteln, das aus sehr unbedeutender Ursache provoziert wird; auch der

est salivam per os ostendentes cum solutione corporis, et exurrectio sine ratione et pulsus inaequalis, aliquibus vero et fastidium.

(2) pueris etiam dormientibus masticatio efficitur cum modica linguae exclusione. schematizato etiam ore iacent, similiter ut illi qui post nimiam operationem resumunt. et post diastema temporis modicissimi aliquotiens cum clamore exurgunt et cito iterum deponuntur et dentibus dormientes strident. contingit vero hoc quotiens ipsa violenta insurrexerint animalia. etiam et aliquibus occurrentes stomachi nausiae et morsus causationem faciunt. aliquando et reiectantur singulariter aut cum aliquo humore flegmatico aut cholerico.

(3) curationis vero tempore maxime in acutis febribus, si et constrictio fuerit ventris, erit cataplasmandum ex lini seminis et lupini farina pari modo commixtis et cum mulsa aqua concoctis. cataplasmabis, oleo violaceo umbilicum tanges et molli lana operies et fasciabis. et post expletos cataplasmatis dies cerotario ex absinthio et oleo Cyprino confecto ventrem sub umbilicum usque cooperies.

(4) et si venter abstinuerit, infantibus balanis iniectis depones, in aliis vero perfectis aetate clystere ex decoctione absinthii admixto melle deduces. et potionabis frequenter maxime pueros, myxarum et mentae et coriandri seminis, omnium trium specierum decoctione.

(5) epithima ad lumbricos excludendos sive necandos. recipit farinae lupini tenuissimae unc. II, absinthii contusi et Cretici unc. I, mentae viridis s. mittes in girba, et in uno diligenter contusis, optimo melle colliges et in linteolo illinitum medicamentum visceribus mediis impones. aliquando vero melanthium supra dictis admiscemus.

(6) aliud. medulla cervina oleo violaceo resoluta a nervis cervicis quos tenontas dicunt per totam spinam usque ad sexum perungues, aut ipsum oleum violaceum singulariter tepefactum auribus instillabis et ipsas cavernas lana obtrudes.

(7) sin vero cum adiuncta solutione ventris fuerit lumbricorum passio cum rasurarum egestione, tunc stalticis, id est constrictoriis, sicut in dy-

Schlaf ist phlegmatisch, also sie zeigen Speichelfluss zusammen mit völliger Erschlaffung des Körpers und das Aufstehen ist ohne Besinnung, der Puls unregelmäßig, manche haben aber auch Ekel.

(2) Kinder kauen auch im Schlaf und strecken die Zunge heraus. Sie liegen auch mit wächsernem Gesicht da, in ähnlicher Weise wie jene, die ein solches Aussehen nach einer schweren körperlichen Tätigkeit annehmen; und nach dem Abstand einer sehr kurzen Zeit erheben sie sich etliche Male mit Schreien, fallen sofort wieder zurück und knirschen im Schlaf mit den Zähnen. Dies geschieht aber, so oft die aggressiven Tiere nach oben steigen. Bei manchen bewirkt das Auftreten von Würmern auch Übelkeit und Beißen im Magen. Manchmal werden die Würmer auch ausgespieen, einzeln oder zusammen mit einem phlegmatischen oder gallehaltigen Saft.

(3) Zum Zeitpunkt der Behandlung aber muss man besonders bei heftigem Fieber, wenn eine Zusammenschnürung des Unterleibs bestehen sollte, einen Umschlag auflegen aus Leinsamen- und Lupinenmehl, die in gleichen Mengen vermischt und mit Wasser-Mulsum gekocht wurden. Lege einen Umschlag auf, salbe mit Veilchenöl den Nabel, bedecke ihn mit weicher Wolle und binde sie fest. Und nach Erfüllung der Tage des Umschlags mache eine Wachssalbe aus Wermut und zyprischem Öl und bedecke in ähnlicher Weise den Unterleib bis unter dem Nabel.

(4) Und wenn der Stuhlgang ausbleiben sollte, führe bei Kindern ab durch Einlegen von Zäpfchen, bei anderen Erwachsenen aber führe ab mit einem Klistier aus einem Wermutabsud unter Beimischung von Honig. Und gib oft zu trinken, besonders den Kindern, von Brustbeeren, Myrten und Koriandersamen, und zwar einer Abkochung von allen drei Sorten.

(5) Ein Umschlag, um Würmer zu vertreiben oder zu töten: Man nimmt 2 Unzen sehr feines Lupinenmehl, 1 Unze zerstoßenen und gesiebten Wermut und ½ Unze grüne Myrte. Gib es in einen Mörser und zerstoße es sorgfältig in Eins, sammle es mit bestem Honig, streiche es auf ein Tuch und lege das Medikament auf die Mitte der Eingeweide auf. Manchmal aber mischen wir das eben genannte Mittel bei.

(6) Ein anderes Mittel: Salbe mit Hirschmark, das in Veilchenöl aufgelöst ist, von den Sehnen des Halses, die sie *tenontes* nennen, über das ganze Rückgrat bis zu den Geschlechtsorganen, oder träufele das Veilchenöl allein, wenn es warm gemacht ist, in die Ohren ein und verschließe die Gehörgänge mit Wolle.

(7) Wenn aber die Wurmerkrankung zusammen mit Durchfall auftreten sollte unter Entleerung von Fleischfetzen, muss man mit staltischen, also

senteria inicere oportet et propinare plantaginis sucum aut granatas acidas aut sucum coliculi aut limaturam cornu cervini in modum coclearii unius.
(8) si vero praeter febrem fuerit passio in diuturna aegritudine, quam Graeci chroniam vocant, etiam et lupinos amaros edendos dabis et Santonicum caricis immissum et vinum violaceum.

(9) aliud. ad lumbricos. alium cum mentae foliis contritum et piperis modico, adiuncto aceto et oleo Spano comestum lumbricos excludit.

(10) aliud. folia Persici contrita aut olivae folia aut sambuci folia similiter contrita et super umbilicum imposita summe faciunt.

LXXIII. ad elefantiasim

(1) est autem elefantiasis corporis callositas operata sub melancholico humore ad similitudinem cutis elefantorum, unde elefantiasis, ut supra dixi, passio nomen accepit. haec autem signa patientes secuntur. extantia riposa, quam Graeci oncos octodes vocant, id est riposis verticibus prominens circa vultum et articulos, adiuncta corporis mala habitudine, quam Graeci cachexian dicunt. ex qua passione frequenter summitates digitorum cadunt putrefactae, et vox eis aspera efficitur et anhelitum fetidum emittunt. et fit ex putredine sanguinis corrupti circa cutem cruoris nigri vomitus, et immutatur in callosam qualitatem.

(2) in curationibus vero in principio flebotomiam adhibebis cum secunda detractione, quam epafaeresin vocant, et post VII aut XI detractionis dies iera Logadio appellato antidoto pridie a cena observantibus in potione ieiunis dato ventrem purgabis tempore magis ferventi, sub cane aut post canem. nam Hippocrates in Aforismis sic ait, sub cane aut post canem debere unumquemque purgatorium operari.

mit zusammenziehenden Mitteln – so wie bei der Ruhr (s. o. 48) – Einläufe machen und Wegerichsaft oder saure Granatäpfel oder Kohlsaft oder Hirschhornfeilung in der Menge von 1 Esslöffel geben.
(8) Wenn aber das Leiden bei einer langdauernden Erkrankung, welche die Griechen *chronia* nennen, ohne Fieber sein sollte, dann gib auch bitteren Lupinensamen zu essen und Meerwermut, der in Feigen eingebracht wurde, und Veilchenwein.
(9) Ein anderes Mittel: Gegen Würmer. Zerreibe Knoblauch mit Minzenblättern und maßvoll viel Pfeffer unter Beifügung von Essig und spanischem Öl, und es schließt nach Verzehr die Würmer aus.
(10) Ein anderes Mittel: Zerriebene Pfirsichblätter oder Olivenblätter oder Holunderblätter, in ähnlicher Weise zerrieben und auf den Nabel gelegt, wirken bestens.

73. Elephantiasis (Aussatz)

(1) Elephantiasis ist aber eine Schwieligkeit des Körpers, die bewirkt wird durch einen melancholischen Saft nach Ähnlichkeit der Elefantenhaut, woher das Elephantiasis-Leiden, wie eben gesagt, seinen Namen erhalten hat. Folgende Zeichen kennzeichnen aber den Patienten: Steil abfallende Erhebungen, welche die Griechen *oncoi octodes* nennen, also die in höckerigen Spitzen im Gesicht und den Gliedmaßen hervorragen, unter schlechtem Zustand des Körpers, den die Griechen *cachexia* nennen. Aufgrund dieses Leidens fallen häufig die Fingerspitzen unter Eiterung ab, die Stimme wird rau und sie haben einen übelriechenden Atem. Und es kommt aufgrund einer Fäulnis verdorbenen Blutes im Bereich der Haut zum Austreten von dickem schwarzen Blut und zu dessen Umwandlung zu einer schwieligen Beschaffenheit.
(2) Bei der Behandlung aber wende gleich zu Beginn einen Aderlass an, verbunden mit einem zweiten Blutentzug, den sie *epafaeresis* nennen. Und nach 7 oder 11 Tagen der Blutabnahme purgiere den Unterleib durch Verabreichung des sogenannten Antidots *iera logadion* in einem Getränk auf nüchternen Magen, wobei sich die Kranken am Vortag der Nahrung enthalten, besonders zu einer heißen Zeit, nämlich unmittelbar während der Hitze der Hundstage (im Hochsommer) oder direkt danach. Hippokrates spricht nämlich so in den *Aphorismen*, dass zur Zeit des Hundssterns oder direkt nach dem Hundsstern (im Hochsommer) ein Kranker mit einem Purgiermittel behandelt werden müsse.

(3) quod antidotum iera facit ad universas melancholicas causas, et conficitur sic. murrae, euforbii dr. singulas, agarici, Ammoniaci, folii ellebori nigri, folii <dauci> Cretici, squillae assae, diagridii, omnium specierum VII dr. binas semis, coloquintidae interioris carnis, quam vulgus gelelam vocat, dr. V, aloes, epithymi, hyperici, bdellii, marrubii, polypodii, thymi, cassiae, chamaedryos, <dauci> Cretici, cinamomi, <omnium specierum XI> dr. binas, opopanacis, castorei, aristolochiae longae, piperis albi et longi et nigri, croci et sagapeni, petroselini Macedonici, omnium specierum VIIII scrip. singulas, mellis despumati quod suffecerit. et est perfecta dosis dr. IIII. aliquantis dr. III dabis, secundum hominis crasin, id est naturam vel temperantiam corporis.

(4) et postquam diligenter fuerint purgati, lac asininum aut caprinum schiston appellatum, sicut in dysentericis, frequenter potabis, aut ptisanae sucum aut faeni Graeci sucum similiter dabis ob lenificandam intestinorum rasuram ex antecedenti malo humore effectam.

(5) aliud. ad elefantiasim. coriariorum ros herbae viridis sucum cum vino tritum, totum vultum penna illines.

(6) aliud. ad strumam. amylum optimum adiuncto modico cumino albo cum ovi albumine tenui teres et horis serotinis totum vultum oblinies et per totam noctem siccare dimittes. tunc lucescente die frigida aqua lavabis. aliquando ob nimietatem callositatis etiam et guttae Ammoniaci competentem modum supra dictis admiscemus.

(7) smegma faciens ad vultum, ad nigredines et ad lentigines, quas facus appellant, et ad solis ustiones, quas efelidas dicunt. recipit ges asteros et Cimoliae cretae unc. binas, cerussae et specularis assati unc. ternas, afronitri albi unc. I, fabae frixae pollinis lib. I. conficies et exinde vultum lavabis.

(3) Dieses Antidot *iera* wirkt gegen alle melancholischen Ursachen und wird wie folgt zubereitet: Myrrhe und Wolfsmilchharz, je 1½ Drachmen, dann Lärchenschwamm, Steckenkrautsaft, Blätter des Schwarzen Germers, Narde, kretische Augenwurz, gekochte Meerzwiebel, Purgierwindenwurzel, von allen sieben Arten je 2½ Drachmen, dann Fruchtmark der Koloquinte, die das Volk *gelela* nennt, 5 Drachmen, dann Aloe, Quendelseide, Johanniskraut, Bedolach(harz), Andorn, Steinfarn, Thymian, Zimtkassie, Edelgamander, kretische Augenwurz, Zimt, von allen 11 Arten je 2 Drachmen, sowie Opopanax, Bibergeil, lange Hohlwurz, weißen, langen und schwarzen Pfeffer, Safran und Sagapengummi, Makedonische Petersilie, von allen 9 Arten je 1 Drachme sowie ausreichend abgeschäumten Honig. Und die vollständige Einnahmemenge beträgt 4 Drachmen. Gib manchen 3 entsprechend der *krasis* des Menschen, also der Natur oder dem Mischungsverhältnis des Körpers.
(4) Und nachdem sie sorgfältig purgiert sind, gib häufig Eselsmilch oder sogenanntes Ziegenmilch-*schiston* – so wie bei den an Ruhr Erkrankten (s. o. 48.10) – zu trinken, oder gib in ähnlicher Weise Gerstengraupen- oder Bockshornkleeschleim zur Besänftigung der Korrosion der Gedärme, die aufgrund des vorangehenden schlechten Saftes bewirkt wurde.
(5) Ein anderes Mittel: Gegen Elephantiasis. Saft des Gerbersumachs, der mit Wein zerrieben wurde; bestreiche mit einer Feder das ganze Gesicht damit.
(6) Ein anderes Mittel: Gegen die Anschwellung des Halses. Zerreibe beste Stärke unter Beifügung von maßvoll viel weißem Kreuzkümmel zusammen mit dünnem Eiklar, bestreiche zu später Stunde das ganze Gesicht und lasse es die Nacht über antrocknen. Wasche dann bei Tagesanbruch das Gesicht mit kaltem Wasser ab. Manchmal mischen wir wegen der übermäßigen Schwieligkeit auch eine passende Menge Steckenkrautsaft den eben genannten Zutaten bei.
(7) Eine Salbe für das Gesicht gegen dunkle Pigmentierungen und Sommersprossen, welche die Griechen *facoi* und gegen Sonnenbrände, die sie *efelides* nennen: Man nimmt samische Erde und kimolische Kreide, je 2 Unzen, Bleiweiß und gebranntes Marienglas, je 3 Unzen, 1 Unze weißen Sodaschaum und 1 Pfund Bohnenmehl. Bereite es zu und wasche dann das Gesicht.

LXXIV. ad ragadas

(1) ex antecedenti egestionis nimia duritia frequenter in sessu, quem Graeci edran vocant, diversa podicis vitia efficiuntur, ut sunt ragades, id est hiatus, et tumores, quos Graeci flegmonas vocant, et condylomata, quae nos Latino sermone dicimus tubercula.

(2) propter ea curationis tempore cataplasma edricon appones, quod Latini sessorium dicunt. et conficitur sic. panis mundi medii infusi vino veteri et rosae siccae similiter infusae dr. II, croci dimidiam, meliloti purgati sine semine in aqua cocti dr. III, faeni Graeci pollinis dr. II, ovi assi vitellum unum, olei rosacei quod sufficit.

(3) alia quae appellatur a Graecis dactylice, id est podicalis, siquidem podicis vitia emendat. recipit cerae unc. I, adipis anserini, plumbi combusti, ambarum specierum unc. singulas semis, ysopi Attici suci, butyri, cerussae, omnium trium unc. binas. solubilia resolves et rasum cerotarium aridis commisces. summe ducit cicatricem in omnibus locis.

(4) aliud medicamentum edricon, sycotice appellatum, ad condylomata et ragadas et ad podicis inversiones, quas Graeci ectropas vocant, et ad dolores intolerabiles. recipit spumae argenti, cerussae, mastices, omnium unc. ternas, cerae unc. VI, iusquiami viridis suci, olei myrtini libras singulas. quae sunt sicca teres cum suco iusquiami et sic cerotarium rasum admisces. et in usum tolles ex ipso medicamine et teres in mortario plumbeo cum rosaceo aut myrtino oleo donec crassescat, et illines locum. et si volveris, ex ipso medicamento emplastrum superimpones et ligabis.

LXXV. ad idema

(1) antiqui seu veteres medici dicunt esse idema, quam nos aquosam inflationem dicimus, subalbidam et laxam extantiam quae ostendat digitorum impressione designatas concavitates corporis resurgere. et fit vel generatur ex flegmatis substantia aut ex spiritu vaporoso circa pedes vel crura saepe

74. Schrunden

(1) Aufgrund von vorausgehendem allzu hartem Stuhlgang entstehen häufig im Gesäß, das die Griechen *edra* nennen, verschiedene Erkrankungen des Afters, wie etwa *ragades*, also klaffende Schrunden, und Schwellungen, welche die Griechen *flegmonai* nennen, und *condylomata*, die wir auf Lateinisch *tubercula* (Höckerchen) nennen.
(2) Lege deshalb zum Zeitpunkt der Behandlung einen *edricon*-Umschlag auf, den die Lateiner *sessorium* (Gesäßpflaster) nennen. Und er wird wie folgt zubereitet: ½ sauberes, in altem Wein eingeweichtes Brot und ebenso 2 Drachmen eingeweichte getrocknete Rosenblätter, eine halbe Krokusknolle, 3 Drachmen gereinigter und in Wasser gekochter Steinklee ohne Samen, 2 Drachmen Bockshornkleemehl, 1 gekochtes Eidotter und ausreichend Rosenöl.
(3) Eine andere Zubereitung, die von den Griechen *dactylice* genannt wird, also zum (mit dem Finger zu behandelnden) After gehörig, weil sie Beschwerden des Afters beseitigt: Man nimmt 1 Unze Wachs, dann Gänsefett, gebranntes Blei, von beiden Zutaten je 1½ Unzen, Saft des attischen Ysop, Butter, Bleiweiß, von allen drei Sorten je 2 Unzen. Löse das Lösliche auf und vermische die Wachsschabsel mit den trockenen Bestandteilen. Es führt vorzüglich an allen Stellen zur Vernarbung.
(4) Ein anderes Gesäßmedikament, *sycotice* (»zur Feige gehörig«) genannt, gegen Kondylome, Schrunden und gegen Afterumstülpungen, welche die Griechen *ectropai* nennen, und gegen unerträgliche Schmerzen: Man nimmt Bleiglätte, Bleiweiß, Mastix, von allen je 3 Unzen, 6 Unzen Wachs, dann Saft des grünen Bilsenkrauts und Myrtenöl, je 1 Pfund. Zerreibe die trockenen Bestandteile mit dem Saft des Bilsenkrauts und mische die Wachsschabsel bei. Nimm für den Gebrauch von diesem Medikament und zerreibe es in einem Bleimörser zusammen mit Rosen- oder Myrtenöl, bis es dick wird, und bestreiche die Stelle. Und wenn du möchtest, dann lege ein Pflaster aus jenem Medikament auf und binde es fest.

75. Ödeme

(1) Die alten Ärzte sagen, dass das Ödem, das wir als wässrige Auftreibung bezeichnen, eine weißliche und schlaffe Erhebung sei, welche die Eigenschaft besitzt, dass sich die durch Fingerdruck erzeugten Eindrückungen des Körpers wieder erheben. Und das Ödem zeigt sich oder entsteht auf-

eveniens in pthoes, hoc est in pthisicis, et in cachexies, id est corporum malis habitudinibus. frequenter si cum tenui febricula contigerit, hydropicas superaffert passiones, et maxime in cachecticis corporibus, id est mala habitudine affectis, praesertim si et ventris fuerit cursus in eisdem, ut supra dixi, passionibus, sub difficili temperantia corporis, quam Graeci dyscrasian vocant, stomachus nocetur.

(2) in curationibus vero si cum constrictione ventris fuerit passio, cataplasmabis laborantes ex faeni Graeci et lini semine et hordei farina, adiuncto sufficienti cumino et ruta, hieme et lauri bacis cum modico melle et oleo. et postquam tulerit cataplasma, ante et retro cucurbitas dabis et lanis mundis loca tutabis et fasciabis et ieiunis antidotum diureticum dabis superius in nefretica passione conscriptum. post haec epithima dia spermaton vel diasamsucum appones, et acri clystere ventrem deduces, aut certe oxymelle cathartico competenter purgabis, quod oxymel inferius in loco suo conscripsimus.

(3) sin vero cum fervore et tensione et gravedine cum aliquanto dolore ipsam tumoris sive inflationis extantiam in cruribus senserint aegrotantes tempore quo magis deambulaverint, oportet sola crura per totum levioribus ac multis laceraturis scarifare eodem modo quo superius ignem sacrum scarifare praecepimus, vel pro scarifatione sanguisugas appones. et post detractionem sanguinis factam poscam cum modico alumine temperabis, ex qua posca penicillos rudes ac molliores moderate expressos superimpones et ligabis. et post dies III diaiteon emplastrum appones. aut certe illud quod a Graecis barbaros appellatur similiter appones. novissimo vero si aliqua forte remanserint, diathapsias sicut in ischiadicis uteris.

grund von Phlegma oder dampfigem Dunst in der Fuß- oder Schenkelregion, wobei es oft bei Auszehrung, also bei Schwindsüchtigen, und bei *cachexia*, also bei schlechtem Körperzustand auftritt. Wenn das Ödem zusammen mit leichtem Fieber auftritt, dann bringt es häufig Wassersuchtkrankheiten mit sich und zwar besonders bei Kachektischen, also bei Patienten mit schlechtem Gesundheitszustand, hauptsächlich wenn auch ein Fluss des Unterleibs bei eben diesen Leiden, wie ich gesagt habe, bestehen sollte und aufgrund einer ungünstigen Mischung des Körpers, welche die Griechen *dyscrasia* nennen, der Magen geschädigt wird.
(2) Bei der Behandlung aber, wenn das Leiden unter Zusammenziehen des Unterleibs auftritt, behandle die Kranken mit einem Umschlag aus Bockshornklee, Leinsamen- und Gerstenmehl unter Beifügung von ausreichend Kreuzkümmel und Raute, im Winter auch mit Lorbeeren und maßvoll viel Honig und Öl. Und nach Entfernung des Umschlags setze vorne und hinten Schröpfköpfe auf, bedecke die Stellen mit sauberer Wolle und verbinde sie. Und gib nüchtern das Urin treibende Antidot, das oben (45.6) bei den Nierenleiden beschrieben wurde. Lege danach den Umschlag *dia spermaton* oder *dia samsucum* auf (s. o. 42.20) und führe den Unterleib mit einem scharfen Klistier ab oder purgiere ihn wenigstens angemessen mit dem Abführmittel mit *Oxymel*, das wir unten (tatsächlich oben 1.17) an geeigneter Stelle beschrieben haben.
(3) Wenn die Kranken aber zu der Zeit, in der sie lieber spazieren gehen, in den Unterschenkeln die Erhebung einer Schwellung oder Auftreibung zusammen mit Hitze, Spannung und Schwere mit erheblichem Schmerz bemerken, muss man nur die Schenkel überall mit vielen leichten Einrissen auf die Weise einritzen, wie wir oben (24.4) die Wundrose zu ritzen angeordnet haben, oder man lege statt einer Einritzung Blutegel auf. Und nach der Blutentnahme versetze Posca mit maßvoll viel Alaun und lege rohe und recht weiche Schwämme, die in dieser Posca leicht ausgedrückt wurden, auf und mache sie fest. Und lege nach 3 Tagen das *dia-iteon*-Pflaster auf. Oder lege wenigstens ebenso jenes auf, das von den Griechen *barbaros* genannt wird. Zuletzt aber gebrauche, wenn noch irgendwelche Ödeme zurückgeblieben sind, das *dia-thapsias*-Pflaster so wie bei den Hüftgelenkskranken (s. o. 53.4).

LXXVI. ad hydropicos

(1) est autem hydropica passio diffusio humoris aquosi cum inflatione secundum retentionem spiritus isdem laborantibus effecta. et sunt distantiae passionis duae, quarum una a veteribus ascites nominatur, id est utriculosa, ab epatis vel splenis aut stomachi vel renum saxietate creata. altera vero quae tympanites appellatur a pulmone contingit, ex quo pulmone sub ingenti ventositate venter inflatus ostenditur, ita ut cum fuerit inspicientis palma pulsatus, tympani sonitum faciat, unde nomen ut supra dixi passio tympanites accepit.

(2) sed illam primam quam asciten diximus haec signa secuntur. insurrectio ventris superdistensa et inguinum et crura albida efficiuntur. quae inflatio cum digitis fuerit impressa concavatis formam ostendit, quod Graeci entyposis vocant. ceterae vero superpositae partes macie attenuatae efficiuntur, ut thorax, pectus, brachia. etiam et potus nimia appetitio sequitur cum retentione humoris, ex qua retentione humor intra spatia ventris inclusus semipleni utriculi similitudinem ostendit. unde nomen proprie passio ascites, ut dixi, accepit.

(3) tympaniten hydropem haec signa secuntur. insurrectio ventris et distensio praecordiorum et venarum subtractio. et ipse a supra dictis minus sitit. aliquando etiam peiorante passione tussi exagitantur. nam generaliter Hippocrates omnibus hydropicis, plus autem a pulmone patientibus, in Aforismis sic ait: hydropicum si tussis obtinuerit, hoc est exagitaverit, sine spe efficitur. etenim tussis, secundum expositionem Magni iatrosofistae, si hydropicum ut supra dixi exagitaverit, aquosus omnis humor dissolvitur, ut per omne corpus effusio efficiatur.

(4) ob diligentiam vero curationis chamaedryos, asarum, elelisfaci semen id est herbae salviae, dauci Cretici semen id est pastinacae hortensis, petroselini Macedonici, feniculi radicem, graminis radicem, haec et singulariter et simul in uno decocta in aqua; et ipsam decoctionem mane et ad

76. An Wassersucht Leidende

(1) Wassersucht ist aber eine Verteilung von wässrigem Saft, verbunden mit einer Auftreibung aufgrund eines Zurückhaltens des Dampfes bei diesen Kranken. Und es gibt zwei Arten der Erkrankung, deren eine von den Alten als *ascites,* also versehen mit einem Schlauch, bezeichnet wird und aufgrund einer Härte der Leber, der Milz, des Magens oder der Nieren entsteht. Die andere Art aber, die *tympanites* genannt wird, kommt von der Lunge, von der durch gewaltige Aufblähung der Unterleib aufgeblasen wird, so dass er, wenn er mit der flachen Hand des Untersuchers geschlagen wird, das Geräusch eines Tympanons (Handtrommel) erzeugt, woher das Leiden, wie eben gesagt, den Namen *tympanites* erhalten hat.
(2) Aber jene erste Erkrankung, die wir *ascites* genannt haben, besitzt folgende Anzeichen: Es entsteht eine über die Weichen und Schenkel ausgebreitete weißliche Erhebung des Unterleibs. Wenn diese Auftreibung mit den Fingern eingedrückt wird, zeigt sie die Gestalt einer Konkavität, was die Griechen *entyposis* nennen. Die übrigen Körperteile, die darüber liegen, sind durch Magerkeit ausgedünnt, wie Brustkorb, Brust und Arme. Und es besteht auch ein sehr großes Verlangen zu trinken verbunden mit einem Behalten der Flüssigkeit, aufgrund derer die in den Zwischenräumen des Unterleibs eingeschlossene Flüssigkeit Ähnlichkeit mit einem halbvollen Schlauch zeigt. Deshalb erhielt das Leiden, wie (eben) gesagt, den eigentlichen Namen *ascites*.
(3) Folgende Zeichen kennzeichnen die Tympanon-Wassersucht: Erhebung des Unterleibs, Auftreibung des Oberbauches und Hervortreten der Blutadern. Und der Kranke selbst hat weniger Durst als bei den eben genannten Kranken. Bald werden die Kranken bei Verschlimmerung des Leidens von Husten gequält. Allgemein sagt nämlich Hippokrates für alle Wassersucht-Kranken, mehr aber für die an der Lunge Erkrankten in seinen *Aphorismen*: Wenn einen Wassersüchtigen Husten befällt, also schüttelt, besteht keine Hoffnung. Wenn nämlich einen Wassersüchtigen gemäß einer Erklärung des Iatrosophisten Magnus, wie eben erwähnt, Husten erschüttert, dann wird die gesamte wässrige Flüssigkeit verteilt, so dass sie sich über den gesamten Körper ergießt.
(4) Zum Zweck einer sorgfältigen Behandlung aber koche Edelgamander, Haselwurz und Samen des *elelisfacum*, also des Silberblattsalbeis, Samen der kretischen Augenwurz, also des Pastinak, der makedonischen Petersilie, Fenchelwurzel, Hundszahngraswurzel – alles sowohl einzeln als auch in ein Eins zusammengebracht – in Wasser ab und gib den Absud mor-

noctem potui dabis. excludet vel inaniet per vesicam hydropicis aquosum humorem.

(5) etiam et per ventrem suprascriptum humorem hydragogo dato similiter excludes, hoc est cocci gnidii optimi id est non vetustissimi sed novelli ex locis maritimis collecti grana competentia aut XXIX aut XXXI aut XXXVII singula aut bina cum modicissimo nitro uva passa singula enucleata includes et dabis vespertino tempore abstinentibus a cena cata en id est singulatim comedenda, et postquam comederint tres guttas aquae calidae superbibendas dabis.

(6) aliud hydragogon fortioris virtutis, quod et per ventrem et per urinam et per vomitum hydropicis aquosum depurgat humorem: aeris usti in modum fabae Aegyptiae, stercoris columbini agrestis dr. I, rutae hortinae viridis foliorum dr. II; simul in uno diligenter tritis cum vini cyatis tribus potui dabis.

(7) aliud. sambuci radicis cortices tundes et exprimes et ex ipso suco expendes unc. I et superaddes mellis coclearia III et dabis cum aquae calidae cyatis III. tunc sufficienter ipsos laborantes deambulatione movere iubebis. et postquam sive per ventrem sive per urinam aquoso humore fuerint exinaniti, refectionem dabis aut piscem aut aliquid ex volatilibus. et iterum post dies V aut VII simplici purgatorio aut sine aliqua malignitate, quod Graeci acaciston vocant, non solum semel, sed et secundo interiecta una vel duabus ebdomadis si vires permittunt, ventrem purgabis. et conficitur sic. scammoniae assatae semunciam, nucleorum pini, piperis, uvarum enucleatarum, cocci gnidii id est seminis turbisci, omnium quattuor grana quina, mellis libram. diligenter conficies et in doliolo vitreo repones. et quando uti volveris dabis coclearium I aut II cum calidae sufficienti modo.

(8) aliud hydropicis, maxime hiemis tempore, si forte nimia tensio vel saxietas, quam scirrosin dicunt, praecordiis aut in splene aut in renibus occurrerit, et in corporibus natura frigidis. oportet sacculo desiccatorio et ex parte relaxatorio uti. et conficitur sic. recipit hordei farinae et faeni Graeci farinae et ervi et cumini et stafisagriae et salis, omnium sex ss binos, malvae seminis moliti farinae et absinthii comae et marrubii sicci et bacarum lauri et anisi et nitri, omnium ss singulos. quae tundenda sunt

gens und abends zu trinken. Es schließt aus oder aber entleert den Wassersüchtigen den wässrigen Saft durch die Blase.

(5) Schließe auch in ähnlicher Weise durch Verabreichung eines *hydragogum* (Wasser treibendes Mittel) den eben genannten Saft durch den Unterleib aus, also von bestem Seidelbast, also nicht sehr altem, sondern neuem, aus der Meeresgegend, entweder 29, 31 oder 37 schöne Beeren, und schließe je eine oder zwei davon mit sehr wenig Soda in einzeln entkernten Rosinen ein; gib sie abends nüchtern *cata en*, also einzeln zu essen und gib danach drei Tropfen warmes Wasser zum Nachspülen.

(6) Ein anderes *hydragogum* stärkerer Wirkung, die den Wassersüchtigen den wässrigen Saft abführt, sowohl durch den Unterleib und den Urin als auch durch Erbrechen: Gebranntes Kupfer in der Menge einer ägyptischen Bohne, 1 Drachme Wildtaubenkot, 2 Drachmen Weinrautenblätter, zerreibe sorgfältig in Eins zusammen und gib es mit 3 Schöpfbechern Wein zu trinken.

(7) Ein anderes Mittel: Zerstoße Rinde der Holunderwurzel, presse sie aus und nimm von diesem Saft 1 Unze, füge 3 Esslöffel Honig dazu und reiche es mit 3 Schöpfbechern warmen Wassers. Lasse dann die Kranken ausreichend spazieren gehen. Und nachdem sie durch den Unterleib oder den Urin von dem wässrigen Saft entleert sind, gib ihnen zur Stärkung entweder Fisch oder etwas von Geflügel. Und purgiere wiederum nach 5 oder 7 Tagen mit einem einfachen Purgiermittel ohne böse Wirkung, was die Griechen *acaciston* nennen, nicht nur einmal, sondern auch zweimal den Unterleib im Abstand von einer oder zwei Wochen, wenn es die Kräfte gestatten. Und es wird wie folgt zubereitet: ½ Unze geröstetes *Scammonium*-Harz, dann Pinienkerne, Pfeffer, entkernte Weintrauben, *cocci gnidii*, also Seidelbastbeeren, von allen vier je 5 Beeren sowie 1 Pfund Honig. Bereite es sorgfältig zu und bewahre es in einem Glasfläschchen auf. Und wenn du es verwenden möchtest, gib 1 oder 2 Esslöffel mit ausreichend warmem Wasser.

(8) Ein anderes Mittel für Wassersüchtige, besonders im Winter, wenn etwa allzu große Spannung oder Härte, die sie *scirrosis* nennen, den Oberbauch, die Milz oder die Nieren befallen hat, und bei von Natur aus kühlen Körpern. Man muss ein austrocknendes und zum Teil entspannendes Säckchen anwenden; es wird wie folgt zubereitet: Man nimmt Gerstenmehl, Bockshornkleemehl, Erve, Kreuzkümmel, Läusekraut und Salz, von allen sechs jeweils 2 Krug, dann Malvensamenmehl, Wermutsprosse, getrockneten Andorn, Lorbeeren, Anis und Soda, von allen je 1 Krug. Zerstoße, was zu zerstoßen ist, und siebe es durch ein

tundes et rarissimo cribro cernes, et quae molenda sunt moles manuali mola, et sic in uno commisces. coques in vino et aquae modico et oleo, et sacculo inclusis loca quae patiuntur vaporabis, et subter perungues oleo inferius scripto, et post vaporationem adhibitam lanis mundis loca tutabis et fasciabis. quod autem oleum conficitur sic. recipit cucumeris agrestis radicis viridis unc. VI, afronitri unc. II, aluminis Lipari unc. I, olei libras II s. radicem minutatim incides et simul cum aliis speciebus coques in oleo et aceto donec oleum remaneat, et uteris.

(9) potio ad hydropes. absinthii viridis turiones minores numero sex et florem spinae albae diligenter teres cum piperis granis xii, et in diurnam potionern vini veteris inseratis dabis triduo aut per dies u. et per singulos dies hoc facies.
(10) cataplasma hydropicis conveniens. etiam et spleneticis optime facit. recipit capparis radices siccas, absinthii comam, cuminum, bacas lauri, faeni Graeci et hordei pollinem. omnia tundes et coques in melle et aceto, et appones ad vesperam et sines totam noctem, mane vero mutabis. hoc frequenter facies.

(11) epithima hydropicis conveniens. epithima dicunt Graeci medicamentum quod stomacho et praecordiis simul et ventri superponatur, cum fuerit panno inunctum. recipit afronitri <..> cibaria, cupressi viridis spaerularum, torrefacti nitri libras singulas, absinthii, stafisagriae, caricarum pinguium libras binas, passi Cretici quod suffecerit. conficitur sic. spaerulas cupressi viridis in vino Aminaeo in cacabo novo decoques donec leviter maturescant, et sic in girba mittes et tundes, et sic iterum diligenter teres. etiam et caricas separatim diligenter tundes et sic tunsas admisces. tunc deinde omnia quae sunt tunsa et sicca et creta adiunges et adiecto passo simul tundendo in unitatem coges et uteris.

(Im überlieferten Text fehlt die Anzahl der cibaria.)

(12) epithima Filagrii conveniens hydropicis ad diffusiones humoris per totum corpus, quas parecchysis dicunt. recipit ervi farinae tenuissimae, anisi, cumini, hordei pollinis, carmeleontae nigrae radicis id est sefra, salis fossilis, bacarum lauri, nitri, cardamomi, faeni Graeci moliti, omnium specierum x dr. tricenas, cerae, resinae pinalis quam pituinam dicunt lib. II, olei veteris quod sufficit. quae sunt sicca tundes et cernes, tunc cum

sehr grobes Sieb, und was zu mahlen ist, mahle mit einer Handmühle und mische es so in Eins. Koche es in Wein und maßvoll viel Wasser und Öl ab, schließe es in einem Säckchen ein und wärme die kranken Regionen und salbe darunter mit dem (gleich) unten beschriebenen Öl. Und nach Anwendung der Wärme bedecke die Regionen mit sauberer Wolle und wickele sie ein. Dieses Öl wird aber so zubereitet: Man nimmt 6 Unzen der grünen Wurzel der Spritzgurke, 2 Unzen Sodaschaum, 1 Unze liparischen Alaun und 2½ Pfund Öl. Schneide die Wurzel klein und koche sie zusammen mit den anderen Zutaten solange in Essig und Öl, bis das Öl zurückbleibt, und wende es an.

(9) Ein Getränk für Wassersüchtige: Zerreibe 6 kleinere Sprosse des grünen Wermuts und Weißdornblüten sorgfältig mit 12 Pfefferkörnern und gib es täglich 3 oder 5 Tage lang in einem Getränk alten Weins zu trinken. Und mache dies an den einzelnen Tagen.

(10) Ein Umschlag, der für Wassersüchtige gut ist; er hilft auch bestens bei Milzerkrankungen: Man nimmt getrocknete Wurzeln des Kapernstrauches, Wermutsprosse, Kreuzkümmel, Lorbeeren, Bockshornklee und Gerstenmehl. Zerstoße alles, koche es in Honig und Essig, lege es gegen Abend auf, lasse es die ganze Nacht und wechsele es aber frühmorgens. Tue dies öfters.

(11) Ein *epithima*, das für Wassersüchtige gut ist; als *epithima* bezeichnen die Griechen ein Medikament, das auf den Magen, den Oberbauch und den Unterleib gelegt wird, nachdem es auf einen Lappen gestrichen wurde: Man nimmt <..> Portionen Sodaschaum, Samen der grünen Zypresse, geröstetes Soda, je 1 Pfund, dann Wermut, Läusekraut, fette Feigen, je 2 Pfund, sowie ausreichend kretischen Passum. Es wird wie folgt zubereitet: Koche die Samen der grünen Zypresse in aminäischem Wein in einem neuen Tiegel, bis sie leicht gebraten sind, und gib sie so in einen Mörser, zerstoße sie und zerreibe sie wiederum sorgfältig. Zerstoße auch die Feigen sorgfältig für sich und mische sie so zerstoßen bei. Füge dann alles, was zerstoßen, trocken und gesiebt ist, hinzu und vereinige es durch gleichzeitiges Zerstoßen mit Passum und wende es an.

(12) Ein Umschlag des Philagrius, der gut ist für Wassersüchtige zur Verteilung des Saftes über den ganzen Körper, das sie *parecchysis* nennen. Man nimmt sehr feines Ervenmehl, Anis, Kreuzkümmel, Gerstenmehl, Schirmsaflorwurzel, also *sefra*, abgebautes Salz, Lorbeeren, Soda, Kardamom, gemahlenen Bockshornklee, von allen zehn je 30 Drachmen, dann Wachs und Pinienharz, das sie *pituina* nennen, 2 Pfund, sowie ausreichend altes Öl. Zerstoße und siebe die trockenen Bestand-

vini veteris unc. IX teres, et sic solubilia soluta et in mortario refusa siccis commisces et in unitatem coges.

(13) aliud. cretam Cimoliam cum alumine scisso aqua resolves et per totum ab inguinibus et pudendis usque ad pedes in sole oblines.

(14) aliud ad hydropicos. sympasma desiccatorium, arenae ferventes ad obrutionem, quam ammochosian vocant, et hydropica et sicca lavatio, quae a Graecis xerolusia appellatur. id est sympasmate prius corpori sudanti in aere bono lavacrorum asperso, et sic sabano sicco detergantur, et alia multa cyclico modo. mirabiliter operatur.

LXXVII. ad praefocationem matricis

(1) praefocationem matricis sequitur subitus casus, vocis amputatio ut obmutescant, et apprehensio sensus, dentium confixio et stridor rapidus ita ut accessionis tempore una pars oris ad alteram partem conduci videatur, articulorum contractio, praecordiorum suberectio, ipsius matricis ad superiores partes subfugium. tunc etiam thoracis extantia efficitur et pulsus parvitas, aliquibus et alienatio mentis et iterum subita resumptio ita ut omnia quae in accessione senserint dimissionis tempore recordentur.

(2) in curationibus vero opopanax aut capilli mulierum exusti aut caprae, aut pix combusta naribus applicata desinunt praefocationes matricis. inferius vero in ipsis genitalibus locis aut opobalsamum aut nardum aut folium appones, etiam et optimo storace suffies. sic enim matrix poterit fetidis odoribus a superioribus ad inferiora fugari et loco proprio revocari, cum melioribus et iocundis ad inferiores partes fuerit invitata et provocata. etiam et cucurbitas cufas id est levi appositione a superioribus partibus usque ad inguina blande deduces.

teile, zerreibe sie dann mit 9 Unzen altem Wein und vermische die so gelösten löslichen Bestandteile mit den in einen Mörser geschütteten trockenen und bringe sie zu einer Masse.
(13) Ein anderes Mittel: Löse kimolische Kreide zusammen mit Spaltalaun in Wasser auf und streiche es insgesamt von der Leistengegend und dem Schambein bis zu den Füßen in der Sonnenwärme auf.
(14) Ein anderes Mittel für Wassersüchtige: Ein austrocknendes Pulver zum Aufstreuen durch Bedecken mit heißem Sand, das sie *ammochosia* nennen, und ein Trockenbad für Wassersüchtige, das von den Griechen *xerolusia* genannt wird. Es ist das Bestreuen des vorher in einem guten Luftbad schwitzenden Körpers mit einem Pulver werden die Kranken mit einem trockenen Lappen abgerieben und vieles andere wird auf zyklische Weise angewendet. Es wirkt wunderbar.

77. Erstickung der Gebärmutter

(1) Der Erstickung der Gebärmutter folgt ein plötzliches Niederstürzen, ein Versagen der Stimme, so dass (die Kranken) verstummen, ein Verlust des Gefühls, ein Zusammenpressen und heftiges Knirschen der Zähne, so dass zum Zeitpunkt der Zunahme ein Teil des Mundes gegen den anderen geführt zu werden scheint, eine Kontraktion der Gliedmaßen, ein Aufbäumen des Oberbauches und eine Flucht der Gebärmutter nach oben. Dann kommt es auch zu einer Erhabenheit des Brustkorbs, schwachem Puls und bei manchen zu einer Entfremdung des Verstandes und zu einer plötzlichen Erholung derart, dass sie sich an alles, was sie zum Zeitpunkt der Zunahme bemerkt haben, zum Zeitpunkt der Abnahme erinnern.
(2) Bei der Behandlung aber wird Opopanax oder verbranntes Frauen- oder Ziegenhaar oder verbranntes Pech an die Nase gebracht, und es hören die Erstickungen der Gebärmutter auf. Unten aber in der Genitalregion lege entweder Opobalsamum oder Goldbaldrian oder Zimtbaumblätter auf und beräuchere auch mit bestem Styraxharz. So nämlich kann die Gebärmutter durch üble Gerüche von der oberen zur unteren Region getrieben und an ihre richtige Stelle zurückgerufen werden, weil sie durch die besseren und angenehmen Gerüche zu der unteren Region eingeladen und aufgefordert wird. Führe sie auch vorsichtig durch das Auflegen leichter Schröpfköpfe von den oberen Teilen bis in die Schamregion hinab.

(3) aliud. cumini torrefacti coclearium I diligenter teres et cum vino mixto ieiunis dabis.
(4) aliud. vulpeculae adipem aut caprae cum modico bitumine tritum et in pesso appositum; praefocationem matricis mitigat.

(5) trociscus ypocapnistos id est suffumigatorius faciens ad menstrua deducenda et ad matricis adscensum sive supernum recursum, quem Graeci anadromen dicunt, et ad praefocationem matricis optime faciens. recipit dictamni Cretici, artemisiae, paeoniae, lapidis gagatis, aristolochiae rotundae, bacarum lauri, ungulae mulinae, omnium VII unc. I, storacis calamitae, bituminis Iudaici, ambarum specierum unc. ternas. conficies et uteris.

LXXVIII. ad procidentem matricem

(1) matricis prominentem casum, quam Graeci proptosin vocant, sanant naribus applicata opobalsamum, nardum, folium optimum, storax et omnia bene redolentia, inferius autem subfumigando pix, lana, opopanax et omnia fetida. si vero post partum fuerit matricis tumor aut prominens casus, lanam sucidam in spaerulae modum formatam et in vino et oleo tepefacto lanas infusas et mediocriter expressas appones et fasciabis.

(2) pessus chalasticus faciens ad resolvendas duritias matricis, ubi proptosis minime fuerit facta. lilii floris, olei Cyprini, aut rosacei si forte aestas fuerit, adipis anserini, faeni Graeci pollinis tenuissimi, medullae cervinae, cerae Ponticae, omnium VI unc. singulas, ovi assi vitellum unum. conficies et uteris.

(3) pessus malacticus, id est mollitorius, ad resolvendas matricis duritias sive stricturas. recipit ovi assi vitelli, cerae, diachylon medicamenti, omnium trium paria pondera, olei rosacei quod suffecerit.

(4) aliud pessarium conveniens ad dolorem vesicae et matricis. recipit croci dr. I, ovi assi vitellum I, cerussae dr. IIII, cerae Ponticae, adipis anserini et gallinacei, olei rosacei, omnium IIII dr. octonas.

(3) Ein anderes Mittel: Zerreibe 1 Esslöffel gerösteten Kreuzkümmel sorgfältig und gib ihn, mit Wein vermischt, nüchtern zu trinken.
(4) Ein anderes Mittel: Fuchsschmalz oder Ziegenfett, das mit maßvoll viel Erdpech zerrieben und als Vaginalzäpfchen eingebracht wurde, lindert die Erstickung der Gebärmutter.
(5) Eine *hypocapnistos*-Pastille, also eine Räucherpastille, die menstruationsfördernd wirkt und gegen das Aufsteigen oder das Hinaufgehen der Gebärmutter wirkt, das die Griechen *anadrome* nennen, und die bestens gegen die Erstickung der Gebärmutter wirkt: Man nimmt kretischen Diptamdost, Beifuß, Päonie (Pfingstrose), Gagat, runde Hohlwurz, Lorbeeren und Maultierhufe, von allen sieben 1 Unze, dann Röhrenstyrax, judäisches Pech, von beiden Arten je 3 Unzen. Bereite es zu und wende es an.

78. Gebärmuttervorfall

(1) Den Gebärmuttervorfall, den die Griechen *proptosis* nennen, heilen an die Nase angebrachte (Mittel, nämlich) Opobalsamum, Narden, beste Zimtbaumblätter, Styrax und alles gut Riechende, im Unterleib aber heilen durch Räucheranwendung Pech, Wolle, Opopanax und alles, was übel riecht. Sollte aber nach einer Geburt eine Schwellung oder ein Vorfall der Gebärmutter bestehen, dann lege fette (s. o. 17.2) Wolle, die zu Kugeln geformt und mit Wein und warmem Öl getränkt und mittelmäßig ausgedrückt wurde, auf und mache sie fest.
(2) Ein entspannendes Vaginalzäpfchen, das Verhärtungen der Gebärmutter löst, wenn ein sehr kleiner Vorfall besteht: Man nimmt Lilienblüten, zyprisches Öl oder Rosenöl, wenn es etwa Sommer sein sollte, Gänsefett, feinstes Bockshornkleemehl, Hirschmark, pontisches Wachs, von allen sechs je 1 Unze, sowie 1 gekochtes Eidotter. Bereite es zu und wende es an.
(3) Ein *pessus malacticus*, also ein erweichendes Vaginalzäpfchen, um Verhärtungen oder Einschnürungen der Gebärmutter zu lösen: Man nimmt 1 gekochtes Eidotter, Wachs, das Medikament *dia chylon*, von allen dreien gleiche Mengen, sowie ausreichend Rosenöl.
(4) Ein anderes Vaginalzäpfchen, das gut gegen Blasen- und Gebärmutterschmerzen ist: Man nimmt 1 Drachme Safran, 1 gekochtes Eidotter, 4 Drachmen Bleiweiß, pontisches Wachs, Gänsefett, Hühnerfett und Rosenöl, von allen vier Sorten je 8 Drachmen.

(5) aliud pessarium malacticum. faeni Graeci torrefacti pollinis tenuissimi, cerae, adipis gallinacei, adipis anserini dr. I, olei rosacei quod sufficit.

(6) aliud pessarium simplex id est diatessaron ad mitigandum matricis calorem et ad duritiam vel callositates et ad sordida quaeque purganda et ad universas matricis indignationes quae fieri adsolent. recipit ovi crudi medullam croceam et olei rosacei et mellis despumati optimi et olei susini paria pondera. diligenter commixtis uteris in pesso.

(7) encolpismi confectio ad siccitatem et relaxandam constrictionem et ad duritiam matricis et ad obdulcandam acredinem. faeni Graeci et lini seminis et ptisanae, omnium trium paria pondera commisces et cum aqua dulci coques ut sucum faciant non nimis mucilentum, et diligenter ipsum sucum liquabis. potione lavata admisces mellis despumati coclearium I aut II pro modo suci, admiscebis et olei susini tantundem, et sic in uno commixtis et tepefactis encolpizabis per corneum metrenchyten appellatum; supino schemate iacentis in sinum mulieris infundes, quem Graeci colpon appellant. quod si ad praesens metrenchyten non inveneris, per enetera osseum vesica aptata id facies.

LXXVIIII. ad metromaniam

(1) metromaniam Latino sermone matricis furores sive insaniam dicimus. hoc medicamentum convenit, et ad omnia carcinomata matricis id est cancerosa, et ad alia dyscola id est difficilia valde bonum probatur. recipit croci, opii, galbani, auripigmenti, omnium IIII dr. quaternas, olei dadini et nardini unc. singulas. conficies et uteris post annum aut certe post VI menses in pesso in modum fabae Aegyptiae maioris aut in modum avellanae nucis appositum.

(5) Ein anderes erweichendes Vaginalzäpfchen: Man nimmt 1 Drachme sehr feines Mehl von geröstetem Bockshornklee, Wachs, Hühner- und Gänsefett sowie ausreichend Rosenöl.

(6) Ein anderes einfaches Vaginalzäpfchen, nämlich das *dia tessaron*, zur Milderung der Wärme der Gebärmutter und gegen ihre Verhärtung oder Schwieligkeit und zur Purgierung jeglicher Verschmutzung. Und es beseitigt alle Schäden der Gebärmutter, die gewöhnlich entstehen: Man nimmt rohes Ei, Safranmark sowie in gleichen Mengen Rosenöl, besten abgeschäumten Honig und Lilienöl. Mische es sorgfältig und gebrauche es als Vaginalzäpfchen.

(7) Die Zubereitung einer Vaginaldusche gegen Trockenheit und zur Lösung einer Zusammenziehung und Verhärtung der Gebärmutter, auch zum Abschwächen von Schärfe: Mische Bockshornklee, Leinsamen und Gerstengraupen, von allen dreien gleiche Gewichte, zusammen, koche sie mit Süßwasser, damit sie einen Saft bilden, der nicht zu zäh sein soll, und verflüssige ihn sorgfältig. Nach Einnahme des Getränks mische 1 oder 2 Esslöffel abgeschäumten Honig bei und ebenso viel Lilienöl und wende die Vaginaldusche an, nachdem es in Eins vermischt und erwärmt worden ist, durch einen sogenannten hörnernen *metrenchytes*, also gieße es in die Gebärmutter, welche die Griechen *colpos* nennen, der auf dem Rücken liegenden Frau. Wenn du aber keinen *metrenchytes* zur Hand haben solltest, dann tue dies mittels einer knöchernen Klistierspritze, die mit einer Blase verbunden wurde.

79. Metromania (Gebärmutterkrebs)

(1) Die *metromania* bezeichnen wir auf Lateinisch als *furores* oder *insania* (Raserei oder Wahnsinn) der Gebärmutter. Folgendes Medikament hilft; sowohl bei allen *carcinomata*, also krebsigen Geschwülsten der Gebärmutter, als auch bei allen *dyscola*, also Schwierigkeiten, ist es sehr gut und bewährt: Man nimmt Safran, Opium, Steckenkrautharz, Auripigment, von allen vieren je 4 Drachmen, sowie Fichten- und Nardenöl, je 1 Unze. Bereite es zu und verwende es 1 Jahr später oder wenigstens 6 Monate später als Vaginalzäpfchen von der Größe einer recht großen ägyptischen Bohne oder als Applikation von der Größe einer Haselnuss.

lxxx. ad aperiendam matricem

(1) flebotomia in cruribus supra talos interiores adhibita patefacit matricem.
(2) aliud. nitrum album cum melle et cum resina terebintina et oleo veteri illinitum aut orificio matricis appositum patefacit.

(3) aliud. fel bubulinum <cum> ruta similiter facit.
(4) aliud. caricarum pinguium caro cum nitro et oleo Cyprino contrita similiter operatur.
(5) aliud. pessarium menstrualem sanguinem provocans, quod Graeci emagogon dicunt. etiam et mortuos fetus excludit. accipit autem pulei acapni, absinthii Pontici comae scrip. ternos, nitri scrip. viiii, mellis quod sufficit.

(6) potio menstrualem sanguinem provocans. recipit fu Pontici, asari radicis, mellis, acori, omnium iiii dr. binas. dictamni Cretici manipulum i, passi Cretici sext. iii. simul omnia in cacabo novo sufficienter decoques et in usum exinde potui dabis cyatum unum semis mox lotis.

lxxxi. ad accelerandum partum

(1) thymum tritum et cum vino potatum accelerat partum.

(2) aliud. faeni Graeci semen et ibisci radicem quam althaeam vocant et marrubii herbae manipulos ii et lini semen simul omnia in aqua decoques, et ipsa decoctio in encathismate, id est in balneo, supra sellam sedenti patefactis pedibus ante et retro fotui adhibita confestim excludit quae diu tenebantur.

(3) aliud. resina frixa suffita aut in pecudum vel boum galbanum suffitum, aut elleborum nigrum aut styrax aut vini faex suffita non solum secundas mulierum sed etiam fetus mortuos excludit.

80. Eröffnung der Gebärmutter

(1) Ein Aderlass, der am Unterschenkel oberhalb der inneren Knöchel durchgeführt wurde, eröffnet die Gebärmutter.
(2) Ein anderes Mittel: Weißes Soda, mit Honig und mit Terpentinharz und altem Öl aufgestrichen oder auf den Gebärmuttermund aufgebracht, eröffnet die Gebärmutter.
(3) Ein anderes Mittel: Rindergalle mit Rautenblättern wirkt ähnlich.
(4) Ein anderes Mittel: Fleisch fetter Feigen, mit Soda und zyprischem Öl zerrieben, wirkt ähnlich.
(5) Ein anderes Mittel: Ein menstruationsförderndes Vaginalzäpfchen, das die Griechen *emagogos* nennen; es treibt auch abgestorbene Föten aus: Man nimmt aber Poleiminze, Honig, der ohne Rauch gewonnen wurde, Sprosse des pontischen Wermut, je 3 Skripel, 8 Skripel Soda und ausreichend Honig.
(6) Ein menstruationsförderndes Getränk: Man nimmt pontischen Baldrian, Haselwurzwurzel, Honig, der ohne Rauch ausgetrieben wurde, von allen vier Arten je 2 Drachmen, dann 1 Handvoll kretischer Diptamdost und 3 Krug kretisches Passum. Koche alles zusammen ausreichend in einem neuen Tiegel und gib bei der Anwendung der alsbald gebadeten Patientin 1½ Schöpfbecher davon zu trinken.

81. Beschleunigung der Geburt

(1) Zerriebener Gartenthymian, der mit Wein zusammen getrunken wird, beschleunigt die Geburt.
(2) Ein anderes Mittel: Bockshornkleesamen und Wurzeln von Eibisch, den sie *althaea* nennen, 2 Handvoll Andorn und Leinsamen; koche es zusammen in Wasser, und wenn dieser Absud in einem *encathisma*, also in einer Badewanne, bei der auf einem Sitz mit gespreizten Beinen sitzenden Patientin vor und hinter dem Gesäß angewendet wird, leitet es unverzüglich die Geburt ein.
(3) Ein anderes Mittel: Geröstetes, geräuchertes Harz oder beim Vieh oder den Rindern geräuchertes Steckenkrautharz oder Schwarzer Germer oder Styrax oder gerösteter Weinbodensatz treiben nicht nur die Nachgeburt, sondern auch abgestorbene Föten aus.

(4) item potio. tria grana de medio citri tolles et teres et cum potione aquae calidae dabis, et continuo carebit.

LXXXII. ad emorragian matricis

(1) matricis emorragian Latino sermone sanguinis fluxum vel profluvium dicimus. et est passio incurabilis, maxime si longo tempore sit et ex antecedenti frequenti abortione et secundum putredinem arteriarum fuerit creata.

(2) ob diligentiam vero curationis oportet in principio, antequam passio tempore diuturno veterescat, ea adhibere quae valeant virtute styptica omnia soluta densando vel constringendo sanare, hoc est rosam siccam, lenticularum turiones virides, myrtam siccam, siliquae Graecae aridos ramos et caducum granatae. omnia in vino mixto decoques ex duabus partibus aquae et una vini, et ptygmate confecto diligenter fomentabis, et inicies ex ipso liquore supino schemate iacenti pedibus patefactis, subposito prius clunibus cervicali ut renes patientis sursum erigantur, quod Graeci anatropen dicunt. tunc mannae turis, aluminis scissi parte singula, caduci granatae dimidia parte cum ptygmate supra scripto contrita usque ad mellis crassitudinem, abstinet profluvium sanguinis iniecta.

(3) aliud. granatae siccae corium et pini cortex et galla et acantha Aegyptia adhibita similiter operantur.

(4) aliud. acacia cum hypoquistidis suco ex decoctione rosae contrita et in floculo apposita abstinet fluxum.

(4) Ebenso ein Getränk: Nimm 3 Kerne einer Zitronenhälfte, zerreibe sie und gib sie mit einem Getränk warmen Wassers und es wird unverzüglich heilen.

82. Blutfluss der Gebärmutter

(1) Die *emorragia* der Gebärmutter nennen wir auf Lateinisch *fluxus* oder *profluvius* (Fließen oder Hervorfluss des Blutes). Und es handelt sich um ein nicht heilbares Leiden, besonders wenn es lange Zeit andauert und aufgrund vorangegangener häufiger Fehlgeburten oder wegen einer Fäulnis der Blutadern entstanden ist.
(2) Zur sorgfältigen Behandlung aber muss man zu Beginn, bevor das Leiden chronisch wird, das anwenden, was durch seine stopfende Eigenschaft alles Gelöste durch Verdichtung oder aber Zusammenziehung zu heilen vermag, also getrocknete Rosenblätter, grüne Sprosse der Linse, getrocknete Myrten, getrocknete Zweige des Johannisbrotbaumes und die abgefallenen Blüten des Granatapfelbaumes. Erwärme alles in einem Weingemisch aus 2 Teilen Wasser und 1 Teil Wein auf einem sorgfältig dafür gemachten *ptygma* und gieße auch der auf dem Rücken mit geöffneten Beinen liegenden Patientin von dieser Flüssigkeit ein, wobei zuvor unter das Gesäß ein Kissen gelegt wurde, damit die Nieren der Patientin nach oben gelagert werden, was die Griechen *anatropos* nennen. Zerreibe dann je 1 Teil Weihrauchkörner und Spaltalaun mit ½ Teil abgefallener Blüten des Granatapfelbaumes zusammen mit dem eben beschriebenem *ptygma* bis zur Dicke von Honig. Es beendet nach Einspritzung den Blutfluss.
(3) Ein anderes Mittel: Getrocknete Granatapfelschale, Pinienrinde, Galläpfel und ägyptischer Schotendorn wirken, wenn man sie anwendet, in ähnlicher Weise.
(4) Ein anderes Mittel: Akaziengummi, der mit Zistrosenwürgersaft und einem Rosenabsud zerrieben und auf Wollflocken aufgebracht wurde, verhindert den Blutfluss.

ANHANG

Weiterführende Literatur

Editionen

Rose, V.: Cassii Felicis De medicina ex Graecis logicae sectae auctoribus liber translatus. Leipzig 1879

Proff, P.: Studien zur nordafrikanischen römischen Medizin. Die Rezeption der methodischen Lehre in der praktischen Medizin des 5. Jhs. n. Chr. Habil. med. Würzburg 1992 (unpubliziert)

Fraïsse, A.: Cassius Felix. De la médicine (Collection des Universités de France). Paris 2002 (maßgebliche Ausgabe)

Konkordanz

Maire, B. / Fraïsse, A.: Cassii Felicis Libri de Medicina Concordantiae (Alpha Omega A 35). Hildesheim 2003

Forschungsbericht

Urso Messale, A. M.: La letteratura medica latina nell'Africa tardoantica. Consuntivo degli studi. 3, in: Lettre d'informations medecine antique et medievale N. S. 6 (2007) 76–93

Autor und Werk

Corsini, A. R.: Il prologo del De medicina di Cassio Felice, in: Santini, C. / Scivoletto, N. (Hgg.): Prefazioni, prologhi, proemi di opere tecnico-scientifiche latine I. Rom 1990, 399–405

Formisano, M.: Tecnica e scrittura. Le letterature tecnico-scientifiche nello spazio letterario tardolatino. Rom 2001 (86 zur *Praefatio*)

Langslow, D. R.: Medical Latin in the Roman Empire. Oxford 1991 (bes. 56–60)

Mandouze, A.: Felix 56, in: Mandouze, A.: Prosopographie chretienne du Bas-Empire I. Prosopographie de l'Afrique chretienne. Paris 1982, 429

Martindale, J. R.: Felix 13, in: Ders. (Hg.): The Prosopography of the Later Roman Empire II. Cambridge 1980, 461

Mazzini, I.: Formazione profesionale dei medici ed educazione sanitaria di massa nel mondo occidentale nei secoli IV-VI, in: Rotili, M. (Hg.): Memoria del passato, urgenza del futuro. Il mondo romano fra V e VII secolo. Atti delle VI giornate di studio sull'eta romanobarbarica. Napoli 1999, 39–55 (zur *Praefatio*)

Probst, O.: Biographisches zu Cassius Felix, in: Philologus 67 (1908) 319–320

Sabbah, G.: Observations préliminaires à une nouvelle édition de Cassius Félix, in: Fusco, F. / Mazzini, I. (Hgg.): I testi di medicina latini antichi. Problemi filolo-

gici e storici. Atti del I Convegno Internazionale. Rom 1985, 281–312
– 1985 (s. u. Textüberlieferung und Nachleben)
– Notes sur les auteurs médicaux africains de l'Antiquité tardive (ive–ve siècle), in: Colombat, B. / Mattei, P. (Hgg.): Curiosité historique et intérêts philologiques. Hommage à S. Lancel (Recherches et Travaux 54). Grenoble 1998, 131–150
– Noms et descriptions de maladies chez Cassius Felix, in: Deroux, C. (Hg.): Maladie et maladies dans les textes latins antiques et médiévaux. Actes du Ve Colloque International Textes médicaux latins. Bruxelles 1998, 295–312
Wellmann, M.: Cassius 44, in: RE III 1 (1899) 1723

Griechische Quellen

Bendz, G.: Studien zu Caelius Aurelianus und Cassius Felix (Skrifter utgivna av vetenskaps-societeten i Lund 55). Lund 1964 (bes. 75–88)
Fraïsse, A.: Cassius Felix et le méthodisme, in: Debru, A. / Palmieri, N. (Hgg.): Docente natura. Mélanges de médecine ancienne et médiévale offerts à Guy Sabbah. Saint-Étienne 2001, 91–104
Palmieri, N.: Elementi alessandrini in Cassio Felice, in: Galenos. Rivista di filologia dei testi medici antichi 1 (2007) 119–135

Sprache und Stil

Adams, J. N.: The Regional Diversification of Latin 200 BC – AD 600. Cambridge 2007 (bes. 530–533)
André, J.: Remarques sur la traduction des mots grecs dans les textes médicaux du Ve siècle (Cassius Félix et Caelius Aurélianus), in: Revue de philologie, de littérature et d'histoire anciennes 37 (1963) 47–67
Bendz 1964 s. o. Griechische Quellen (bes. 13–59 zu Doppelübersetzungen und Doppelausdrücken)
Biville, F.: Une langue sous influences. La latin de traés tradifs adaptés du grec. L'exemple du De medicina de Cassius Felix, in: Kiss, S. u. a. (Hgg.): Latin et langues romanes. Études de linguistique offertes à J. Herman à l'occasion de son 80ème anniversaire. Tübingen 2005, 301–311
– Doublet et gloses synomymiques dans le traités latins tardifs, in: Arias Abellán, C. (Hg.): Latin vulgaire – Latin tardif VII. Actes du VIIème Colloque international sur le latin vulgaire et tardif. Sevilla 2006, 109–123
Conde Salazar, M. / Moreno Hernández, A.: Estudio del léxico tardío de los tratados latinos africanos de los siglos IV y V, in: Vázquez Buján, M. E. (Hg.): Tradición e innovación de la medicina latina de la antigüedad y de la Alta Edad Media. Actas del IV coloquio internacional sobre los Textos medicos latinos antiguos. Santiago 1994, 241–251
de Ornellas e Castro, I.: Une question d'apprentissage. Langage et connaissance dans le De medicina de Cassius Felix, in: Pena, A. N. / Thomas, J. (Hgg.): Révélation et apprentissage dans les textes grecs et latins. Lissabon 2012, 241–248

Fraïsse, A.: Place et fonction des hellénismes dans la dénomination des maladies chez Cassius Felix, in: Debru, A. / Sabbah, G. (Hgg.): Nommer la maladie. Recherches sur le lexique gréco-latin de la pathologie. Saint-Étienne 1998, 121–132
– Néologismes et premières attestations dans le De medicina de Cassius Felix, in: Latomus 65 (2006) 147–154
Giuliani, E.: Note su alcuni calchi nel De medicina di Cassio Felice, in: Fusco, F. / Mazzini, I. (Hgg.): I testi di medicina latini antichi. Problemi filologici e storici. Atti del I Convegno Internazionale, Macerata / S. Severino M. 1984. Rom 1985, 313–319
Helmreich, G.: Beobachtungen auf dem Gebiete des Medicinerlatein, in: Archiv für lateinische Lexikographie und Grammatik 1 (1884) 321–328
Langslow, D. R.: Latin technical language: Synonyms and Greek words in Latin medical terminology, in: Transactions of the Philological Society 87 (1989) 33–53
– The development of Latin medical terminology. Some working hypotheses, in: Proceedings of the Cambridge Philological Society 37 (1991) 106–130
– 1991 (s. o. Autor und Werk)
– The Formation of Latin Technical Vocabulary with Special Reference to Medicine, in: Coleman, R. (Hg): New Studies in Latin Linguistic. Selected Papers from the 4th International Collquium on Latin Linguistics. Amsterdam 1991, 187–200
– Some Historical Developments in the Terminology and Style of Latin Medical Writings, in: Vazquez Bujân, M. E. (Hg.): Tradición e innovación de la medicina latina de la Antigüedad y de la Alta Edad Media. Actas del IV Coloquio Internacional sobre los textos médicos latinos antiguos. Santiago de Compostela 1994, 225–240
– Late Latin Discourse Particles, »Medical Latin« and »Classical Latin«, in: Mnemosyne 4. ser. 53 (2000) 537–560 (Kurzfassung in: Petersmann, H. / Kettemann, R. (Hgg.): Latin vulgaire – Latin tardif V. Actes du Ve Colloque international sur le latin vulgaire et tardif. Heidelberg 1999, 169–182)
Önnerfors, A.: Das medizinische Latein von Celsus bis Cassius Felix, in: ANRW II 37, 1 (1993) 924–937
Passarella, R.: The Vocabulary of Digestion in Latin Medical Texts, in: Langslow, D. / Maire, B. (Hgg.): Body, Disease and Treatment in a Changing World. Latin Texts and Contexts in Ancient and Medieval Medicine. Proceedings of the Ninth International Conference Ancient Latin Medical Texts. Lausanne 2010, 275–281
Thielmann, P.: Lexikographisches aus dem Bibellatein, in: Archiv für lateinsche Lexikographie und Grammatik 1 (1884) 68–81 (71–73 zum Begriff *obripilatio*)
Wölfflin, E.: Über die Latinität des Afrikaners Cassius Felix. Ein Beitrag zur Geschichte der lateinischen Sprache, in: Sitzungsberichte der philosophisch-philologischen und historischen Classe der k(öniglich) b(ayerischen) Akademie der Wissenschaften zu München 1880. München 1880, 381–432 (wieder in Ders.: Ausgewählte Schriften, hg. v. G. Meyer. Leipzig 1933, 193–224)

Textüberlieferung und Nachleben

Bernabeo, R. A. / Galvani, S.: Il Medicinae libellus del diacono Crispo e le sue fonti, in: Fusco, F. / Mazzini, I. (Hgg.): I testi di medicina latini antichi. Problemi filologici e storici. Atti del I Convegno Internazionale. Rom 1985, 365–374

Coturri, E.: Il ritrovamento di antichi testi di medicina nel primo secolo del Rinascimento, in: Episteme. Rivista critica di storia delle scienze mediche e biologiche 2 (1968) 91–110

Fischer, K.-D.: Wer liest, der findet. Versprengte kleinere Stücke medizinischer Werke in mittelalterlichen Handschriften, in: Debru, A. / Palmieri, N. (Hgg.): Docente natura. Mélanges de médecine ancienne et médiévale offerts à Guy Sabbah. Saint-Étienne 2001, 69–90

Fontaine, J.: Isidore de Séville et la culture classique dans l'Espagne wisigothique II. 2. Aufl. Paris 1983 (523 zu Cassius Felix 24 als Quelle des Isidorus)

Heeg, J.: Das Münchener Uncialfragment des Cassius Felix (clm 29136), in: Sitzungsberichte der Königlich Preußischen Akademie der Wissenschaften 1 (1910) 284–291

Köhler, A.: Handschriften römischer Mediziner II. Cassius Felix, in: Hermes 18 (1883) 392–395

López Figueroa, L.: From Cassius Felix to Tereoperica: New Considerations on Indirect Tradition, in: Maire, B. (Hg.): Greek and Roman in Latin medical texts: Studies in cultural change and exchange in ancient medicine. Leiden 2014, 383–401

Paolucci, P.: Il contributo della medicina antica all'esegesi e al testo di Lussorio, in: Medicina nei Secoli N. S. 24 (2012) 493–516

Pigeaud, J.: De la mélancolie et de quelques autres maladies dans les Etymologies IV d'Isidore de Séville, in: Sabbah, G. (Hg.): Textes médicaux latins antiques. Saint-Étienne 1984, 87–107 (95 zu Cassius Felix 71.1 als Quelle des Isidorus)

Probst, O.: Glossen aus Cassius Felix, in: Philologus 68 (1909) 550–559

Rose, V.: Verzeichniss der lateinischen Handschriften I: Die Meermann-Handschriften des Sir Thomas Phillipps (Handschriften-Verzeichnisse der Königlichen Bibliothek zu Berlin 12). Berlin 1893 (362–369 zu nr. 165, heute Berlin, Codex Phillipps 1790)

Sabbah, G.: 1985 s. o. (Autor und Werk)

– Le De Medicina de Cassius Felix à la charnière de l'Antiquité et du Haut Moyen Age, in: Vazquez Buján, M. E. (Hg.): Tradición e innovación de la medicina latina de la Antigüedad y de la Alta Edad Media. Actas del IV Coloquio Internacional sobre los textos médicos latinos antiguos. Santiago de Compostela 1994, 11–28

Sigerist, H. E.: Early Mediaeval Medical Texts in Manuscripts of Vendôme, in: Bulletin of the History of Medicine 14 (1953) 68–113

Textkritische Anmerkungen

Bendz, G.: Si venter non fecerit, in: Eranos 52 (1954) 281–285 (zu 49.5)

Fischer, K.-D.: Kritische und exegetische Bemerkungen zu lateinischen medizinischen Texten, in: Sabbah, G. (Hg.): Textes médicaux latins antiques. Saint-Étienne 1984, 41–47 (46 zu 46.15)

– 2001 (s. o. Textüberlieferung und Nachleben)

– u. a.: Congetture e emendamenti inediti, in: Galenos 3 (2009) 181–191 (181 Fischer zu 29.12)

Garofalo, I. u. a.: Congetture e emendamenti inediti, in: Galenos 6 (2012) 181–190

Helmreich, G.: Gufio bei Cassius Felix, in: Blätter für das bayerische Gymnasial-Schulwesen 52 (1916) 184 (zu 33.5)

– Zu Cassius Felix und Caelius Aurelianus, in: Berliner Philologische Wochenschrift 39 (1919) 1103–1104 (zu 21.1 und 82.2)

Junel, B.: In Cassium Felicem studia. Diss. Uppsala 1936

Keller, O.: Zu Caelius Aurelianus und Cassius Felix. Belva, in: Wiener Studien 31 (1909) 176–177 (zu 29.22)

Kind, F. E.: Rez. Junel 1936, in: Philologische Wochenschrift 57 (1937) 675–681

Probst, O.: Ein Inhalationsapparat bei Cassius Felix, in: Blätter für das bayerische Gymnasial-Schulwesen 52 (1916) 11–12 (zu 335)

Sittl, K.: Cassius Felix, in: Bursians Jahresberichte 43 (1885) 84–85 (Besprechung der Edition von Rose 1879)

Medizinische Praxis

Bellucci, N. D.: Proprietà mediche del papiro tra medicina egizia, greca e romana, in: Aegyptus 95 (2015) 65–89

Bernabeo, F. A. / Pontieri, G. M. / Scarano, G. B.: Elementi di storia della medicina. Padova 1993

Foscati, A.: Ignis sacer. Una storia culturale del »fuoco sacro« dall'antichità al Settecento (Micrologus' Library 51). Tavarnuzze 2013 (bes. 10-20)

Fraïsse, A.: Place et statut des pratiques magiques dans les textes médicaux tardifs. Le cas de Cassius Felix et de Théodore Priscien, in: Gaide, F. / Biville, F. (Hgg.): Manus medica. Actions et gestes de l'officiant dans les textes médicaux latins. Actes du colloque tenu à l'université Lumière Lyon II. Aix-en-Provence 2003, 161–171

– Scabies dans les textes latins. Problèmes d'identification et de traduction, in: Revue de philologie 79 (2005) 60–67

– La lèpre dans les textes médicaux latins, in: Latomus 70 (2011) 1028–1046

Orth, H.: Der Afrikaner Cassius Felix. Ein methodischer Arzt?, in: Sudhoffs Archiv 44 (1960) 197–217

– Die Zahnheilkunde des Cassius Felix, in: Zahnärztliche Mitteilungen 48–50 (1960) 632–634, 678 und 680–681

Proff, P. 1992 (s. o. Editionen)

– / Rossbach, G.: Cassius-Felix-Interpretationen (Würzburger medizinhistorische Forschungen). Würzburg 1991

Sabbah, G.: Une composition médicale d'Antonius Musa dans les textes médicaux latins tardifs, in: Sabbah, G. (Hg.): Textes medicaux latins antiques, Mémoires du Centre Jean Palerne 5. Saint-Etienne 1984, 109–123
– Le De Medicina de Cassius Felix à la charnière de l'Antiquité et du Haut Moyen Age, in: Vazquez Bujân, M. E. (Hg.): Tradición e innovación de la medicina latina de la Antigüedad y de la Alta Edad Media. Actas del IV Coloquio Internacional sobre los textos médicos latinos antiguos. Santiago de Compostela 1994, 11–28

In der Einführung genannte antike Autoren und Werke

Apuleius – Brodersen, K.: Apuleius, Heilkräuterbuch (Herbarius), lat.-dt. Wiesbaden 2015
Caelius Aurelianus – Bendz, G. / Pape, I.: Caelius Aurelianus, Akute Krankheiten (De morbis acutis) Buch I–III, Chronische Krankheiten (De morbis diuturnis) Buch I–V, lat.-dt. (Corpus Medicorum Latinorum VI 1). 2 Bde. Berlin 1990
Celsus – Lederer, Th.: Aulus Cornelius, Die medizinische Wissenschaft (De medicina), lat.-dt. 3 Bde. Darmstadt 2016
Gargilius Martialis – Maire, B.: Gargilius Martialis, Les remèdes tirés des légumes et des fruits (Medicinae ex oleribus et pomis), lat.-frz. Paris 2002
Marcellus Empiricus – Niedermann, M. / Liechtenhan, E. / Kollesch, Jutta / Nickel, Diethard: Marcellus, Über Heilmittel (De medicamentis). 2, Aufl. (Corpus Medicorum Latinorum V 1). Berlin 1968
Medicina Plinii – Brodersen, K.: Plinius' Kleine Reiseapotheke (Medicina Plinii), lat.-dt. Stuttgart 2015
Plinius d. Ä. – König, R. / Winkler, G. / Hopp, J. / Brodersen, K. u. a.: Plinius, Naturkunde, lat.-dt. 32 Bde. München u. a. 1973–2004
Scribonius Largus – Brodersen, K.: Scribonius Largus, Der gute Arzt (Compositiones), lat.-dt. Wiesbaden 2016
Serenus – Brodersen, K.: Quintus Serenus, Medizinischer Rat (Liber medicinalis), lat.-dt. Berlin 2016
Stephanus-Legende – Meyer, J.: Les miracles de saint Étienne, lat.-frz. (Hagiologia 5). Turnhout 2006
Theodorus Priscianus – Brodersen, K.: Theodorus Priscianus, Naturheilkunde (Euporista und Fysica), lat.-dt. Berlin 2020

Pflanzennamen

André, J.: Les noms des plantes dans la Rome antique. Paris 1985
Zander – Erhardt, W. / Götz, E. / Bödeker, N. / Seybold, S. (Hgg.): Zander. Handwörterbuch der Pflanzennamen, 19. Aufl. Stuttgart 2014

Lateinische Formen griechischer Begriffe

Fachbegriffe

acaciston – ἀκάκιστον – ohne böse Wirkung
acantha – ἄκανθα – Schotendorn
achor – ἄχωρ – Schorf
acrasia – ἀκρασία – falsches Mischungsverhältnis
acribes – ἀκριβής – genau, echt
acrochordon – ἀκροχορδών – tief verwurzelte Warze
adiantum – ἀδίαντον – Frauenhaar
adipson – ἄδιψον – Durst stillendes Mittel
Aforismus – Ἀφορισμός – Aphorismus (Werktitel)
aizoon – ἀείζωον – Dachhauswurz
alcyonium – ἀλκυόνειον – Meerkork
alphus – ἀλφός – Flecken
alimma – ἄλειμμα – Salbe
alopecia – ἀλώπηκία – Fuchsräude (von alopex – ἀλώπηξ – Fuchs)
althaea – ἀλθαία – Eibisch
amblyopia – ἀμβλυωπία – Sehschwäche
amfemerinos – ἀμφημερινός – Quotidianfieber
ammochosia – ἀμμοχωσία – Sandbedeckung
amyche – ἀμυχή – dichte Ritzungen
anacollema – ἀνακόλλημα – Klebepflaster
anadrome – ἀναδρομή – Hinaufgehen (der Gebärmutter, s. 78.5)
anagargarisma – ἀναγαργάρισμα – Gurgelmittel
anagoge – ἀναγωγή – Hinaufführung, Auswurf
anapneusticos – ἀναπνευστικός – aus dem Atmungsorgan kommend
anastomosis – ἀναστόμωσις – Venenerweiterung
anatrope – ἀνατροπή – Wendung oder Lagerung nach oben
anchone – ἀγχόνη – Erdrosseln
aneticus – ἀνετικός – nachlassend, abnehmend
anodynos – ἀνώδυνος – Schmerz lindernd
anomalus – ἀνώμαλος – unregelmäßig
anotericus – ἀνωτερικός – für die oberen Bereiche
antereon – ἀνθερεών – Unterkinn
anthera – ἀνθηρά – aus Blüten
anthracion – ἀνθράκιον – Karbunkel
anthrax – ἄνθραξ – Kohle, Karbunkel
antispasis – ἀντίσπασις – gegenüberliegend, entgegengesetzt

aploos – ἁπλόος, ἁπλούς – einfach
apocrusticus – ἀποκρουστικός – zurücktreibend
apoflegmatismus – ἀποφλεγματισμός – Phlegma abführend
apoflegmatizare – ἀποφλεγματίζειν – Phlegma abführen
apostema – ἀπόστημα – Abszess
aptha – ἄφθα – Verschwärung (im Mund)
arceutis – ἀρκευθίς – Wacholderbeere
artofacion – ἀρτοφάκιον – Brot-Linsen(-Umschlag)
artomeli – ἀρτόμελις – Brot-Honig(-Umschlag)
ascites – ἀσκίτης – mit einem Schlauch versehen
atonia – ἀτονία – Schwäche der Blase
atrofia – ἀτροφία – Unterernährung
auliscus – αὐλίσκος – Kanüle
autofyes – αὐτοφυής – selbst entspringend
barbara, -os – βαρβάρα, -ος – barbarisch
bechicus – βηχικός – Husten betreffend
bex – βήξ – Husten
bothrium – βόθριον – tief liegend
cachecticus – καχεκτικός – von schlechtem Gesundheitszustand
cachexia – καχεξία – schlechter Gesundheitszustand
cacochymia – κακοχυμία – Besetzung von schlechtem Saft
cacochymus – κακόχυμος – von schlechtem Saft besetzt
cacoethes – κακοήθης – bösartige Erkrankung
calaminthe – καλαμίνθη – Steinquendel
calamites – καλαμίτης – Röhrenstyrax
calix – χάλιξ – Kelch
carcinodes – καρκινώδης – verschwärtes Zahnfleisch
carfologia – καρφολογία – Strohhalme pulen
carpobalsamum – καρποβάλσαμον – Myrrhenbaum
carpodesmus – καρπόδεσμος – Handgelenksband
carpos – καρπός – Frucht, Samen
catacalypsis – κατακάλυψις – tiefer liegende Eingeweide
cataplasma – κατάπλασμα – Umschlag
catarria, -us – κατάρροια, -ροος – Herabfluss, Katarrh
catasynfysin – κατὰ σύμφυσιν – durch Verwachsung
cata – κατά – durch
catatopon – κατὰ τόπων – (Hustenmittel)
caterrogota – κατερρωγότα – aufgesprungene (Lippen)
catharticum – καθαρτικόν – abführend
cathemerinos – καθημερινός – alltäglich, Quotidian(fieber)
catixin – κατ᾽ ἴξιν – geradeaus
catotericus – κατωτερικός – für die unteren Bereiche
causon – καύσων – Brennfieber

cechalasmenus – κεχαλασμένος – herabhängend
cefalaea – κεφαλαία – Kopf(schmerz)
cefalicum, -us – κεφαλικόν, -ός – den Kopf betreffend (heilend)
cefalopus – κεφαλόπους – Kopf und Fuß
cenchrias – κεγχρίας (ἕρπης) – Hirse(-Herpes)
cenosis – κένωσις – Entleerung
cephalicum s. o. cefalicum
ceratoides – κερατοειδής – Hornhaut
cesisboum – χέσις βοῶν – fenchelähnliche Pflanze
ce – καί – und
chalasticus – χαλαστικός – lindernd
chalcitis – χαλκῖτις – Kupferkies
chamaedrys – χαμαίδρυς – Edelgamander
character – χαρακτήρ – Zeichen
chemosis – χήμωσις – Augenhornhautkrankheit
chile – χείλη – Lippen
chimetle – χιμέτλη – Frostbeule
chimon – χειμών – Winter
chirias – χοιράς – Skrofeln
chiromylon – χειρόμυλον – Handmühle
chloros – χλωρός – grün
cholagogus – χολαγωγός – Galle abführend
chole – χολή – Galle
chordapsus – χορδαψός – Darmverschluss
chronites – χρονίτης – langdauernd, chronisch
chronius – χρόνιος – langdauernd, chronisch
Chrysatticus – χρυσάττικος – golden attisch (Wein)
cionis – κιονίς – Uvula, Zäpfchen
citrinon – κίτρινον – zitronensauer
cnesmone – κνησμόνη – Juckreiz
coccus – κόκκος – Seidelbast
codya – κώδεια – Mohnkopf
collesis – κόλλησις – Verklebung
colleticus – κολλητικός – verklebend
collodes – κολλώδης – klebrig
colpus – κόλπος – Hohlraum
colum – κῶλον – Dickdarm
condyloma – κονδύλωμα – Schwellung
cotile / cotyle – κοτύλη – Schoppen, Hüftbein
crasis – κράσις – Mischung
crocydismos – κροκυδισμός – Flockenlesen
cufus – κοῦφος – leicht
cyclus – κύκλος – Kreis, Zyklus

cycnus – κύκνος – Schwan
dactylicos – δακτυλικός – zum Finger gehörig
dadinus – δᾴδινος – zur Fichte gehörig
deleterion – δηλητήριον – verderblich
dia – διά, δι' – durch, auf Basis von; s. u. S. 267 (Medikamente auf Basis einer Zutat)
diabetes – διαβήτης – weit ausschreitend
diachrisma – διάχρισμα – Salbe
diaeta – δίαιτα – Diät
diaforeticus – διαφορητικός – zerteilend
Diagnostice – Διαγνωστική Diagnostik (Werktitel)
diagridion, diagrydion – δακρύδιον – Purgierwinde
dialipon – διαλεῖπον – Wechselfieber (mit Unterbrechungen)
diarria – διάρροια – Durchfall
diastema – διάστημα – Abstand
diathesis – διάθεσις – Zustand
dicefalos – δικέφαλος – doppelköpfig
diureticus – διουρητικὸς – Urin treibend
dosis – δόσις – Gabe, Menge (Dosis)
drimyfagia – δριμυφαγία – Ernährung mit scharfen Speisen
dysapulotos – δυσαπούλωτος – schwer vernarbend
dyscolus – δύσκολος – beschwerlich
dyscrasia – δυσκρασία – schlechtes Mischungsverhältnis (der Säfte)
dyspepsia – δυσπεψία – Magendrücken
dyspnia – δύσπνοια – Atembeschwerde, Asthma
dyspnoicus – δυσπνοϊκός – an Atembeschwerden leidend
dysuria – δυσουρία – Schwierigkeit beim Urinieren
dysuron – δυσουρῶν – Schwierigkeit beim Urinieren habend
e, ex – ἐκ, ἐξ – aus
e barbaros s. barbara
ecdorios – ἐκδόριος – Haut entfernend
ectropa – ἐκτροπή – Umstülpung (des Afters)
ectyloticus – ἐκτυλωτικός – Schwielen lösend
edra – ἕδρα – Gesäß
edricos – ἑδρικός – das Gesäß betreffend
efelcis – ἐφελκίς – Verschorfung
efelis – ἔφηλις – Sonnenbrand
efemerus – ἐφήμερος – eintägig
elafion – ἐλάφιον – Hirsch
eliosis – ἡλίωσις – Sonnenbad
elmins – ἕλμινς – Darmwurm
emagogus – αἱμαγωγός – Blut führend
ema – αἷμα – Blut
embasis – ἔμβασις – Fußbad

embrocha – ἐμβροχή – Ölguss
embrochismus – ἐμβροχισμός – Anwendung von Ölguss
emicranium – ἡμικράνιον – »halber Schädel«, Migräne
emmotos – ἔμμοτος – mit *motos* (Charpie) belegt
emoptyicus – αἱμοπτυϊκός – Blut spuckend
emorragia – αἱμορραγία – Blutfluss
emorroïs – αἱμορροΐς – Blutung
emprosthotonos – ἐμπροσθότονος – eine Wundstarrkrampf-Art
empyema – ἐμπύημα – innen liegendes Geschwür
empyoticus – ἐμπυωτικός – ein innen liegendes Geschwür kurierend
encathisma – ἐγκάθισμα – Sitzbad
encausis – ἔγκαυσις – Verbrennung
enchyma – ἔγχυμα – Infusion
encolpismus – ἐγκολπισμός – Vaginaldusche
encolpizare – ἐγκολπίζειν – eine Vaginaldusche anwenden
enema – ἔνεμα – Einlauf, Klistier
eneter – ἐνετήρ – Klistierspritze
enfraxis – ἔμφραξις – Verstopfung
entera ges – ἔντερα γῆς – Inneres der Erde, Gewürm
enteron – ἔντερον – Inneres
entyposis – ἐντύπωσις – Konkavität
en – ἐν – in
epafaeresis – ἐπαφαίρεσις – zweiter Aderlass
epilepsia – ἐπιληψία – Epilepsie
epilepticus – ἐπιληπτικός – Epilepsie betreffend
episemasia – ἐπισημασία – Zunahme des Fiebers
epithesis – ἐπίθεσις – Steigerung
epithima – ἐπίθεμα – Umschlag
epithima dia spermaton – ἐπίθεμα διὰ σπερμάτων – Umschlag auf Samen-Basis
epuloticus – ἐπουλωτικός – epulotisch, Vernarbung fördernd
eremizare – (ἔρημος) – Entleerung
erysipelas – ἐρυσίπελας – Erysipel, Wundrose
erysipelatos – ἐρυσιπελατώδης – wundrosenartig
euchymos – εὔχυμος – ein gutes Mischungsverhältnis (der Säfte) habend
exanthemata – ἐξανθήματα – Exantheme, Ausblühungen (auf der Haut)
e xira – ἡ ξηρά – das trockene (Medikament)
f- s. auch ph-
facus – φακός – Sommersprosse
farmacia – φαρμακεία – Heilmittel, spez. Abführmittel
fassa – φάσσα – Ringeltaube
filolutron – φιλολουτρῶν – Bäder liebend
Filonius – Φιλώνειος – dem Philon eigen
finigmos – φοινιγμός – Hautrötung

finix – φοῖνιξ – Dattel
flebotomare – φλεβοτομεῖν – zur Ader lassen
flebotomia – φλεβοτομία – Aderlass
flebotomus – φλεβοτόμος – zum Aderlass gehörig
flegmagogus – φλεγμαγωγός – Phlegma abführend
flegmaticus – φλεγματικός – zum Phlegma gehörig
flegma – φλέγμα – Phlegma, Schleim
flegmone – φλεγμονή – Schwellung
frenetizare – φρενιτίζειν – tobsüchtig sein
fysarium – φυσάριον – zu einer Blase gehörig
galactodes – γαλακτώδης – milchig
gargareon – γαργαρεών – den Rachen füllend
gargarisma – γαργάρισμα – Gurgelmittel
genos – γένος – Art
ges aster – γῆς ἀστήρ – samische Erde
ges entera – γῆς ἔντερα – s. entera ges
gryposis – γρύπωσις – Einwärtskrümmung der Nägel
herpes – ἕρπης – kriechendes Geschwür, Herpes
herpin – ἕρπειν – kriechen
herpyllus – ἕρπυλλος – Thymian
heterocrania – ἑτεροκρανία – eine von zwei Kopfseiten
he- s. e-; hy- s. auch i- und y-
hydragogos – ὑδραγωγός – Wasser treibend
hydrofobicus – ὑδροφοβικός – wasserscheu
hydropismus – ὑδρωπισμός – Wassersucht
hypezocos – ὑπεζωκός – Pleura-Seite (s. 66.1)
hypobole – ὑποβολή – unterlegen
hypopya – ὑπώπια – Unterlidhämatom
hypopyus – ὑπόπυος – vereitert
hyposfagma – ὑπόσφαγμα – Bluterguss
iatrosofistes – ἰατροσοφιστής – Iatrosophist, gebildeter Arzt
icterodes – ἰκτερώδης – gelbsuchtartig
idema – οἴδημα – Ödem
idor – ὕδωρ – Wasser
iera – ἱερά – heilig
ileos – εἰλεός – Darmverschluss
ilingion – ἰλιγγιῶν – an Schwindel leidend
ionthus – ἴονθος – Ausschlag
iris – ἶρις – Schwertlilie
ischemon – ἴσχαιμον – Blut zurückhaltend
ischuria – ἰσχουρία – Urinverhaltung
lachanodes – λαχανώδης – gemüseartig
lema – λήμη – Ausflüsse der Augen

lepida – λεπίς – Schuppe
lepra – λέπρα – Krätze, Lepra
leptospathium – λεπτοσπάθιον – feiner Spatel
leucos – λευκός – weiß
lexipyretus – ληξιπύρετος – Fieber senkend
lichenicos – λειχηνικός – Flechten(-Mittel)
lichenodes – λειχηνώδης – flechtenartig
lichen – λειχήν – Flechte
lienteria – λειεντερία – Glätte der Eingeweide, Durchfall
lipothymia – λιποθυμία – Ohnmacht
lithion – λιθιῶν – an (Nieren-)Stein leidend
logos – λόγος – Verhältnis
lysiponium – λυσιπόνιον – Schmerz lindernd
lyssodectus – λυσσόδηκτος – von tollwütigem Tier gebissen
macronosia – μακρονοσία – lange Krankheit
malacticus – μαλακτικός – erweichend
malagma – μάλαγμα – (erweichender) Umschlag
mania – μανία – Wahnsinn
manna – μάννα – Körner (von Weihrauch)
masomenos – μασώμενος – ein zu kauendes Abführmittel
mastice – μαστίχη – Mastixharz
masuca – μασουχᾶς – Masuchas (ein Medikament)
melas – μέλας – schwarz
meline – μηλίνη – quittengelb(es Mittel)
melotis – μηλωτ(ρ)ίς – Sonde
metafrenon – μετάφρενον – Oberkörper zwischen den Schultern
metasyncriticus – μετασυγκριτικός – metasynkritisch (s. o. S. 13)
metrenchytes – μητρεγχύτης – Gebärmutter-Eingießer (s. 79.7)
metromania – μητρομανία – »Wahnsinn der Gebärmutter«, Gebärmutterkrebs
microsfyxia – μικροσφυξία – Pulsschwäche
mininx – μήνιγξ – Hirnhaut
morion – μόριον – innere Glieder
motos – μοτός – Charpie (s. o. S. 17)
Musas – Μούσας – Musa (s. 22.5)
myelos – μυελός – Mark
myrmecia – μυρμηκία – »Ameisen«-Warze
narce tes estheseos – νάρκη τῆς αἰσθέσεως – Gefühllosigkeit
nefriticus – νεφριτικός – das Nierenleiden betreffend
Nileus – Νειλεύς – Neileus
nothus – νόθος – unecht
noticos – νωτικός – zum Rücken gehörig
octodes – ὀχθώδης – höckerig
odontotrimma – ὀδοντότριμμα – Zahnputzmittel

oenomeli – οἰνόμελι – Wein-Honig-Mischung (s. 62.12)
omfacinus – ὀμφάκινος – aus unreifen Früchten gemacht
omfacion – ὀμφάκιον – aus unreifen Früchten gemacht
omfacitis – ὀμφακῖτις – unreif
oncos – ὄγκος – Erhebung, Schwellung
oniscus – ὀνίσκος – Assel
opisthotonos – ὀπισθότονος – Wundstarrkrampf-Art
oros – ὀρός – Serum
orthopnia – ὀρθόπνοια – Atembeschwerde (Atmen nur bei geradem Stehen)
oticos – ὠτικός – die Ohren betreffend, Ohrenmittel
oxalme – ὀξάλμη – Salzessig
oxites – ὀξύτης – Akutheit
oxydercicos – ὀξυδερκικός – scharfes Sehen fördernd
oxyrodinum – ὀξυρρόδινον – Essig-Rosenöl-Mischung
ozaenicos – ὀζαινικός – an Nasengeschwür leidend
paedicos – παιδικός – zu Kindern gehörig
paralysis – παράλυσις – Lähmung, Paralyse
paraplexia – παραπληξία – einseitiger Schlaganfall (s. 65.1)
parecchysis – παρέκχυσις – Ausgießung
paresis – πάρεσις – Lähmung
parotis – παρωτίς – Schwellung in der Ohrenregion
patetos – πατητός – gekeltert
pepsis – πέψις – Verdauung
perdicion – περδίκιον – Glaskraut
pericranios – περικράνιος – Kopfhaut
peritonaeon – περιτόναιον – Bauchfell
peri – περί – über
ph- s. auch f-
phalangion – φαλάγγιον – Giftspinne
picra, -os – πίκρα, -ός – bitter
piesma – πίεσμα – Ausgedrücktes
pityriasis – πιτυρίασις – Kleiengrind
pladarosis – πλαδάρωσις – Befeuchtung
platycoriasis – πλατυκορίασις – Pupillenerweiterung
plethoricus – πληθωρικός – von Säften überfüllt
polyemos – πολύαιμος – von Blut überfüllt
polytretos – πολύτρητος – vielfach durchbohrt
porus – πόρος – Gang
porus – πῶρος – Tuffstein
prasoïdes – πρασοειδής – lauchgrün
proptosis – πρόπτωσις – Vorfall (der Augen oder der Gebärmutter)
psittacium – ψιττάκιον – Pistazie
psoricus – ψωρικός – zur Krätze gehörig

psyllion – ψύλλιον – Wegerich
ptarmicus – πταρμικός – Niesen veranlassend
pthiriasis – φθειρίασις – Lausbefall
ptygma – πτύγμα – ein gefalteter, doppelt liegender Umschlag (s. o. S. 15)
pyriama – πυρίαμα – wärmendes Pflaster
quinoteta – κοινότης – Gemeinsamkeit (s. o. S. 13)
ragades – ῥαγάδες – Schrunden
reumaticus – ῥευματικός – rheumatisch
rinenchytos – ῥινέγχυτος – in die Nase einzugießendes Mittel
rizonychia – ῥιζωνυχία – Nagel lösendes Mittel
rodomeli – ῥοδόμελι – Rosenöl-Honig-Mischung
rogmos – ῥογμός / ῥωγμός – Schnarchen
ryparos – ῥυπαρός – schmutzig
sabanum – σάβανον – Lappen
schistos – σχιστός – durch Erhitzung geronnen (Milch)
scirrosis – σκίρρωσις – Verhärtung
scotomaticus – σκοτωματικός – schwarz vor Augen werdend
sfongos – σφόγγος, σπόγγος – Schwamm
sfragis – σφραγίς – Siegel, Siegelton
sinapismus – σιναπισμός – Senfpflaster
sitodis – σιτώδης – zur Mehlspeise gehörig
spathites – σπαθίτης (οἶνος) – Palmwein
splenicos, spleneticus – σπληνικός, σπληνετικός – zur Milz gehörig
spondylium – σφονδύλιον – Wirbelknochen, Wirbelregion
squinanthus – σχοίνανθος – wohlriechendes Bartgras
stafyle – σταφυλή – Traube
stafyloma – σταφύλωμα – Staphylom (Augenleiden)
stalticus – σταλτικός – zusammenziehend
staticos – στατικός – zum Stillstand bringend
stear – στέαρ – Fett
steatoma – στεάτωμα – Steatom
stereos – στερεός – fest
stomachicus – στομαχικός – zum Magen gehörig
stomatice – στοματική – Mundzubereitung
stomaticus – στοματικός – zum Mund gehörig
strofus – στρόφος – Leibschmerzen
strongylotomia – στρογγυλοτομία – runder Einschnitt
sycosis – σύκωσις – Feigigkeit
sycotice – συκωτική – zur Feige gehörig
sympasma – σύμπασμα – Pulver
sympepticos – συμπεπτικός – Verdauung fördernd
symptoma – σύμπτωμα – Unfall
synanche – συνάγχη – Diphtherie (s. 37.1)

synanchicus – συναγχικός – zur Diphtherie gehörig
syncope – συγκοπή – Abschneidung (Herzkrankheit, s. 64.1)
syneces – συνεχής – fortwährend
synochos – σύνοχος – beständig
syringa – σύριγξ – Fistel
syringiacus – συριγγιακός – zur Fistel gehörig
syringotomum – συριγγοτόμον – Fistelmesser
tefrodes – τεφρώδης – aschefarben
tenon – τένων – Muskel oder Sehne am Hals (s. 38.1)
teredon – τερηδών – Knochenfraß
tetanos – τέτανος – Wundstarrkrampf
tetrarrizos – τετράρριζος – vier Wurzeln habend
therapeutice – Θεραπευτική – Therapeutik (Werktitel)
theriaca – θηριακή – Mittel gegen Schaden durch wilde Tiere
thermanticus – θερμαντικός – wärmend
thrombos – θρόμβος – Blutgerinnsel
thromboumenos – θρομβούμενος – klumpig
tiltum – τιλτός – Charpie; s. o. S. 17
tonoticos – τονωτικός – stärkend
topicus – τοπικός – lokal
trachomaticus – τραχωματικός – zum Trachom gehörig
trachoma – τράχωμα – Trachom (Rauigkeit der Augenlider)
treis – τρεῖς – drei
tricocollema – τριχοκόλλημα – Wimpernkleber
trispermon – τρίσπερμον – drei Samen (3-Samen-Umschlag)
trochiscus – τροχίσκος – Pastille
tympanites – τυμπανίτης – zur Handtrommel gehörig
typicus – τυπικός – typisch
ureticus – οὐρητικός – zum Urin gehörig
vernicarius – βερενικάριος – Berenike-Soda
xanthos – ξανθός – rötlich
xerobex – ξηρόβηξ – trockener Husten
xerocollyrium – ξηροκολλύριον – Trocken-*collyrium*
xerofthalmia – ξηροφθαλμία – trockener Augenfluss
xerolusia – ξηρολουσία – Trockenbad
y- s. auch hy-
ydrelaeum – ὑδρέλαιον – Wasser-Öl-Mischung
ygrobex – ὑγρόβηξ – feuchter Husten
yperenchristos – ὑπερέγχριστος – überaus gesalbt
ypnopoios – ὑπνοποιός – Schlaf hervorrufend
ypocapnistus – ὑποκαπνιστός – Räucherpastille
yporrysis – ὑπόρρυσις – gegenüber der Wurzel liegend
ypotheton – ὑπόθετον – von unten geschoben

Medikamente auf Basis eines Wirkstoffs

diacartum – διὰ χάρτου – auf Papyrus-Basis
dia ceratos elafiou – διὰ κέρατος ἐλαφείου – auf Hirschhorn-Basis
dia chalciteos – διὰ χαλκιτέως – auf Kupferkies-Basis
diaclysma – διάκλυσμα – auf Spülungs-Basis
diacoclion – διὰ κοχλιῶν – auf Weinbergschnecken-Basis
diacodyon – διὰ κωδυῶν – auf Mohnkopf-Basis
diacoralium – διὰ κοραλλιοῦ – auf Korallen-Basis
dia finicon – διὰ φοινίκων – auf Dattel-Basis
diafysalidon – διὰ φυσαλίδων – auf Blasenkirschen-Basis
diaiteon – διὰ ἰτεῶν – auf Weiden-Basis
dia leucoïu – διὰ λευκοΐου – auf Veilchen-Basis
dialibanum – διὰ λιβάνων – auf Weihrauch-Basis
dialon – δι' ἁλῶν – auf Salz-Basis
diamelilotu – διὰ μελιλώτων – auf Steinklee-Basis
dia pityrou – διὰ πιτύρου – auf Kleie-Basis
diaprassium – διὰ πρασίων – auf Andorn-Basis
diaquilon – διὰ χυλῶν – auf Säfte-Basis
dia rafanidon – διὰ ῥαφανίδων – auf Rettich-Basis
dia rodon – διὰ ῥόδων – auf Rosen-Basis
diasamsucum – διὰ σαμψύχου – auf Majoran-Basis
dia spermaton s. o. S. 261 epithima dia spermaton
diaspongon – διὰ σφόγγων – auf Schwamm-Basis
diastrichnum – διὰ στρύχνου – auf Nachtschatten-Basis
diasymfytum – διὰ συμφύτου – auf Beinwell-Basis
dia tes aloes – διὰ τῆς ἀλόης – auf Aloe-Basis
dia tes yperoas – διὰ τῆς ὑπερῴας – über den Gaumen
diatessaron – διὰ τεσσάρων – auf Basis von 4 Zutaten (s. 66.8)
diathapsias – διὰ θαψίας – auf Thapsie-Basis
dia ton carion – διὰ τῶν καρύων – auf Nuss-Basis
dia ton chelidonon – διὰ τῶν χελιδόνων – auf Schwalben-Basis
dia trion pepereon – διὰ τριῶν πεπερέων – auf Basis von drei Pfefferkörnern (s. 55.5)
dia ton pikron amygdalon – διὰ τῶν πικρῶν ἀμυγδάλων – auf Bittermandel-Basis
dia tu absinthiu – διὰ τοῦ ἀψινθίου – auf Wermut-Basis
dia tu silfiu – διὰ τοῦ σιλφίου – auf Silphion-Basis
dia ysopu – διὰ ὑσσώπου – auf Ysop-Basis
diebdomecontadyo – δι' ἑβδομηκονταδύο – auf Basis von 72 Drachmen Zutaten
diechidnon – δι' ἐχιδνῶν – auf Nattern-Basis
dielectrum – δι' ἠλέκτρου – auf Bernstein-Basis
diorobum – δι' ὀρόβων – auf Erven-Basis
diostreon – δι' ὀστρέων – auf Austern-Basis

Register der Heilmittel